RR 39.80

Carmen Renee Berry

Das tut mir gut

Carmen Renee Berry

Das tut mir gut

365 Wohlfühltips für Körper und Seele

Aus dem Amerikanischen
von Christina Kotte und Judith Mayer

Herder
Freiburg · Basel · Wien

Titel der amerikanischen Originalausgabe: Coming Home to Your Body. 365 Simple Ways to Nourish Yourself Inside and Out, © 1996 by Carmen Renee Berry. Published by agreement with Circulus Publishing Group, Inc.
Poetry reprinted with permission of Juanita R. Ryan

Übersetzung der Monate Januar bis Juni: Judith Mayer
Übersetzung der Monate Juli bis Dezember: Christina Kotte

Gedruckt auf umweltfreundlichem, chlorfrei gebleichtem Papier

Herstellung: Freiburger Graphische Betriebe 1999
ISBN 3-451-26606-7

Dieses Buch ist
Carolyn J. Braddock
gewidmet,

die erkannt hat, daß ich unterwegs war,
und mich nach Hause zurückbrachte.

VORBEMERKUNG

1. Bitte beachten sie, daß ich keine Ärztin bin und daß dieses Buch keinesfalls ein Ersatz für professionellen medizinischen Rat oder ein umfassender Gesundheitsleitfaden sein soll. Es enthält Vorschläge für bestimmte Übungen sowie Rezepte, und jeder, der eine Veränderung seiner Ernährung, Bewegungsweise oder der gesamten Lebensführung in Erwägung zieht, sollte auch den Rat eines Arztes einholen. Das gilt ganz besonders für Menschen, die unter bestimmten Erkrankungen leiden oder bei denen der Verdacht auf eine bestimme Erkrankung besteht oder die in ihrer Bewegungsfreiheit eingeschränkt sind, bestimmte Medikamente einnehmen oder eine bestimmte Diät einhalten müssen. Auch sollen die Übungen und Techniken zur Selbstmassage, die in diesem Buch vorgestellt werden, angenehm und entspannend sein. Sobald Sie dabei Schmerz oder Unwohlsein verspüren, sollten Sie unverzüglich damit aufhören und den Rat eines Arztes einholen, bevor Sie weitermachen.
2. Um die Anonymität meiner Klientinnen zu gewährleisten, habe ich Eigenschaften, die eine Identifizierung ermöglichen könnten, ausgelassen oder verändert. Die meisten Beispiele dieses Buches sind zusammengesetzte Porträts, d. h. verallgemeinerte Beschreibungen, in die jeweils verwandte Aspekte aus den Erzählungen verschiedener Klientinnen eingegangen sind. Abgesehen davon, daß auf diese Weise die Privatsphäre der einzelnen besser geschützt ist, sind solche zusammengesetzten Porträts auch breiter anwendbar.
3. Für dieses Buch habe ich diverse Informationsquellen herangezogen, die sich im Literaturverzeichnis finden. Ich bedanke mich für das Wissen und die Weisheiten, die ich diesen Büchern entnehmen konnte.

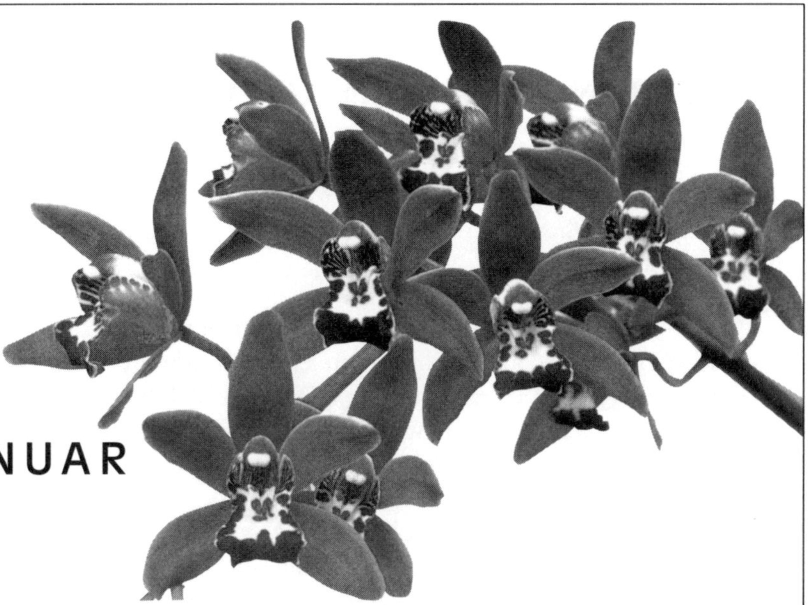

JANUAR

Der Wind

Für sehr lange Zeit
habe ich versucht stillzuhalten.
Ich enthielt mich selbst
in gefrorener Form. Bewegungslos.

Dann kam eines Tages ein warmer Wind auf,
der sich um mich legte,
mich auftaute
und mich aus dem Gleichgewicht brachte.

Ich bewegte mich,
taumelnd, mich drehend,
und mit jeder neuen Bewegung
ergaben sich neue Freiheiten und Überraschungen.

Ich bin keine Statue aus Stein.
Ich lebe!

1. JANUAR

LIEBEN SIE IHREN KÖRPER

Der Körper ist ein heiliges Gewand.
Martha Graham

Meine Klientin sah an sich hinunter und sagte: „Ich kann meinen Körper nicht so akzeptieren, wie er ist. Sehen Sie mich an. Ich bin übergewichtig, und es muß etwas mit mir geschehen. Wenn ich mich akzeptieren würde, dann wäre das so, als würde ich aufgeben. Ich muß meinen Körper ablehnen, wenn ich jemals von diesem Gewicht herunterkommen will."

Meine Klientin brachte zum Ausdruck, was viele Frauen empfinden: Wir *sollten* unseren Körper hassen. Indem wir unseren Körper ablehnen, motivieren wir uns, etwas daran zu verändern und uns auf diese Weise in akzeptable Menschen zu verwandeln.

Dies ist eine Lüge. Warum glauben also Frauen daran? Vielleicht sollte ich besser fragen: Warum sollten wir *nicht* daran glauben? Sehen Sie sich einmal um. Wir bekommen täglich mehrmals gesagt, daß unser Körper keineswegs ideal ist. Die Werbung in Illustrierten und im Fernsehen informiert uns darüber, daß er abstoßende Gerüche absondert. Supermodels lassen uns wissen, daß unser Haar nicht genug glänzt, daß unsere Beine nicht dünn genug sind, unsere Brüste nicht groß genug und unsere Hände nicht zart genug. Die Lösung besteht angeblich darin, diverse Produkte zu kaufen, die unsere körperlichen Mängel beheben sollen. Was uns über unseren Körper gesagt wird, soll uns nicht über unsere besonderen Eigenschaften als Frauen informieren, sondern in uns ein Gefühl der Ruhelosigkeit, der Unzufriedenheit und der Scham hervorrufen, damit wir die Produkte, für die geworben wird, auch kaufen.

Wir haben – ohne es zu bemerken – die unausgesprochene Botschaft der Werbung in uns aufgenommen: Wenn Sie sich selbst nicht mögen, treffen Sie die besseren Entscheidungen. Wenn Sie ein schöneres Leben haben möchten, wenn Sie attraktiv sein wollen und wenn Sie zu guter Letzt geliebt werden möchten, sollten sie zuallererst einmal Ihren Körper ablehnen, so die Konsequenzen.

Diese Botschaft hat besonders negative Auswirkungen auf uns, wenn wir krank sind, einen Unfall gehabt haben oder alt werden. Uns wird die unmögliche Aufgabe auferlegt, für immer jung zu bleiben. Unser Körper wird unser Feind, und Schmerz wird zur Waffe, die er gegen uns einsetzt. Wir sind von zunehmendem Ärger und dem Wunsch erfüllt, am liebsten gar nichts mehr mit dem eigenen Körper zu tun zu haben.

Feindseligkeit dem eigenen Körper gegenüber trägt dazu bei, daß bestimmte Firmen ihre Produkte verkaufen – Ihnen selbst nützt es nichts. Ich habe erlebt, wie Frauen, die sich für ihren Körper schämten, abgenommen haben, nur um anschließend von neuem zuzunehmen. Ich persönlich überfordere meinen Körper des öfteren, wenn ich ihm bestimmte Leistungen abverlange und ihm anschließend die Schuld dafür gebe, daß ich krank werde.

Je mehr wir unseren Körper wertschätzen, desto bessere Entscheidungen können wir für ihn treffen. (Ich schreibe Bücher und kaufe darum packenweise Papier. Wenn ein Blatt weißes Papier zerrissen wird, kümmert mich das nicht sonderlich, denn ich habe ja noch mehr davon. Die Blätter jedoch, auf denen ich ein Manuskript ausgedruckt habe, bedeuten mir etwas – darum bringe ich sie an einem sicheren Ort unter.)

Mit unserem Körper ist es ähnlich: Je mehr wir ihn wertschätzen, desto wahrscheinlicher ist es, daß wir Gewohnheiten entwickeln, die sich positiv auf unsere Gesundheit auswirken: gesünder essen; sich regelmäßig bewegen; vorsichtig mit uns umgehen, wenn wir krank sind; auf die Signale unseres Körpers hören. Den eigenen Körper zu akzeptieren, und zwar vorbehaltlos – mit all seinen wirklichen und herbeigeredeten Mängeln. Das ist die Grundlage dafür, für sich selbst die beste Wahl zu treffen. Kehren Sie in Ihren Körper zurück. Ihr Körper ist auf Ihrer Seite. Das war er schon immer.

FÜHREN SIE EIN KÖRPERTAGEBUCH

Plötzlich bewegt es sich in mir, viele Dinge passieren,
ich empfinde ein fast unerträgliches Gefühl des Sprießens:
Käfige werden gesprengt,
Kerne bewegen sich und Fleisch dehnt sich.

Meridel le Sueur

Ich lade Sie ein, mich bei einem besonderen Abenteuer zu begleiten. Es beginnt damit, den Körper nicht als „etwas" zu sehen, das Ihnen gehört und das gezähmt und beherrscht werden muß wie ein Tier. Schaffen Sie statt dessen eine neue Beziehung zu Ihrem Körper, lassen Sie sich von ihm führen, unterrichten, locken und umarmen.

Ich bin die Schülerin, mein Körper die Lehrerin. Diese Beziehung entsteht, während ich mich bemühe, mehr von mir zu erfassen. Manchmal fühle ich mich wie eine Spionin, die versucht, einen geheimen Code zu knacken. Ich sehne mich danach, die Sprache meines Körpers zu verstehen.

Werden auch Sie zur Schülerin, zur Spionin, zur Frau, die nach unschätzbarem Wissen und Reichtum sucht. Stimmen Sie sich heute auf Ihren Atem ein. Wie atmen Sie jetzt gerade? Tief? Flach? Atmen Sie überhaupt? Viele vergessen über lange Zeit hinweg zu atmen. Versuchen Sie zu erkennen, welche Empfindungen Ihr Atem ausdrückt. Sind Sie z.B. entspannt, ängstlich oder ärgerlich? Was können sie aus Ihrem Atem lernen?

Falls Sie nicht bereits ein Körpertagebuch führen, ist jetzt der ideale Zeitpunkt gekommen, um damit zu beginnen. Besorgen Sie sich einen Notizblock mit unliniertem Papier oder ein Notizbuch mit leeren Seiten. Im Laufe des Jahres werde ich Sie immer wieder dazu auffordern, den Bildern, Empfindungen, Einsichten, Gefühlen und Botschaften nachzuspüren, die Ihr Körper Ihnen zusendet. Vertrauen Sie sich der Führung Ihres Körpers an, und er wird Sie nach Hause zurück bringen.

IHR RÜCKEN BRAUCHT ZUWENDUNG

Der Teufelskreis schließt sich: Sie sind zu beschäftigt,
um sich um sich selbst zu kümmern,
aber wenn Sie sich nicht um sich selbst kümmern,
besteht die Gefahr, daß Ihr Leben eine Abfolge
von immer gleichen, stressigen Tagen wird.

Jennifer Louden

Als ich meine letzte Massagepatientin zur Tür begleitete, verspürte ich einen Schmerz im unteren Teil meines Rückens. Ich hatte nicht auf meine Körperhaltung geachtet. Jetzt tat mir die Lendenwirbelsäule weh, ich atmete flach und fühlte mich gefühlsmäßig erschöpft. Immer wenn ich meinen Rückenmuskeln zuviel zumute, lassen sie mich das spüren.

Falls Sie unter starken Rückenschmerzen leiden, sollten Sie unverzüglich einen Arzt konsultieren. Falls Sie sich in letzter Zeit einfach ein bißchen überarbeitet haben, dann kann der Schmerz Sie dazu motivieren, sich angemessener zu verhalten. Sie können dann z. B. aufrechter sitzen oder stehen und Aktivitäten vermeiden, die für die Muskeln im unteren Rückenbereich eine unzumutbare Belastung darstellen.

Wenn Ihre Rückenmuskeln ganz besonders schmerzen, können Sie ihnen ein wenig liebevolle, zärtliche Zuwendung zukommen lassen.

- Entlasten Sie Ihren Rücken durch möglichst viel Ruhe. Oft sind zwei bis drei Tage erforderlich.
- Lassen Sie jemand anderen Ihren Rücken massieren. Dabei sollte eher um den schmerzenden Bereich herum massiert werden. Das wirkt entspannend und unterstützt die Heilung.
- Führen Sie regelmäßige Dehn- und Streckübungen aus, sobald Sie sich wieder fit genug fühlen. Die Übungen sollten Ihre Bauchmuskeln ebenso beanspruchen wie Ihre Rückenmuskeln. Schmerzen im unteren Bereich des Rückens lassen sich oft verhindern, wenn die Bauchmuskeln gut trainiert und dann kräftig sind.

WO SIEDELT SICH IN IHREM KÖRPER STRESS AN?

Alles in unserem Leben,
was wir wirklich akzeptieren,
wird sich verändern.

Katherine Mansfield

Während einer Massage bat ich eine meiner Klientinnen, ihren Arm zu entspannen. Mit geschlossenen Augen antwortete sie: „Mein Arm ist entspannt."

Ich mußte lächeln. „Öffnen Sie Ihre Augen, und sehen Sie selbst." Sie hatte ihren Arm in die Luft gestreckt, mit durchgedrücktem Ellbogen. Jeder Muskel war angespannt.

Sie lächelte ebenfalls. „Sieht so aus, als wäre mir gar nicht klar, wie verspannt ich wirklich bin."

Wir können die Belastungen in unserem Leben nicht reduzieren, solange wir nicht wirklich spüren, daß wir uns zu stark belasten. Viele von uns haben sich an die Anspannung im eigenen Körper gewöhnt und wissen gar nicht, wie man lockerläßt. Ich werde Sie jeden Monat darum bitten, Ihre Belastungen selbst einzuschätzen, damit Sie sehen können, welche Fortschritte Sie in den nächsten Tagen und Wochen machen.

Machen Sie in Ihrem Körpertagebuch eine Skizze Ihres Körpers. Markieren Sie mit farbigem Stift diejenigen Bereiche Ihres Körpers, die Ihnen gerade besonders belastet erscheinen. Beginnen Sie bei Ihrem Kopf und arbeiten Sie sich durch Ihren gesamten Körper hindurch.

Falls es Ihnen so geht wie mir, werden Sie Streß an Teilen Ihres Körpers entdecken, an denen Sie ihn niemals bemerkt haben. Für heute reicht es, wenn Sie sich dies notieren. Ihren Körper lassen Sie bereits spüren, daß Sie besser auf ihn achten wollen. Das ist ein erster Schritt auf dem Weg zu notwendigen Veränderungen.

GEMEINSAMES ESSEN

Ein lächelndes Gesicht ist das halbe Essen.

Lettisches Sprichwort

Um die Auswirkung der Ernährung auf die Cholesterinwerte im Blut zu erforschen, fütterte eine Gruppe von Wissenschaftlern verschiedene Gruppen von Kaninchen mit Dingen, von denen sie vermuteten, daß sie für Kaninchen (oder auch für uns Menschen) nicht gesund sind. Als sie sich die Resultate ansahen, stellten sie fest, daß mit Ausnahme einer Gruppe alle Kaninchen tatsächlich hohe Cholesterinwerte aufwiesen. Das verwirrte die Wissenschaftler, denn auch diese Gruppe von gesund gebliebenen Kaninchen hatte dasselbe Futter erhalten wie die kranken Kaninchen.

Sie gingen der Sache auf den Grund und fanden heraus, daß der Hilfswissenschaftler, der diese eine Kaninchengruppe gefüttert hatte, ein liebevoller und freundlicher Mensch war. Er warf das Futter nicht einfach in die Käfige. Er nahm sich Zeit, um mit den Kaninchen zu schmusen, sie zu streicheln und ihnen vorzusingen. Ohne es beabsichtigt zu haben, hatte dieser Mann gezeigt, wie Liebe dazu beitragen kann, daß unser Körper die Nahrung besser verarbeitet, sogar dann, wenn diese Nahrung nicht gesund ist. Wenn Sie das nächste Mal etwas essen, tun Sie es mit jemandem, der Sie mag und akzeptiert. Sie werden besser verdauen und gesünder bleiben.

VORSORGEUNTERSUCHUNGEN BEIM FRAUENARZT SIND WICHTIG

Meiner Ansicht nach haben Sie jeden Tag die Wahl:
Sie können etwas tun,
das gut für Ihre Gesundheit ist,
oder etwas, das ihr schadet.

Adelle Davis

Ich kenne viele Frauen, die regelmäßige gynäkologische Untersuchungen vermeiden, weil sie Angst davor haben oder weil sie in der Vergangenheit sexuell mißbraucht worden sind. Ich kann das verstehen. Ich habe noch nie eine Frau getroffen, die sich gerne einen Abstrich vom Gebärmutterhals machen läßt, ganz gleich, ob sie traumatische Erfahrungen gemacht hat oder nicht. Es gibt eine Menge Dinge, die ich lieber tue, als zum Gynäkologen zu gehen. Damit ich es trotzdem tue, verwöhne ich mich nach der Untersuchung mit einem Bananensplit.

Ganz gleich wie scheußlich Sie sich dabei fühlen – diese jährliche Untersuchung kann tatsächlich über Leben oder Tod entscheiden. Nehmen Sie also Ihren gefühlsmäßigen Widerstand ernst, und tun Sie, was auch immer notwendig ist, damit Sie regelmäßig zum Gynäkologen gehen und den Abstrich vornehmen lassen. Bitten Sie eine Freundin, Sie zu begleiten. Gehen Sie hinterher bummeln. Lassen Sie sich von Ihrem Partner zum Abendessen ausführen.

Falls Sie schon länger keinen Termin mehr vereinbart haben, rufen Sie heute noch Ihren Gynäkologen an. Falls Sie bereits einen Termin gemacht haben, belohnen Sie sich heute dafür, daß Sie so gut auf sich aufpassen.

LESEN SIE DIE GESCHICHTE IHRES KÖRPERS

Es scheint, als habe sie die Fähigkeit besessen,
festen Fußes auf dem Felsen ihrer Vergangenheit zu stehen
und gleichzeitig vollkommen und ohne jedes Bedauern
in der Gegenwart zu leben.

Madeleine L'Engle

Ihr Körper erzählt Ihre ganze Geschichte. Es fragt sich nur, ob Sie selbst diese Geschichte ebenfalls erzählen können und zwar von Anfang bis Ende, ohne durcheinanderzukommen.

Man hat herausgefunden, daß Frauen, die in der Lage sind, ihre gesamte Geschichte zu erzählen – auch die traurigen und schwierigen Teile –, im Leben deutlich erfolgreicher sind als Frauen, die weniger gelitten haben, sich dafür aber über ihre Vergangenheit nicht im klaren sind. Viele Frauen, die zu mir kommen, haben Erinnerungslücken. Sie arbeiten mit ihrem Körper, um verborgene Hinweise aufzudecken, aus denen sie ihre gesamte Geschichte zusammensetzen können.

Ich habe – genau wie viele andere Frauen auch – die Wahrheit über meine Vergangenheit vor mir selbst verborgen gehalten. Als ich jedoch herausfand, daß ich als kleines Kind von einer Frau sexuell belästigt worden war, machte mich diese Wahrheit frei. Ich konnte anders weiterleben. Inzwischen kann ich meine Geschichte von Anfang bis zum heutigen Tag erzählen, und es ist eine sinnvolle Geschichte.

Sollten Sie mit unbekannten Erlebnissen aus Ihrer Kindheit zu kämpfen haben, dann möchte ich Sie dazu ermutigen, diese ans Tageslicht zu fördern. Ganz gleich als wie schwierig sich die ganze Sache auch erweisen wird – Sie haben sie überlebt. Sobald Sie Ihre ganze Geschichte kennen, wird Ihr Körper sich in dem Bewußtsein entspannen können, daß Sie die Wahrheit gefunden haben.

DIE SONNE SCHEINT AUCH IM WINTER

Dieses Jahr scheint
es so viel mehr Winter zu geben,
als wir brauchen.
Kathleen Norris

Als ich die weiterführende Schule besuchte, lebte ich an einem verzauberten Ort im Norden von Arizona, der „Oak Creek Canyon" hieß. Im Sommer bietet der Canyon willkommenen Schatten und den Schutz grüner Kühle vor der roten Hitze der Gegend. Im Winter jedoch sind die Tage dort kurz und dunkel, und die Sonne dringt nur zwei bis drei Stunden durch. Dann versinkt sie hinter den roten Wänden des Canyons. Was im Sommer ein angenehmer Zufluchtsort gewesen war, wurde im Winter zu einem Gefängnis dunkler Tage und Nächte, in dem man Platzangst bekommen konnte. Einige der Nachbarn entwickelten ernsthafte Depressionen und schafften es kaum noch, normal zu leben. Niemand wußte damals etwas von der physiologisch bedingten Depression, die von einem Mangel an Sonnenlicht herrühren kann – also wußte auch niemand, wie Abhilfe zu schaffen war.

Wenn sich Ihre Stimmung zum Winterbeginn verdüstert, leiden Sie möglicherweise unter einer chemischen Veränderung in Ihrem Körper, die auf ein Bedürfnis nach mehr Sonnenlicht zurückzuführen ist. Statt Ihre Depression als „rein gefühlsmäßig" abzutun, sollten Sie die körperliche Komponente der Winterdepression ernst nehmen. Sie können Lampen verwenden, die das volle Lichtspektrum ausstrahlen, und damit dem Sonnenlicht ähnelt. Selbst wenn es draußen kalt sein sollte, gehen Sie viel ins Freie, um möglichst oft der Sonne ausgesetzt zu sein. Ziehen Sie die Vorhänge zurück, setzen Sie sich ans Fenster, und freuen Sie sich über jede Gelegenheit, das Licht zu genießen.

IN IHREM KÖRPER IST PLATZ FÜR MITGEFÜHL

Wenn wir Mitgefühl aufbringen,
betrachten wir unser menschliches Dasein wohlwollend …
Wir legen Vorurteile ab. Wir halten unser Urteil zurück.

Christina Baldwin

Einmal rief mich spätabends eine Freundin an und erzählte mir unter Tränen das Ende der Beziehung zu ihrem Freund. Sie mußte mich gar nicht erst einladen, zu ihr zu kommen, um darüber zur reden. Ich verspürte ihre Traurigkeit in meinem Brustkorb und ihre Enttäuschung in meinen Schultern. Ich wollte in ihrer Nähe sein, während sie trauerte.

Mitgefühl bringt uns einander nahe, weil wir den Schmerz teilen, den wir sonst alleine erdulden müßten. Geradezu magnetisch fühlen wir uns zu einem Menschen hingezogen, den wir mögen. Wir haben das Bedürfnis, ihm dabei zu helfen, etwas zu verändern. Oft empfinde ich Mitgefühl als ein Kribbeln in meinen Handflächen. Es bringt mich dazu, meine Hände auf den Rücken anderer Menschen zu legen oder sie am Arm zu berühren, um ihnen Sicherheit zu geben. Wenn ein Körper zum anderen spricht, braucht es keine Worte, um Botschaften zu übermitteln wie: „Ich bin da. Ich kümmere mich um dich."

In welchem Teil Ihres Körpers verspüren Sie den Sog des Mitgefühls? Fühlen Sie einen Ruck im Herzen? Ein Zucken in Ihren Händen aus dem Bedürfnis heraus, den anderen zu berühren Eine Anspannung in Ihren Waden in dem Reflex, zu Hilfe zu eilen? Schreiben Sie in Ihrem Körpertagebuch auf, wie Ihr Körper dieses Gefühl auf seine ganz eigene Weise ausdrückt. Schauen Sie, ob es nicht jemanden gibt, der gerade besonders viel Zuwendung von Ihnen bräuchte. Antworten Sie auf das Bedürfnis dieses Menschen, und drücken Sie Ihr Mitgefühl aktiv aus.

TUN SIE IHREM GESICHT ETWAS GUTES

Ich habe dieses ganze Gerede,
daß Schönheit lediglich etwas Oberflächliches sei,
gründlich satt. Es ist in Ordnung, daß sie oberflächlich ist.
Oder wünschen Sie sich etwa eine
anbetungswürdige Bauchspeicheldrüse?
Jean Kerr

Ich mag den Winter sehr, besonders in Südkalifornien, weil er die einzige Jahreszeit ist, in der überhaupt irgendeine Art von wahrnehmbaren Wetter herrscht. Die kalten regnerischen Tage dort sind nicht mit denen in nördlichen Breitengraden zu vergleichen. Dennoch spüre ich auf meiner Haut, daß der Winter seinen Abdruck auf meinem Körper hinterläßt.

Ist Ihre Haut durch die Winterkälte trocken geworden? Mit Hilfe weniger „Zutaten", die Sie sicher in Ihrer Küche vorrätig haben, können Sie ihr eine Verjüngungskur verpassen. Trennen Sie zwei Eier, und mischen Sie das Eigelb mit etwas Olivenöl. Tragen Sie die Masse auf Ihr Gesicht auf, und achten Sie dabei darauf, die Augengegend auszusparen. Lassen Sie Ihre Haut die Maske aufnehmen. Sie können sie die ganze Nacht lang auf Ihrer Haut lassen, oder Sie können das, was zurückbleibt, mit Watte wieder entfernen. Wenn Sie sich etwas besonders Gutes tun wollen, ersetzen Sie das Olivenöl durch Ginkgo-Öl (das Sie im Naturkostladen erhalten). Diese Mischung wird Ihre Haut wieder elastischer machen und Ihre rissige Haut glätten.

SEIEN SIE BESTIMMT UND BEWUSST

Bestimmtheit ist die Fähigkeit,
seine eigenen Rechte auszuüben,
ohne die Rechte anderer zu brechen.
Das setzt das Wissen um die eigene Person voraus,
denn eine Frau muß zunächst einmal wissen,
was sie in einer bestimmten Situation
möchte oder braucht.

Bamm Impact

Einmal fuhr ich eine Stunde in Richtung Osten und hielt dort ein ganztägiges Seminar dazu ab, wie man dem Burnout vorbeugt und auf sich selbst achtet. Am nächsten Tag fuhr ich nach Los Angeles: dort hielt ich zwei Workshops zum Thema „Burnout-Vorbeugung" ab. Danach nahm ich ein Flugzeug nach Monterey zu einem Abendseminar. Am nächsten Morgen flog ich zeitig nach Seattle, um einen Vortrag über (Sie werden es schon erraten haben) Burnout-Vorbeugung zu halten. Ich hatte Rückenschmerzen, mein Hals tat weh, und in meinen Füßen pochte es. Mein Körper gab mir Signale. Sehen auch Sie, wo mein Problem lag?

Ich habe gelernt, mich um andere zu kümmern. Aber wenn es darum geht, für mich selbst einzutreten, bin ich weit weniger gelehrig.

Mein Körper weiß jedoch sehr gut, was ich brauche. Wenn ich etwas essen sollte, knurrt mein Magen. Wenn ich meinem Ärger Luft machen sollte, verkrampfen sich meine Kiefermuskeln.

Nehmen Sie Ihr Körpertagebuch zur Hand. Beantworten Sie die Frage: „Wie sagt mein Körper mir, daß ich etwas brauche?" Benutzen Sie dann Ihre Fähigkeit zur Bestimmtheit (die meisten Frauen tun dies vor allem dann, wenn es darum geht, andere zu verteidigen), um für sich selbst einzutreten. Achten Sie auf Ihre Atmung, Ihre Körperhaltung und darauf, welche Muskeln sich verkrampft anfühlen.

KÖRPERLICHE PRÄSENZ BEIM SEX

Wahre Liebe benötigt die Grundlage körperlicher Zuwendung.

Daphne Rose Kingma

„Heute nicht, Liebling. Ich habe Kopfschmerzen." Das gilt als typische Äußerung von Frauen, die mitteilen wollen, daß sie keine Lust auf Sex haben. Bezeichnenderweise gehen wir davon aus, daß Männer mehr Sex wollen als Frauen, die sich häufig in ihren Gefühlen mißachtet fühlen. Ich habe mit Paaren gearbeitet, bei denen die Rollen vertauscht waren. Unabhängig vom Geschlecht kann es bei Paaren zu einer unguten Distanz zwischen beiden Partnern kommen, wenn der eine seine Liebe primär durch körperlichen Kontakt ausdrückt, während der andere dies primär mit Hilfe von Worten oder durch emotionale Zuwendung tut. Wer von beiden hat recht? Beide.

Der vollständige Ausdruck von Liebe erfordert körperliche und gefühlsmäßige Präsenz. Wenn wir das Körperliche vom Emotionalen und Spirituellen trennen, teilen wir die Liebe in zwei Hälften, so daß sie abstirbt.

Um bei der Liebe vollständig präsent zu sein, müssen beide Partner sich in ihrem Körper zu Hause fühlen. Wenn es Ihnen schwer fällt, Ihren Körper zu spüren, wenn Sie mit Ihrem Partner schlafen, könnte dies ein Anzeichen dafür sein, daß etwas in der Beziehung zwischen Ihnen und Ihrem Körper der Heilung bedarf. Ich empfehle Ihnen, mit einer Therapeutin zu sprechen, die sich auf Fragen der körperlichen Befindlichkeit spezialisiert hat. Es wird Ihnen helfen, Ihre Sexualität voll genießen zu können. Tun Sie, was immer Ihnen gut tut, um emotional, spirituell und körperlich präsent zu sein.

TRINKEN SIE AUF IHRE GESUNDHEIT

Das Beste, was man mit Wasser tun kann,
ist, jede Menge davon zu gebrauchen.

Philip Johnson

Wußten Sie, daß Ihr Körper zu zwei Dritteln aus Wasser besteht? Sehen Sie sich eine getrocknete Frucht an. Genauso würden wir aussehen, wenn wir kein Wasser in unserem Körper hätten. Wasser trägt dazu bei, daß unser Blut und unsere Lymphflüssigkeit durch unseren gesamten Organismus fließen können, um Nährstoffe ins Gewebe zu transportieren und Abfallstoffe zu beseitigen. Da Ihr Körper pro Tag zwei Liter Lymphflüssigkeit produziert, benötigt er dazu ein bißchen Hilfe.

Nehmen Sie möglichst viel Flüssigkeit zu sich! Versuchen Sie, täglich acht Gläser mit jeweils einem Viertelliter Wasser zu trinken. Falls Sie das langweilig finden, können Sie den Geschmack verfeinern, indem Sie Minzblätter oder Zitronenscheiben ins Wasser geben. Peppen Sie Ihr Wasser zu einem schicken Drink auf, oder trinken Sie es zur Abwechslung wieder einmal pur. Trinken Sie jedenfalls so viel Wasser wie möglich. Jede Zelle Ihres Körpers wird es Ihnen danken.

DEM SCHLAF HULDIGEN

Die große Lehre der Mystiker besteht darin, …
daß das Heilige im Alltäglichen liegt.

Abraham Maslow

Was ist alltäglicher und weniger „heilig" als einzuschlafen? Jeder Mensch tut dies durchschnittlich einmal pro Tag.

Machen Sie heute abend aus dieser alltäglichen Erfahrung eine spirituelle. Wenn Sie all Ihre täglichen Arbeiten erledigt haben, duschen oder baden Sie warm und waschen dabei alle Sorgen des Tages von sich ab. Nachdem Sie sich behutsam abgetrocknet haben, ziehen Sie Ihr Lieblingsnachthemd oder ein weiches, weites T-Shirt an, das Sie gern im Bett tragen. Zünden Sie neben Ihrem Bett eine Kerze an, schalten Sie alle anderen Lampen aus, und setzen Sie sich ein paar Momente lang einfach aufs Bett, um die Schatten zu beobachten, die das Kerzenlicht an die Zimmerwände wirft. Das Leuchten der Kerze wird Ihr Schlafzimmer in einen heiligen Raum verwandeln.

Strecken Sie sich auf dem Bett aus, und holen Sie tief Luft. Lassen Sie Ihre Aufmerksamkeit langsam von den Füßen bis zum Scheitel wandern, und entspannen Sie dabei jeden Teil Ihres Körpers. Anschließend können Sie ein Gedicht oder einen anderen Text lesen, in dem es um die Wertschätzung des Körpers geht. Lassen Sie die Ermutigung und den vom Text ausgehenden Trost tief in Ihren Körper eindringen. So tief, bis Sie spüren können, daß die spirituelle Nahrung Ihnen sozusagen „in die Knochen gegangen ist". Hören Sie auf die göttliche Stimme. Dann blasen Sie die Kerze aus und gleiten in einen gesunden und kraftgebenden Schlaf.

LACHEN SIE SICH DEN BLUES VON DER SEELE

Lachen ist per definitionem gesund.

Doris Lessing

Vor nicht allzu langer Zeit fühlte ich mich niedergeschlagen. Eine meiner Freundinnen kam mit einer Videokassette vorbei und überredete mich trotz meiner anfänglichen Proteste, den Film gemeinsam mit ihr anzuschauen. Einige Stunden später, nachdem ich während der romantischen Komödie fast ununterbrochen lachen mußte, hatte sich meine Stimmung merklich gebessert. Nichts tut unserem Körper so gut wie Lachen. Es gibt uns einen Extraschub Energie und vermittelt Optimismus.

Ein todsicheres Rezept gegen traurige Stimmungen:
- Besorgen Sie sich einen lustigen Videofilm.
- Legen Sie ihn an einem Abend ein, an dem Sie nicht ans Telefon gehen.
- Fügen Sie eine große Schüssel ungesalzenes Popcorn hinzu, das leicht mit Parmesan bestreut ist.
- Kuscheln Sie sich an etwas Weiches (z. B. Ihren Liebhaber oder Hund, Ihre Katze oder ein Stofftier).
- Und dann lassen Sie Ihre Stimmung steigen, indem Sie nach Herzenslust lachen.

Sie werden sich besser fühlen, Ihr Immunsystem wird gestärkt, Ihre Verdauung angeregt, und Sie werden sich angenehm durchblutet fühlen. Was kann man von einem Abend zu Hause mehr erwarten?

WIE MAN SICH POSITIVE VERHALTENSWEISEN ANGEWÖHNEN KANN

Menschen neigen dazu,
bestimmte Verhaltensweisen zu wiederholen.
Angewohnheiten und feste Verhaltensmuster
erfordern weniger Energie und scheinen das Leben
leichter zu machen.

Carol C. Well

Wußten Sie, daß unser Gehirn so konstruiert ist, daß wir uns innerhalb von drei Wochen ein bestimmtes Verhalten angewöhnen können? Wenn Sie drei Wochen lang konsequent ein neues Verhalten an den Tag legen, stehen die Chancen gut, daß Sie dies über beliebig lange Zeit fortsetzen können, ohne sich in irgendeiner Weise disziplinieren zu müssen oder auch nur darauf zu achten.

Welche neue, positive Angewohnheit würden Sie nach Ablauf von drei Wochen gerne annehmen? Fragen Sie Ihren Körper, welche Veränderungen erforderlich wären, damit Sie gesund bleiben und sich wohl fühlen. Entscheiden Sie dann, welche neue Gewohnheiten Sie gerne entwickeln würden. Hier sind einige Ideen:

- Zeitig zu Bett gehen.
- Sich jeden Tag fünf Minuten Zeit nehmen, um die Muskeln richtig zu dehnen.
- Jeden Tag frisches Obst essen.

Holen Sie Ihren Kalender, und markieren Sie das Datum in drei Wochen, damit Sie sehen können, wie sich Ihr Leben in so kurzer Zeit positiv verändert hat. Sind Sie bereit für Neuerungen? Prima. Dann nichts wie los.

FEIERN SIE IHRE STIMME

Die Stimme ist ein wildes Tier. Sie kann nicht in Gefangenschaft gehalten werden.

Willa Cather

Ich hörte ein Flüstern am anderen Ende der Telefonleitung. „Carmen? Ich habe meine Stimme verloren."

Es war meine Freundin Lynn, eine Karriereberaterin, die jede Woche mit Dutzenden von Sängern telefoniert. Lynn hatte sich gezwungen weiterzuarbeiten, als ihr bereits klar war, daß sie eine Pause benötigte. Ihr Körper machte sich durch das rauhe Flüstern hörbar Luft und nahm Lynn damit die Entscheidung sich auszuruhen ab.

Wenn Ihr Kehlkopf entzündet oder gereizt ist, werden die natürlichen Schwingungen unterbrochen, die erforderlich sind, um Ihre Sprech- oder Singstimme zum Klingen zu bringen. Vielleicht haben Sie dann plötzlich eine tiefe, rauhe, „sexy" Stimme oder eine ganz hohe, piepsige.

Wenn eine Kehlkopfentzündung Ihre Stimmbänder lahmlegt, sollten Sie Ihrer Stimme ausreichend Zeit zur Heilung zugestehen. Vermeiden Sie zu sprechen, und trinken Sie viel warme Getränke wie z. B. Kamillen- oder Ingwertee. Natürlich sollten Sie auch nicht rauchen oder sich in verrauchten Räumen aufhalten. Wenn die Beschwerden anhalten, sollten Sie einen Arzt aufsuchen.

Fragen Sie sich im stillen: „Was hat das zu bedeuten?" Vielleicht haben Sie den Anflug einer Erkältung bemerkt, sich aber nicht die Zeit genommen, etwas dagegen zu tun. Vielleicht hätten Sie mit sich ins Gespräch gehen müssen, wollten das Risiko jedoch nicht auf sich nehmen. Haben Sie viel Zeit mit jemandem verbracht, der raucht, so daß durch das Passivrauchen Ihre Kehle und Ihre Lunge in Mitleidenschaft gezogen sind? Jetzt haben Sie jede Menge Zeit, um die richtige Antwort zu finden.

DENKEN SIE DARAN, WER SIE SIND

Wenn Gewalt im Spiel ist,
vergessen wir, wer wir sind.
Mary McCarthy

Ich fragte eine Klientin: „Tut das weh?" während ich auf einen besonders verspannten Muskel in ihrem Bein drückte.

„Nein, warum sollte es?" antwortete sie. „Es ist doch bloß ein Knochen."

Es war ein Muskel, der so verhärtet war, daß er sich taub anfühlte. Viele haben solche „tauben" Stellen. Viele dieser Frauen haben irgendeine Art von körperlicher, emotionaler oder sexueller Gewalt erfahren und überlebt.

Gewalt ist in allererster Linie ein Vergehen gegen den Körper. Wir empfinden Schmerz durch unser bloßes körperliches Dasein. Wir schützen uns vielleicht dagegen, indem wir empfindungslos für Schmerz werden.

Wir können uns selbst nicht vollständig oder genau kennenlernen, wenn wir unseren Körper ausblenden. Wir müssen uns auf den Boden der Tatsachen begeben, aufmerksam und wach für das ganze Spektrum der Erfahrungen. Beziehen Sie Stellung gegen Gewalt, indem Sie sich nicht aus Ihrem Körper hinaus-, sondern erst recht tief in ihn hineinbegeben. Vielleicht laufen Sie barfuß über den Teppichboden und fühlen dabei, wie stark Sie sind und wie die Erde Sie unterstützt. Oder Sie holen einige Male tief Atem und stellen sich dabei vor, wie der eingeatmete Sauerstoff bis zu Ihren Zehen hinunterfließt. Eine meiner Lieblingsübungen besteht darin, daß ich mich auf den Boden lege und jeden Teil meines Körpers ausstrecke, so daß ich mich ganz und gar eins mit meinem Körper fühle.

Denken Sie daran, wer Sie sind. Falls Sie es vergessen haben sollten – Ihr Körper kann es Ihnen sagen.

KÖRPERERFAHRUNGEN MIT EINER FREUNDIN TEILEN

Freundschaft tut immer gut …

Seneca, in: Alexandra Stoddard

Vor einigen Jahren luden mich ein paar meiner männlichen Freunde ein, den Tag gemeinsam mit ihnen und einer Frau namens Susan zu verbringen. Sie und ich verstanden uns sofort sehr gut und schwatzten den ganzen Tag über Massage und Körperarbeit. Im Laufe einiger Wochen gründeten wir eine Frauengruppe, die wir „Die Körpergruppe" nannten, und im Verlauf der nächsten drei Jahre trafen wir uns regelmäßig, um uns zu berichten, was wir von unserem Körper über uns selbst erfuhren.

Sich mit anderen Frauen auszutauschen, die ebenfalls den Geheimnissen ihres Körpers auf der Spur sind, ist von unschätzbarem Wert. Wie wäre es, wenn Sie noch heute eine Frau anrufen, von der Sie wissen, daß sie Ihre Sympathie teilt. Fragen Sie sie, ob sie ihre „Körper-Gefährtin" sein möchte: eine Freundin, die sich gemeinsam mit Ihnen auf eine Reise begibt, bei der Sie beide Frieden mit Ihrem Körper schließen. Vielleicht möchten Sie sich regelmäßig treffen, um sich über ihre Körpererfahrungen auszutauschen. Von Zeit zu Zeit werden Sie vielleicht Ihre Körpertagebücher tauschen wollen. Die Erfahrungen, die Sie einander mitteilen, behandeln Sie vertraulich, so daß Sie beide sich sicher genug fühlen, um über Ihre Triumphe und Schwierigkeiten offen sprechen zu können.

Eine solche „Wegbegleiterin" zu haben kann auch richtig vergnüglich sein. So können sie sich mit ihr z. B. auch zum Essen verabreden. Sie werden das Essen genießen, aber auch in gleichem Maß die Zuneigung, die zwischen Ihnen existiert.

BEWEGEN SIE SICH WIE EIN KIND

Ab Dreißig hat der Körper seinen eigenen Verstand.

Bette Middler

Tragen Sie mit Ihrem Körper denselben Streit aus wie ich mit meinem? Ich möchte, daß alles genauso funktioniert wie mit neunzehn Jahren. Ich brauche wohl nicht eigens zu erwähnen, daß ich bei dieser Auseinandersetzung grundsätzlich der Verlierer bin.

Die medizinische Forschung hat uns darüber aufgeklärt, daß der Alterungsprozeß ab Dreißig zügiger voranschreitet. Dr. James Lies von der Universität von Tennessee ist der Meinung, daß der Alterungsprozeß sich merklich verzögern läßt, wenn man dreimal wöchentlich eine halbe bis eine Stunde lang Sport treibt. Anderenfalls läßt die Leistungsfähigkeit des Herzens, der Atmungsorgane, der Nieren und eine Reihe anderer lebenswichtiger Funktionen ab dem Alter von Dreißig jährlich etwa um ein Prozent nach.

Falls Sie also nicht bereits regelmäßig Sport treiben, sollten Sie – am besten gleich heute – damit beginnen. Falls Sie bereits regelmäßig trainieren, kann man Ihnen dazu nur gratulieren. Sie sind jünger als Sie denken.

ANHALTEN

Ein spiritueller Zufluchtsort
ist wahrhaft Medizin
für eine hungernde Seele.
David Cooper

Einmal haderte ich besonders mit Gott. Enttäuschung brannte in meinem Herzen. „Warum kommt es mir vor, als wärst du so weit weg?" fragte ich wütend. „Warum finde ich keine Richtung für meinen Weg?" Unter zornigem Gemurmel und mit zusammengebissenen Zähnen hetzte ich von einem Termin zum anderen. Wie konnte ich erwarten, die Stimme der Weisheit zu hören, wo meine Ohren von meinen Problemen taub und auch der Rest meines Körpers gestreßt und unempfänglich war?

Stellen Sie sich vor, was passieren kann, wenn ich diesen Gang der Dinge durchbreche. Wenn ich mir eine Pause gönne. Wenn ich mein unablässiges Schwatzen beende und endlich zuhöre. Dann höre ich den Klang meiner Seele, die Wahrheit der Natur, dann wird mir die Einsicht derer zuteil, die ihren Körper zu einem Weg spirituellen Verstehens werden lassen.

Begleiten Sie mich heute bei der spirituellen Übung des Zuhörens, nicht einfach nur mit den Ohren, sondern mit Ihrem gesamten, ruhig gewordenen Körper. Legen Sie sich bequem hin, und atmen Sie einige Male tief ein und aus. Lassen sie alles los, Ihre Wut, Ihren Unglauben oder Ihre Angst. Achten Sie darauf, wie sich Ihre Muskeln entspannen, wie Ihre Atmung tiefer wird und Ihre Gesichtszüge sich glätten.

Hören Sie auf das Klopfen Ihres Herzens, achten Sie auf den Rhythmus Ihres Atems. Spüren Sie Ihre Fußsohlen; fühlen Sie, wie sich Ihre Kleidung auf Ihrer Haut anfühlt und welche Temperatur im Raum herrscht. Bitten Sie Gott, in diesem Moment der Stille bei Ihnen zu sein und zu Ihnen zu sprechen.

EIN BAD NACH JAPANISCHER ART

Wasser ist im Leben das,
was alles reinigt.
Aber man kann auf mehr
als nur eine Art ein Bad nehmen!
Jennifer Louden

Beginnen Sie Ihr Reinigungsritual, indem Sie Wasser zum Kochen bringen und grünen Tee aufgießen. Gehen Sie in Ihr Schlafzimmer und ziehen Sie sich einen schönen Kimono aus Seide an. Der weiche Stoff schmiegt sich an Ihre Haut. Bewundern Sie die erlesene Gestaltung und die wunderbaren Farben des Kimonos. Lassen Sie sanfte japanische Musik laufen. Zünden Sie Weihrauch an, der den Raum mit seinem intensiven Geruch erfüllt. Setzen Sie sich mit geradem Rücken und geschlossenen Augen hin. Atmen Sie ein und aus und nochmals ein und aus, und entspannen Sie sich. Gehen Sie tief hinab in das Zentrum Ihrer Seele.

Nachdem Sie auf diese Weise Ihren Mittelpunkt gefunden haben, gehen Sie ins Badezimmer. Das heiße Wasser füllt langsam die Wanne, während Sie Badeöl in das bewegte Wasser geben. Der aufsteigende Dampf läßt den Raum duften. Sie befestigen Bilder aus Japan an den Wänden Ihres Badezimmers.

Ahhhh ... Sie lassen sich in das warme Wasser sinken und geben sich dem wohltuenden Anblick der asiatischen Landschaft hin. Sie meditieren, indem Sie sich in jedes der Bilder hineinversetzen, vielleicht in der Gestalt eines japanischen Mönchs, eines adligen Samurai oder eines europäischen Entdeckers.

Es ist bald Zeit, aus Japan zurückzukehren. Aber bevor Sie dies tun, halten Sie inne, genießen Sie den Tee, atmen seinen Duft ein, entspannen sich in der flüssigen Wohltat, und seien Sie dankbar für die Sinnenlust, die Sie erleben.

WIE SEHR MÖGEN SIE SICH SELBST?

Schreiben Sie eine Eins, Zwei oder Drei vor jede der folgenden Aussagen, die – zumindest zeitweise – auf Sie zutreffen. 1 bedeutet „Nie", 2 bedeutet „Manchmal" und 3 bedeutet „Immer". Aussagen, die nicht auf Sie passen, können Sie umformulieren.

___ Ich kann meinen gesamten Körper spüren.
___ Es kommt nur selten vor, daß ich stürze, mich an Gegenständen stoße oder andere Leute anremple.
___ Im großen und ganzen bin ich ganz glücklich damit, wie mein Körper aussieht.
___ Ich bin in meinem Körper zu Hause und fühle mich nur selten von ihm abgespalten oder körperlich empfindungslos.
___ Ich achte auf die Botschaften, die mein Körper mir sendet.
___ Ich lache gern und oft.
___ Es fällt mir leicht, Komplimente anzunehmen; sie machen mich glücklich.
___ Ich mag es, andere in den Arm zu nehmen und selbst in den Arm genommen zu werden.
___ Ich empfinde die Richtung, in die mein Leben sich bewegt, als positiv.
___ Ich schütze mich vor verletzender Kritik.
___ Ich stehe fest und bequem auf beiden Beinen.
___ Mein Atem ist tief und regelmäßig.
___ Ich rede in positiver und ermutigender Weise mit mir selbst.
___ Ich halte meinen Kopf gerade und meine Schultern nach hinten.
___ Ich werde regelmäßig massiert, damit meine Selbstachtung größer wird.

Auswertung

37–45 Punkte: Sie genießen die positive Beziehung zu Ihrem Körper.
26–36 Punkte: Ihr Körper verdient es, daß Sie ihm mehr Respekt entgegenbringen.
0–25 Punkte: Die Beziehung zu Ihrem Körper ist geschädigt und muß wiederhergestellt werden.

FEIERN SIE IHREN GEIST

Der Geist kann nicht länger
als etwas betrachtet werden,
das auf das Gehirn oder den Intellekt beschränkt ist;
er existiert in jeder Zelle unseres Körpers.
Christiane Northrup

Im Biologieunterricht auf der High School und im College wurde mir beigebracht, daß die Nerven Informationen aus verschiedenen Teilen des Körpers ins Gehirn weiterleiten und umgekehrt. Man war der Ansicht, daß chemische Botenstoffe, sogenannte Neuropeptide, die Gefühle und Gedanken weiterleiten, sich nur innerhalb des Gehirns und entlang der Nervenzellen befänden. Die jüngere Forschung hat jedoch gezeigt, daß sich im gesamten Körper Rezeptoren für diese Botenstoffe finden, auch in unserem Immunsystem, im endokrinen System und in den Organen.

Denken Sie darüber nach, wie diese Information unseren Blick auf den Körper verändert. Christiane Northrup schreibt: „Unser gesamter Körper empfindet und drückt Empfindungen aus – jeder Teil von uns ‚denkt' und ‚fühlt'." Unsere Gedanken und Gefühle stammen nicht nur aus dem Gehirn, sondern kommen direkt aus den verschiedenen Teilen unseres Körpers – aus den Muskeln, der Blase, der Gebärmutter, der Lunge. Die Trennung in Körper und Geist, an der man in der westlichen Welt jahrhundertelang festgehalten hat, läßt sich nicht länger wissenschaftlich rechtfertigen. Es gibt diese Trennung nicht. In Wirklichkeit sind wir ein Ganzes.

Empfinden Sie also mit Ihrer Bauchspeicheldrüse, denken Sie mit Ihren Zehen, drücken Sie Gefühle mit Ihren Brüsten aus, und denken Sie mit Ihrem Darm darüber nach, was Wahrheit ist. Feiern Sie heute noch die Einheit Ihres Körpers und Geistes.

MACHEN SIE VERFOLGERN DAS LEBEN SCHWER

Der Mißerfolg hatte Lily nachgiebig gemacht,
anstatt sie zu verhärten,
und etwas, das nachgiebig ist,
kann weniger leicht zerbrochen werden
als etwas Hartes.

Edith Wharton

Heutzutage muß man aufmerksamer und flexibler als früher sein, wenn man sich vor skrupellosen Menschen schützen will. Die Bedrohung etwa durch Raubüberfälle auf dem Heimweg und gewaltsame Autodiebstähle ist größer geworden. Es kann sein, daß Diebe Sie im Einkaufszentrum, im Restaurant oder an anderen öffentlichen Orten beobachten und darauf achten, wann Sie wieder wegfahren. Die Verbrechensexperten informieren uns, daß Menschen, die gewaltsam in Autos eindringen, meist zu zweit arbeiten, so daß einer von beiden Sie bedrohen kann, während der andere das Auto der Verbrecher vom Tatort wegfährt.

Wenn Sie sich dagegen schützen wollen, sollten Sie darauf achten, wer sich in Ihrer Umgebung aufhält. Machen Sie diesen einfachen Test, den Craig Fox Huber und Don Paul beschreiben: Biegen Sie viermal hintereinander nach rechts ab. Wenn das verdächtige Auto Ihnen beim ersten und zweiten Mal folgt, muß das noch nichts zu bedeuten haben – auch nicht unbedingt beim dritten Mal. Wenn es jedoch den kompletten Kreis hinter Ihnen herfährt, werden Sie verfolgt. Fahren Sie dann nicht nach Hause, sondern direkt zur nächstgelegenen Polizeidienststelle, zu einer vielfrequentierten Tankstelle oder einem gut besuchten Restaurant. Beschreiben Sie der Polizei, wie das Verfolgerauto aussieht, auch wenn dessen Fahrer sich sehr wahrscheinlich schon auf dem Weg in ein anderes Stadtviertel befinden – auf der Suche nach weniger wachsamen Menschen.

WACHSEN SIE DURCH DIE LIEBE

Einsamkeit und das Gefühl,
von niemandem gemocht zu werden,
sind die schlimmste Form der Armut.
Mutter Teresa

Eine Frau erzählte mir: „Wenn es die Kinder nicht gegeben hätte, wäre ich morgens erst gar nicht aufgestanden. Vielleicht wäre ich tatsächlich nie wieder aufgestanden, sondern hätte mich aufgegeben und wäre gestorben."

Einsamkeit ist nicht nur eine Herzenssache im übertragenen Sinne. Sich ungeliebt und haltlos zu fühlen, ohne jemals liebevoll berührt zu werden und ohne daß einem jemand zuhört, ist etwas, das uns bis in die einzelnen Zellen unseres Körpers betroffen machen kann. Babys, die gut ernährt werden, beginnen dahinzusiechen und sterben sogar, wenn ihr Hunger nach Zuwendung nicht gestillt wird. Die beste medizinische Pflege erweist sich als unwirksam, wenn wir unseren Lebenswillen verloren haben.

Unser Körper wird dünn und krank, wenn ihm die Erfahrung fehlt, *mit anderen zusammenzusein.* Magere Gliedmaßen und schlaffe Haut können die Folge sein. Oder die spirituelle Verarmung versteckt sich unter einer Schicht aus Cellulitis. Unter diesem Polster steckt oftmals ein Mensch, der vor Hunger nach Liebe stirbt.

Werfen Sie einen genauen Blick auf sich selbst, auf Ihren Körper und Ihre Seele. Sind Sie im Begriff, in ständiger Einsamkeit dahinzuwelken, oder wachsen Sie in dem gesunden Gefühl, durch die Liebe gestärkt zu werden? Tun Sie sich selbst etwas Gutes, indem Sie kurz mit Ihrer „Körper-Gefährtin" telefonieren. Öffnen Sie sich der Freude, die darin liegt – nicht nur um einen Grund zum Leben zu haben, sondern um Ihre Lebensfähigkeit zurückzugewinnen.

WER FIEBER HAT, SOLLTE RUHEN

Jeder Mensch, der geboren wird,
hat eine doppelte Staatsbürgerschaft:
Er lebt im Reich der Gesundheit
und in demjenigen der Krankheit.
Susan Sontag

Sie saß mit geröteten, tränenden Augen auf der Couch und zitterte leise. Mit leicht näselnder Stimme sagte sie: „Ich glaube, ich habe mir eine Grippe geholt, aber ich dachte, es wäre besser zu kommen."

Ich schicke Klientinnen wie diese jedesmal *ohne* Massage nach Hause. Mich beeindruckt das Verantwortungsgefühl dieser Frauen. Sie glauben, einer Erwartung genügen zu müssen, die sie bei mir vermuten, und dabei übersehen sie, daß sie die Verantwortung für ihren Körper tragen. Wenn ich diese Frauen bitte, nach Hause zu gehen und sich auszuruhen, reagieren sie mit einer Mischung aus Überraschtheit und Erleichterung – Überraschtheit, daß ich ihren Körper in so eindeutiger Weise wertschätze und Erleichterung, weil ich ihnen genau das vorschlage, was sie sich schon den ganzen Tag lang heimlich gewünscht haben.

Wenn Sie krank sind und ganz besonders wenn Sie Fieber haben, verständigen Sie Ihren Arzt, bleiben Sie im Bett, und trinken Sie viel Wasser oder Tee. Eine Massage wirkt besser, wenn Sie gesund sind – wenn Sie erkältet sind oder eine Grippe haben, kann es vorkommen, daß Sie sich danach schlechter fühlen, weil durch die Massage das Lymphsystem zu stark stimuliert worden ist.

Leben Sie gemäß den Bedürfnissen Ihres Körpers. Ruhen Sie sich aus, trinken Sie viel Wasser oder Tee, und geben Sie Ihrem Körper eine Chance, wieder gesund zu werden. Ihr Körper kann das sehr gut, wenn Sie dabei mit ihm zusammenarbeiten.

POSITIVE GEDANKEN ZUM EIGENEN KÖRPER

Nichts ist schwieriger totzukriegen
als eine schlechte Idee.
Julia Cameron

Etwa um das Jahr 400 vor Christus entschieden in Griechenland Philosophen wie Platon und Sokrates, daß es eine Trennung von Körper und Geist gebe und daß der Körper schlecht und der Geist gut sei.

Und da sind wir nun und leiden noch Jahrhunderte später unter dem Einfluß dieses destruktiven Konzepts. Ich finde, es ist höchste Zeit, dieser negativen und unzutreffenden Sichtweise ein Ende zu bereiten. Wie wäre es mit einem Begräbnisritual, um Ihrem Körper und Ihrem Unbewußten klarzumachen, daß Sie es ernst meinen?

Wenn Ihnen der Gedanke gefällt, laden Sie doch ein paar Freundinnen ein. Notieren Sie auf einem Zettel einige der schlechten Meinungen, die Sie bisher über Ihren Körper hatten. Verbrennen Sie diese „Ideen" eine nach der anderen, und befreien Sie sich mit dem aufsteigenden Rauch von deren Zugriff auf Ihr Herz und Ihren Verstand. Nachdem Sie alle Ihre schlechten Meinungen verbrannt haben, schreiben Sie nun „Positives" auf einen Zettel. Listen Sie all das auf, was Sie an sich mögen – Ihre tollen Fingernägel; Ihre Augenfarbe; die Form Ihrer Schultern; wie es sich anhört, wenn Sie niesen; wie weich Ihre Haut an Ihren Fußsohlen ist. Lassen Sie positive Gedanken über sich selbst zu. Stecken Sie den Zettel in einen Briefumschlag, adressieren Sie ihn an sich selbst und frankieren Sie ihn. Werfen Sie ihn an einem der nächsten Tage in den Briefkasten. Schon bald werden Sie einen Brief voller guter Meinungen und Ideen über Ihren Körper bekommen. Was für ein tolles Geschenk!

FREUEN SIE SICH AN DEN KOMPLIZIERTEN DINGEN

Wer würde jemals denken,
daß in der Seele eines jungen Mädchens
soviel vorgehen kann?
Anne Frank

Auf der High School hatte ich eine Freundin, die hochintelligent war und sich zugleich schnell gelangweilt fühlte. Eines Tages traf ich sie an, wie sie gleichzeitig fernsah, telefonierte, flüchtig in einem Roman las und ihre Geometrie-Hausaufgaben machte – wie gesagt, alles zur gleichen Zeit. (Das Empörende dabei war, daß sie in Geometrie eine Eins nach der anderen schrieb!)

Nur wenige Menschen können sich mehr als einer gewissen Anzahl von Dingen gleichzeitig widmen. Unser Körper hingegen tut ständig eine Unzahl von Dingen zur gleichen Zeit. Jetzt, in diesem Augenblick, atmen Sie, verdauen Sie, ist Ihr Stoffwechsel in vollem Gange, werden Giftstoffe ausgeschieden, reinigt Ihr Organismus sich, pulsiert, gibt Signale, verleiht Ihnen neue Kraft und heilt Sie. Wir halten dieses Wunder nur allzu leicht für selbstverständlich.

Nehmen Sie Ihr Körpertagebuch zur Hand, und listen Sie alles auf, was Ihr Körper in diesem Augenblick tut. Nehmen Sie in die Liste auch die Vorgänge auf, die keiner bewußten Anstrengung bedürfen. Achten Sie auch auf die leichter beobachtbaren Dinge, wie etwa aufrecht sitzen, einen Stift in der Hand halten, Kaugummi kauen, eine Seite in Ihrem Tagebuch ansehen oder der Musik im Hintergrund zuhören.

Wenn Ihre Liste vollständig ist, gestehen Sie sich ruhig ein Gefühl der Dankbarkeit zu. Ihr Körper ist wahrhaft ehrfurchtgebietend. Sie sind ehrfurchtgebietend.

ICH SELBST SEIN

Eine Frau, die ihren eigenen Stil gefunden hat,
findet ganz von selbst Möglichkeiten,
sich auszudrücken ...
Persönlicher Stil und Selbstbewußtsein
gehen Hand in Hand.
Alexandra Stoddard

Ich wartete in einem Restaurant auf eine Freundin und beobachtete durch das Fenster die Menschen, die draußen vorbeigingen. Die meisten von ihnen nahm ich nur verschwommen wahr, aber eine Frau fiel mir ins Auge. Man sah, wie vollkommen zufrieden sie mit sich war.

Ihre Schultern waren nicht nach vorn gezogen, sondern lagen bequem auf einem Selbstsicherheit ausstrahlenden Rückgrat auf. Die Kleider, die sie trug, waren einfach geschnitten und dennoch bemerkenswert. Gedämpfte Farben lenkten die Aufmerksamkeit auf ihr leichtes Lächeln und ihre glücklichen Augen. Sie hatte sich die Zeit genommen, ihr Haar aufzustecken. Sie vermittelte den Eindruck, Freude daran zu haben, sich selbst in ihrem Äußeren kreativ auszudrücken. Während sie voller Anmut in der Menge verschwand, verspürte ich in mir die Sehnsucht, sie kennenzulernen.

Nehmen Sie sich heute Zeit, um an einen Ort mit Publikumsverkehr zu gehen, wo Sie sitzen und die Vorübergehenden betrachten können. Achten Sie auf Frauen, bei denen Sie das Gefühl haben, daß sie ihren Körper mögen und achten. Beobachten Sie, wie sie gehen, lächeln, ihren Kopf halten, ihre Hände bewegen und auf ihren Füßen stehen. Versuchen Sie wahrzunehmen, wie deutlich diese Frauen sich möglicherweise voneinander unterscheiden. Wenn Sie soweit sind, stehen Sie auf, und probieren Sie Ihre eigene Art aus, sich selbstbewußt zu bewegen. Lassen Sie Ihren Körper ausdrücken, wie gut Sie sich fühlen.

FEIERN SIE IHREN KÖRPER

Wie können Sie auf einmal
Ihren Körper akzeptieren,
besonders wenn Sie über Jahre hinweg
auf Kriegsfuß mit ihm gestanden haben?
Indem Sie die Gangart schöner Menschen annehmen.
Indem Sie sich modische Kleidung kaufen.
Indem Sie den gewagten Badeanzug tragen …
Verabredungen akzeptieren. Tanzen. Singen!

Dr. Steven C. Strauss und Gail North

Wer seinen Körper ablehnt, lehnt schnell auch die Gegenwart und alle damit verbundenen Möglichkeiten und Chancen ab. Wie oft sagen wir uns:

- Ich kann nicht auf die Party gehen. Ich bin zu dick und habe nichts Richtiges anzuziehen.
- Wenn ich so schön wäre wie sie, könnte ich auch Erfolg haben.
- Ich und tanzen gehen? Ich bewege mich wie ein Orang-Utan!

Diejenigen unter uns, die ihren Körper nicht mögen, warten ständig darauf, schlanker zu werden, sich besser zu fühlen, ihren Körper in irgendeiner Weise zu verändern. Sozusagen als Bedingung zum Leben in der Gegenwart. Das Problem ist nur: Unser Körper ist nie schlank, wohlgeformt, kräftig oder sonst irgendwie genug, und folglich kommen wir niemals zum Zuge.

Warum warten? Leben Sie in der Gegenwart, lieben Sie den Körper, den Sie haben. Lieben Sie Ihren Körper und nutzen Sie die nächste Gelegenheit, die sich Ihnen präsentiert. Probieren lohnt sich!

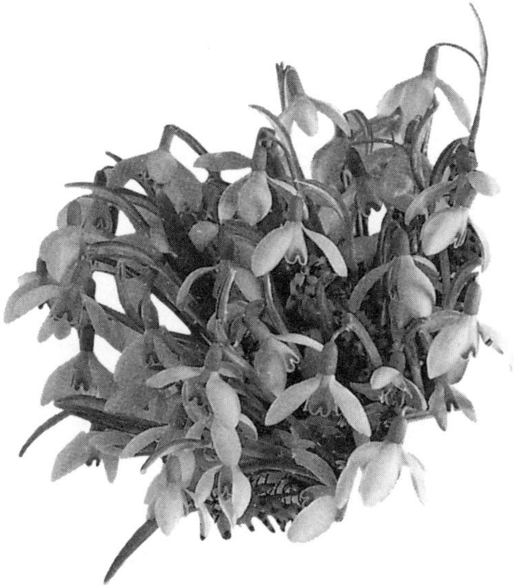

FEBRUAR

Sich verlieben

Ich verliebe mich
in das Leben.
Dieses Wunder
der Gnade
kam kein bißchen zu früh.

Vielleicht ist es so,
daß ich
zum Leben komme.
Bewegungen tief in meinem Inneren.
Ein Erwachen von Energie
und Hoffnung.

In dieser kargen
Wüstenlandschaft
endloser Verzweiflung
erblüht
eine kleine Wildrose.

WACH-SEIN!

Es ist nicht einfach,
das Glück in uns selbst zu finden,
und es ist unmöglich,
es anderswo zu finden.
Agnes Repplier

Obwohl ich mich seit 1985 mit Körperarbeit befasse, gibt es immer noch soviel dazuzulernen, daß es ein aufregendes Abenteuer bleibt. Vor kurzem wurde ich durch die gemeinsame Arbeit an einem Buchprojekt mit einer lieben Freundin und Kollegin, Dr. Constance Lillas, auf Forschungsarbeiten zu den sechs Bewußtseinszuständen aufmerksam. Sie haben mein Verhältnis zu meinem Körper komplett verändert.

Die sechs Bewußtseinszustände lauten, wie folgt: tiefer Schlaf, leichter Schlaf, schläfrig, aufmerksam, aufgeregt und überflutet sein. Die Schlafzustände erklären sich von selbst; die drei übrigen Befindlichkeiten jedoch verdienen eine nähere Betrachtung. Wenn wir uns im Wachzustand befinden, sind wir so glücklich, wie wir nur sein können. Unsere Nahrung wird gut verdaut, unser Herzschlag ist normal, unsere Atmung tief und regelmäßig, so daß unsere inneren Organe optimal mit Blut versorgt werden. In diesem Zustand haben wir Zugang zu jeder Empfindung, besonders zu den erfreulichen Gefühlen.

Nehmen wir an, etwas ärgert oder ängstigt uns. Unser Körperbefinden geht in Aufgeregtsein über. Zunächst einmal werden Hormone ins Blut freigegeben, vor allem Adrenalin, das uns die nötige Energie verleiht, um mit der Bedrohung fertigzuwerden. Die Verdauung wird gestoppt. Die Atmung ist flach, das Herz klopft. Parallel zu diesen körperlichen Veränderungen erfolgt eine Einschränkung unserer Gefühle und intellektuellen Fähigkeiten.

Wenn unsere Angst weiter wächst, können wir in den Zustand der Überflutung geraten. Gefühle werden dann intensiver erlebt. So kann aus Ärger z. B. Wut werden, aus Angst Entsetzen und aus Traurigkeit

Verzweiflung. In diesem Zustand wird der Körper mit großen Mengen von Adrenalin darauf vorbereitet, entweder um sein Überleben zu kämpfen oder sich durch Flucht zu retten. Die normalen körperlichen Funktionen werden außer Kraft gesetzt, um mit dem Notfall fertigwerden zu können.

Warum aber interessiert mich all das so sehr? Mir ist klargeworden, daß ich den größten Teil meines Lebens im Zustand der Aufregung oder der Überflutung verbracht habe. Das Leben kann sehr belastend sein, und je weniger Verbindung ich zu meinem Körper hatte, desto öfter übersah ich wichtige Warnsignale. Durch meine Adern strömte Adrenalin, und meine Hektik erschien mir normal. Das stimmt aber nicht. Ständig im Zustand der Aufregung oder Überflutung zu leben, kann unserem Körper ernsthaft schaden und evtl. sogar unsere Lebenserwartung verringern.

Ich bin nicht die einzige, die ihr Leben im Zustand ständiger Aufregung lebt. Viele Frauen sind in Familien aufgewachsen, in denen Regelverstöße an der Tagesordnung waren. Darum konnten sie nicht lernen, sich so zu beruhigen, daß sie ihre Umgebung im Zustand vollkommener Wachheit wahrnehmen konnten. Als Kinder haben sie in erster Linie überlebt. Jetzt, als Erwachsene, lernen sie, die Botschaften ihres Körpers richtig zu verstehen und auf diese „verkörperten" Weisheiten einzugehen.

In welchen Bewußtseinszuständen verbringen Sie Ihr tägliches Leben? Verbringen Sie einen Großteil des Tages im wachen Zustand, in dem Sie sich am Leben freuen können, oder sind Sie die meiste Zeit über aufgeregt oder fühlen sich sogar vom Leben überrollt? Wenn es Ihnen schwerfällt, diese Fragen zu beantworten, überprüfen Sie Ihren Puls, Ihre Atmung, die Anspannung in Ihren Muskeln und Ihre Hautfarbe. Wenn Sie lernen, Ihren Körper besser zu verstehen, werden Sie bemerken, daß er Ihnen ununterbrochen wertvolle Informationen darüber liefert, wie Sie mit einer Situation zurechtkommen. Er weist Sie an, gut auf sich aufzupassen.

SEX MACHT SPASS, WENN MAN SICH SICHER UND MIT SICH EINS FÜHLT

Für wirklich tollen Sex ist nicht entscheidend,
wie sehr man sich liebt,
sondern wie sehr man sich geliebt fühlt.
Sich geliebt zu fühlen bedeutet, sich sicher zu fühlen.

Carol C. Well

Jean, eine meiner Klientinnen, erzählte mir: „Bevor ich mit der Körperarbeit anfing, wußte ich nicht, daß ich zu meinem Mann auch ‚nein' sagen kann. Ich fühlte mich verpflichtet, ihm zu geben, was immer er von mir wollte."

Solche oder ähnliche Geschichten bekomme ich oft zu hören. Die Frauen lieben ihren Partner sehr und wünschen sich ein erfülltes Liebesleben, aber dann passiert irgend etwas, und anschließend erinnern sie sich nur noch, wie sie im Geiste Einkaufszettel erstellen, als würden sie über ihrem Körper schweben, oder einfach ausblenden, was geschieht.

Für Frauen kann es eine Form des Selbstschutzes sein, körperliche Erfahrungen auszublenden. Manchmal hat ein Gefühl der Unsicherheit beim Sex mit Mißbrauchserfahrungen in der Vergangenheit zu tun. Manche Frauen fürchten Sex, weil sie Angst haben, abgelehnt zu werden. Eine Frau kann sich auch vor der Intimität mit ihrem Partner fürchten, weil sie die Beziehung zu ihm als unsicher empfindet.

Herauszufinden, daß Sex Sie nicht interessiert oder daß Sie während des Geschlechtsverkehrs an andere Dinge denken, ist eine wichtige Erkenntnis, mit der Sie sich näher befassen sollten. Es wäre sicher besser, wenn Sie über einige Dinge in Ihrer gegenwärtigen Beziehung offen sprechen würden. Versprechen Sie Ihrem Körper, daß Sie ihn – und damit sich selbst – nicht verlassen. In Ihrem Körper zu bleiben ist wichtiger, als im Bett zu bleiben, wenn Sie sich unsicher fühlen.

LERNEN SIE AUS IHREM SCHMERZ

Hören Sie auf die Botschaft des Schmerzes,
und versuchen Sie, nichts zu tun,
was den Schmerz verschlimmert.

Dr. James F. Fries und Dr. Donald M. Vickery

In einem meiner Workshops gab ich den Frauen lange Hutnadeln und sagte: „Wir werden jetzt eine Übung machen. Ich möchte, daß Sie sich eine dieser Nadeln tief in den Oberschenkel stechen." Ich konnte hören, wie einige vor Schreck nach Luft schnappten. Keine der Frauen stach sich selbst ins Bein.

Warum nicht? Ganz einfach, weil es offensichtlich wehtut, sich mit einer Hutnadel ins Bein zu stechen. Und dennoch tun viele von uns ihrem Körper täglich Dinge an, die wehtun. Ich muß zugeben, daß ich selbst streßbedingte Kopfschmerzen ertragen habe, anstatt langsamer zu machen und zuviel Arbeit mit einem „Nein" zurückzuweisen. Und ich habe Magentabletten geschluckt, anstatt mir ein paar Augenblicke Zeit zu nehmen, um auf das zu hören, was mein Magen mir sagen wollte. Ich ignoriere den Schmerz in meinem Leben, obwohl ich ihn genau dadurch verschlimmere.

Und ich bin nicht die einzige. Die folgenden Äußerungen sind typisch für die Strategie des Ignorierens. Eine Frau erzählte mir, sie habe soviel Arbeit, daß sie ihre Blase voll werden lasse, bis sie schließlich das Gefühl habe zu platzen. Eine andere Frau ärgert sich über ihre Arbeit und wirft sich solange im Bett hin und her, bis sie sich einen Wirbel ausrenkt und am nächsten Morgen vor Schmerzen kaum arbeiten kann.

Sich eine Nadel in den Oberschenkel zu stechen klingt dann gar nicht mehr so abwegig – oder? Es ist nicht unvernünftiger als sämtliche Leitsignale des Körpers zu ignorieren und sich mit unerbittlicher Strenge Tätigkeiten zu widmen, die einem schaden. Will irgend jemand noch eine Hutnadel?

VERTRAUEN IN GOTTES NATUR

Ersetzen Sie eine Gewohnheit durch eine andere …
Denken Sie gut von sich selbst, und gewinnen Sie
Vertrauen in die höhere Ordnung Ihres Lebens –
eine Ordnung, auf die Sie sich verlassen können.

Judy Lyn

In meinen Bücherregalen stehen Bücher, die die Existenz Gottes auf intellektueller Ebene beweisen oder widerlegen. Jahrelang dachte ich, daß ich in diesen Büchern spirituelle Sicherheit finden könnte Weil ich Spiritualität nur mit meinem Verstand suchte, wirbelten Gedanken und Ängste in meinem Kopf umher. Ich verlor den Kontakt zu den vorhersagbaren Rhythmen der Natur, die mir auch mit den Sinnen zugänglich gewesen waren. Ich konnte mir den Weg zu spiritueller Weisheit und dem Gefühl der Geborgenheit nicht logisch erschließen.

Inzwischen bin ich dabei, diese in spiritueller Hinsicht destruktive Angewohnheit durch eine andere zu ersetzen, eine bodennahe Spiritualität. Diese wurzelt in der Idee, daß Gottes Liebe in der Natur zum Ausdruck kommt. Aus der Ebbe und Flut des Lebens schöpfe ich Geborgenheit, die sich im regelmäßigen Gezeitenwechsel des Ozeans ausdrückt..

Ersetzen Sie Ihre selbstentmachtende Einstellung durch eine Haltung des Vertrauens, der Selbstliebe, die auch ihren Körper einschließt. Beginnen Sie, indem Sie darüber meditieren, daß jedem Tag eine Nacht folgt, daß die Schwerkraft Sie ständig mit der Erde verbindet und daß die Vögel nach einem Sturm immer singen. Lassen Sie zu, daß Ihre Sinne Sie in einer Welt, in der die Dinge sich mit überwältigender Geschwindigkeit verändern, mit einer vorhersagbaren Wirklichkeit verbinden, die auf Trost und Verläßlichkeit basiert.

FORMEN SIE IHREN KÖRPER LIEBEVOLL

Wie Lehm halten wir uns entweder selbst feucht und formbar, oder wir trocknen aus und verhärten uns. Wir müssen das eine oder das andere tun ...

Deane Juhan

Voller Vorfreude startete ich das Übungsvideo, bereit, meine schlaffen Oberschenkel in steinharte Säulen zu verwandeln. Der Kontrast zwischen den Formen meines Körpers und jenen der jungen, schlanken Schönheiten auf dem Bildschirm brachte mich dazu, auch dann noch weiterzutrainieren, als mein Körper mir längst signalisiert hatte, daß es Zeit war aufzuhören. Für die nächsten drei Tage konnte ich mich nicht ohne Schmerzen bewegen.

Ich hatte unter Schmerzen gelernt, daß wir unseren Körper mit Liebe trainieren müssen. Wenn wir unseren Muskeln mehr zumuten, als sie ertragen können, kann es sogar zu vorzeitigem Altern kommen. Wenn wir jedoch sachte an die Arbeit mit unserem Körper herangehen, werden unsere Muskeln kräftiger und elastisch.

Versuchen Sie, allein oder gemeinsam mit Freundinnen Ton zu formen. Achten Sie beim Arbeiten mit Ton darauf, daß der Ton ohne das richtige Maß an Feuchtigkeit austrocknet. Ähnlich ist es mit unserem Körper: Wir benötigen viel Wasser für den Körper und erfrischende Liebe für die Seele.

Formen Sie aus dem Ton Ihren Körper, so wie Sie ihn sehen. Sie können ein realistisches Modell Ihres Körpers anfertigen oder ein symbolisches. Wenn Sie fertig sind, schreiben Sie die Einsichten und Empfindungen, die Sie während dieser Arbeit hatten, in Ihr Tagebuch. Falls Sie diese Übung gemeinsam mit anderen Frauen machen, können Sie Ihre Erfahrungen natürlich auch untereinander austauschen.

ENTSCHULDIGEN SIE SICH BEI IHREM KÖRPER

Ich mußte der Wahrheit ins Auge blicken:
Ich hatte die Form einer Birne.
Ich war darüber ein bißchen deprimiert,
denn ich hasse Birnen.

Charlotte Bingham

Ich bin noch nie einer Frau begegnet, die gesagt hätte: „Ich liebe meinen Körper! Finden Sie ihn nicht einfach großartig?"

Ist es nicht vielmehr so, daß es bei jeder von uns irgend etwas zu geben scheint, das inakzeptabel ist, uns regelrecht in Verlegenheit bringt oder das wir ganz schrecklich finden? Einer der Teile meines Körpers, den ich am wenigsten mag, ist meine Nase. Meine gesamte Pubertät hindurch habe ich meine Nase im Spiegel angestarrt und mir gewünscht, ich könnte sie operieren lassen.

Vor einigen Jahren hat eine meiner Freundinnen ihre Nase operativ ändern lassen, und sie sagte mir – mit Blutergüssen um die Augen und bandagiertem Gesicht: „Ich will genau so eine Nase wie du." Ich wünschte, die Szene wäre damals gefilmt worden. Denn ich war wie vor den Kopf geschlagen und hätte gerne mein Gesicht sehen wollen. Zuvor war ich mir sicher gewesen, daß jeder Mensch auf dieser Erde mich für meine Nase bemitleidete. Ich wäre niemals auf die Idee gekommen, daß eine andere Frau sich eine Nase wie meine wünschen könnte.

Nehmen Sie sich etwas Zeit, und denken Sie an einen Teil Ihres Körpers, den Sie nicht besonders mögen. Danken Sie diesem Körperteil dafür, daß er trotz Ihrer undankbaren Einstellung ein Teil von Ihnen bleibt. Tun Sie diesem Körperteil außerdem noch heute etwas Gutes. Er hat mit einer Menge Kritik fertigwerden müssen. Es ist Zeit, sich zu entschuldigen.

BESONDERE AUFMERKSAMKEIT FÜR DIE GELENKE

Es ist unglaublich, wie stark unser menschliches Gerüst ist. Knochen können den Druck von 24 000 Tonnen Gewicht auf einer Fläche von sechseinhalb Quadratzentimetern aushalten und sind etwa viermal so belastbar wie Stahl.

Carl Koch und Joyce Heil

Vor nicht allzu langer Zeit massierte ich pro Tag zu viele Patientinnen und hatte darum geschwollene Fingergelenke. Da ich meinen Lebensunterhalt mit meinen Händen verdiene, würde eine eingeschränkte Bewegungsfähigkeit meiner Hände eine radikale Veränderung meines Lebens bedeuten.

Um ein Leben in Beweglichkeit führen zu können, ist es sehr wichtig, daß Sie auf Ihre Gelenke achten. Gelenkerkrankungen, vor allem Arthritis, beeinträchtigen viel zu viele Menschen in ihrer Bewegungsfähigkeit. Wenn sich der Knorpel zurückbildet, der es den Knochen ermöglicht, sich aneinander vorbeizubewegen, kann das zu starken Gelenkschmerzen führen, die es unmöglich machen, das betroffene Gelenk zu bewegen. Falls Ihre Gelenke sich durch Steifheit, Schwellungen, anhaltende Schmerzen, Rötungen oder Fieber bemerkbar machen, sollten Sie Ihren Arzt aufsuchen, damit dieser eine Diagnose stellen kann.

Wenn Sie versuchen, Ihre schmerzenden Gelenke beweglicher zu machen, werden Sie herausfinden, daß maßvolle Bewegung von großem Nutzen sein kann. Wenn Ihr Arzt zustimmt, können Stretching und Ausdauertraining die Muskeln um die Gelenke kräftig und beweglich halten und durch verbesserte Durchblutung dazu beitragen, daß die Entzündung nachläßt und sich Ihre gesundheitlichen Probleme deutlich bessern. Feiern Sie Ihre Gelenke, indem Sie sie sachte und langsam und mit Liebe im Herzen bewegen.

WIE WIRKT SICH STRESS AUF IHREN KÖRPER AUS?

Was man zu tun hat,
kann normalerweise auch getan werden.
Eleanor Roosevelt

Eine Freundin hat mir erzählt, wie sie und ihr Mann es geschafft haben, in eine andere Stadt umzuziehen und dort mit neuen Jobs anzufangen. Sie sagte: „Wir haben eine Liste mit allem gemacht, was getan werden mußte. Anschließend haben wir diejenigen Dinge weggestrichen, zu denen wir uns zwar verpflichtet fühlten, die jedoch nicht unbedingt getan werden mußten."

Ich selbst mache mir ebenfalls Listen. Manchmal habe ich den Eindruck, als hätte der Tag einfach nicht genug Stunden, um all das zu erledigen, was auf meiner Liste steht. Wenn ich mir jedoch sage: „Ich habe, was ich brauche", wird mir klar, daß einige der Dinge auf meiner Liste nicht wirklich getan werden müssen oder zumindest nicht von mir erledigt werden müssen.

Versuchen Sie, zu viel in zu kurzer Zeit zu erledigen? Wenn ja, wie wirkt sich der dadurch bedingte Streß zur Zeit auf Ihren Körper aus? Nehmen Sie Ihr Körpertagebuch zur Hand, und suchen Sie sich eine unbeschriebene Seite. Zeichnen Sie einen Umriß Ihres Körpers, und markieren Sie anschließend diejenigen Körperteile farbig, die unter Streß leiden. Markieren Sie alle Bereiche, die besonders sensibel auf den Streß reagieren.

Vergleichen Sie dann die neue Zeichnung mit der, die Sie letzten Monat angefertigt haben. Treten die Streßsymptome an den gleichen Körperteilen auf? Gibt es neue Bereiche? Sind irgendwelche Teile Ihres Körpers entspannter als letzten Monat? Heben Sie Ihre Zeichnungen auf, damit Sie verfolgen können, wie sich der Streß langfristig auswirkt.

BEDANKEN SIE SICH BEI EINER FREUNDIN

Freundschaft gehört wie Liebe
zu den wichtigsten Dingen im Leben –
wie Brot und Butter.

Angna Enters

Meine Beziehungen zu Frauen können teilweise so bereichernd sein. Sie helfen, den Schaden wieder gutzumachen, der entsteht, wenn ich meinen Körper aus irgendeinem Grund nicht akzeptieren kann. Einmal war ich zum Beispiel gemeinsam mit einer Freundin auf Vortragsreise. Sie ist eine schöne Frau mit vollen, üppigen Lippen. Meine Lippen sind sehr schmal, und ich hatte schon längst verinnerlicht, wie inakzeptabel schmale Lippen sind. Ich erwähnte dies fast im Flüsterton meiner Freundin gegenüber. Sie lächelte und sagte: „Es gibt jede Menge tolle Frauen auf der Welt, die schmale Lippen haben."

Ich erwiderte: „Nenn mir eine."

Sie sagte: „Audrey Hepburn."

Es war ein kurzes Gespräch. Ich weiß nicht einmal, ob sie sich heute noch daran erinnert. Aber dieser freundschaftliche Augenblick war für mich immens hilfreich. Inzwischen lächle ich, wenn ich Lippenstift auflege und mich wegen meiner Lippen minderwertig fühle und tröste mich mit der Bemerkung meiner Freundin und dem Gesicht von Audrey Hepburn vor meinem inneren Auge.

Jede von uns hat eine oder mehrere Freundinnen, die uns mögen und uns dabei helfen, in bezug auf Schönheit und die Annehmbarkeit der eigenen Person toleranter zu werden. Versuchen Sie sich daran zu erinnern, wie eine Freundin Ihnen geholfen hat, Ihren Körper besser zu akzeptieren. Vielleicht rufen Sie sie auch an und sagen „Danke!"

WUNDEN KANN MAN HEILEN

Der Antrieb unseres Lebens liegt in uns,
ganz gleich was in der Vergangenheit passiert ist.
Christiane Northrup

Die Frauen, die zu mir kommen, bitten mich oft, ihnen dabei zu helfen herauszufinden, ob ihr Schmerz „emotionaler" oder „körperlicher" Natur ist. Viele von uns sehen Gefühle als etwas, das vollständig getrennt vom Körper existiert. Die Forschung widerlegt diese Annahme jedoch – es gilt als erwiesen, daß es zwischen unseren Emotionen und unseren körperlichen Empfindungen eine klare Verbindung gibt.

Die Beziehung zwischen unserem Körper und unseren Gefühlen ist komplex, und wir haben sie noch längst nicht in all ihren Einzelheiten verstanden. Es wäre falsch und selbstschädigend, Ihren Gefühlen die Schuld für Ihre körperlichen Erkrankungen zu geben. Gleichzeitig sind wir auch nicht hilflose Opfer unseres körperlichen Selbst. Ich glaube, daß Sie den Heilungsprozeß unterstützen und sogar beschleunigen können, indem Sie mehr darüber lernen, wie Ihr Körper Ihnen etwas mitteilt.

Falls Sie unter einer Krankheit leiden, besprechen Sie Ihre Sorgen nicht nur mit Ihrem Arzt, sondern auch mit Ihrem Körper. Ich empfehle Ihnen dazu eine Technik, die „Aktive Imagination" genannt wird. Normalerweise handelt es sich um einen Dialog zwischen Ihnen und einer imaginären Figur. Hier ist es ein Dialog zwischen Ihnen und Ihrem Körper.

Fragen Sie ihn, was der Schmerz bedeutet. Lassen Sie ihn antworten. Es kann sein, daß Sie Dinge herausfinden, die Ihnen dabei helfen werden, emotionale Verletzungen hinter sich zu lassen. Die emotionale Heilung kann Ihnen wiederum dabei helfen, besser mit der Krankheit zurechtzukommen oder vielleicht sogar wieder gesund zu werden.

HABEN SIE MITGEFÜHL MIT SICH SELBST

Sich selbst etwas Gutes zu tun bedeutet vor allem, sich dazu zu verpflichten, Mitgefühl für sich selbst aufzubringen.

Jennifer Louden

In einer der Frauengruppen, in denen ich mitarbeite, sprach Jenny, eine der Teilnehmerinnen, über ihre Angst, in Anwesenheit von anderen Trauer auszudrücken. „Ich befürchte, es könnte falsch sein, hier zu weinen und daß ihr euch über mich aufregen könntet.“ In den vorausgegangenen Wochen hatte genau diese Jenny tiefes Mitgefühl für eine Frau aufgebracht, die geweint hatte, während sie über eine frühere Erfahrung sprach. Ich war sprachlos darüber, wie mühelos Jenny die Verletzlichkeit einer anderen Frau wertschätzen und gleichzeitig glauben konnte, ihre eigenen Gefühle seien inakzeptabel. Ich kämpfe mit dem gleichen Problem. Es fällt mir leichter, Mitgefühl für andere zu empfinden als für mich selbst; es ist leichter, den Körper anderer Frauen zu akzeptieren als meinen eigenen.

Die Botschaft „man solle seinen Nächsten lieben wie sich selbst“ könnte für uns Frauen heute lauten: „Liebt euch selbst mit demselben Mitgefühl, das ihr für andere Menschen aufbringt, die ihr liebt.“ Würden Sie von einer Freundin verlangen, daß sie zur Arbeit geht, obwohl sie Grippe hat? Gestehen Sie sich zu, sich um sich selbst zu kümmern, wenn Sie das nächste Mal krank werden. Weisen Sie Menschen, die Sie lieben, zurück, wenn sie in den Arm genommen werden möchten? Zeigen Sie sich offen für die Zuwendung, die Sie heute brauchen. Machen Sie sich Gedanken darüber, was Ihre Kinder essen, und möchten Sie, daß sie gesund und nahrhaft essen? Verwöhnen Sie sich selbst mit frischem Obst und Gemüse. Bringen Sie Ihrem Körper ebensoviel Respekt entgegen wie dem Körper der Menschen, die Sie lieben.

BEREITEN SIE SICH AUF EIN ROMANTISCHES ZUSAMMENTREFFEN VOR

Vielleicht können wir lernen, uns auf die Liebe vorzubereiten.
Wir können sie willkommen heißen, wenn sie kommt,
wir können lernen, sie wertzuschätzen und zu achten,
wenn sie da ist, aber wir können nicht bewirken, daß sie auch
tatsächlich zu uns kommt. Wir werden zur Liebe erwählt.

Irene Claremont de Castillejo

Der Valentinstag rückt näher. Falls Sie in einer liebevollen Beziehung leben, freuen Sie sich vielleicht schon auf das Datum. Wenn Sie sich gerade in einer Phase zwischen zwei Beziehungen befinden, macht Sie die Aussicht, diesen Tag allein zu verbringen, vielleicht ein bißchen niedergeschlagen. Wie auch immer Ihre aktuelle Liebessituation dieses Jahr aussehen mag, Ihr Körper braucht Ihre Liebe und Aufmerksamkeit und hat sie verdient. Nehmen Sie sich also an besagtem Tag ein paar Minuten Zeit, und gönnen Sie sich und Ihrem Körper ein liebevolles Bad.

Legen Sie romantische Musik auf. Zünden Sie einige Kerzen an. Ziehen Sie sich aus, und lassen Sie dabei Ihre Kleider verführerisch auf den Fußboden fallen. Hüllen Sie Ihren wundervollen Körper in ein Seidentuch, und stecken Sie sich eine rote Rose ins Haar.

Während Sie das Badewasser einlaufen lassen, geben Sie drei Tassen Milchpulver in die Wanne. Wenn die Wanne voll ist, streuen Sie Rosenblätter auf die Wasseroberfläche. Lassen Sie sich ins Wasser sinken in dem Wissen, daß die Milch Ihre Haut reinigt und heilt.

Reinigen Sie Ihre Haut mit einer milden Seife, die nach Rosen duftet. Spülen Sie die Seife ab, und trocknen Sie sich behutsam ab. Sie und Ihr Körper sind erfrischt und bereit für Romantik.

13. FEBRUAR

FEIERN SIE IHREN ORGASMUS

Ein gesundes Liebesleben ist das Beste,
was es in der Welt für die Stimme einer Frau gibt.

Leontyne Mary Price

Ein Orgasmus ist nicht nur eine wunderbare Empfindung, er kann Sie auch gesünder machen! Eine jüngst veröffentlichte Krebsstudie zeigt, daß Frauen mit Brustkrebs länger leben, wenn sie regelmäßig und häufig Orgasmen erleben. Die Forscher verglichen Frauen, die Sexualpartner haben, mit Frauen, die sich selbst befriedigen, und beide Gruppen hatten eine bessere Lebens-Prognose als Frauen, die nur selten einen Orgasmus erleben, sei es mit oder ohne Partner.

Was mag der Grund dafür sein? Ich weiß es nicht, aber ich vermute, daß zu den positiven körperlichen Auswirkungen des Orgasmus auch eine erhöhte Sauerstoffzufuhr gehört, der schon seit längerem gesundheitsförderliche Eigenschaften zugeschrieben werden. Seht also zu, daß Ihr so viel Lust wie möglich erlebt, liebe Schwestern! Ihr werdet mehr Spaß haben und vielleicht auch länger leben!

Einen schönen Valentinstag.

WIE REAGIERT IHR KÖRPER AUF VERLIEBTHEIT?

Liebe und Vernunft
wechselten einander in meiner Brust ab
wie Fieber und Schüttelfrost.

Mary Hearne

Ich sah sie vor meiner Tür stehen, erkannte sie aber im ersten Moment nicht. Obwohl über Fünfzig, hatte Penny die Haltung eines Teenagers – mit wachen Augen, frischer Haut und gesunder Gesichtsfarbe. Ich konnte sie kaum hereinbitten, als sie schon damit herausplatzte, was ihr Körper mir bereits verraten hatte: „Ich bin verliebt!", erklärte sie freudig.

Liebe ist ein Gefühl, das unseren ganzen Körper ergreift. Es hat die Kraft, ihn zu verwandeln, zu erneuern und uns in lebensfähigere Wesen zu verwandeln. Wir fühlen uns jünger, lebendiger, Leben vibriert in uns. Unser Herz schlägt schneller, unsere Lungen atmen tiefer. Zu lieben und geliebt zu werden ist nicht einfach nur eine Gefühlserfahrung – es ist ein Fest für unser ganzes Sein, insbesondere für unseren Körper.

Wie drückt Ihr Körper Liebe aus? Verspüren Sie ein Kribbeln im Bauch oder in den Zehen? Fühlt sich Ihr Herz ganz leicht an? Sind Ihre Muskeln entspannt und Ihr Rückgrat gerade und beweglich? Finden Sie heute heraus, wo Sie in Ihrem Körper Liebe verspüren. Nachdem Sie die Ergebnisse Ihrer Beobachtungen in Ihr Körpertagebuch geschrieben haben, teilen Sie etwas von dieser Liebe mit einem anderen Menschen. So macht es mehr Spaß.

LEGEN SIE FEST, WO IHRE GRENZEN SIND

Beziffern Sie die folgenden Aussagen mit Eins, Zwei oder Drei. Formulieren Sie diejenigen Aussagen um, die nicht auf Sie zutreffen.

1 = Nie, 2 = Manchmal, 3 =Immer

___ Ich vertraue meinem Körper.
___ Ich höre zu, wenn mein Körper mir sagt, daß ich meine Grenzen überschreite.
___ Mein Körper hilft mir dabei zu entscheiden, wem ich vertrauen kann und wem nicht.
___ Die Menschen, denen ich vertraue, brechen mein Vertrauen selten oder nie.
___ In intimen Beziehungen gibt es für mich klar definierte Grenzen.
___ Ich kann mich an Beziehungen freuen, ohne mich in anderen zu verlieren.
___ Ich respektiere die Grenzen anderer.
___ Ich übernehme die Verantwortung für mein eigenes Sicherheitsempfinden.
___ Ich lehne es ab, die Verantwortung für die Gefühle anderer zu übernehmen.
___ Ich habe eine klare Vorstellung davon, wer ich bin und wo ich stehe.
___ Ich sage Ja, wenn ich Ja sagen möchte.
___ Ich sage Nein, wenn ich Nein sagen möchte.
___ Ich gestehe Autoritätspersonen nicht die Kontrolle über meine Entscheidungen zu.
___ Ich bin in der Lage, anderen zu sagen, daß ich mich verletzt fühle, ohne ihnen Vorwürfe zu machen.
___ Ich lasse mich von einem Therapeuten/einer Therapeutin massieren, der/die meine Grenzen respektiert.

Auswertung

37–45 Punkte: Sie setzen klare und gleichzeitig flexible Grenzen und sorgen dafür, daß diese eingehalten werden.

26–36 Punkte: Ihre Grenzen sind nicht so klar definiert, wie es gut für Sie wäre.

0–25 Punkte: Sie sollten etwas an Ihren Grenzsetzungen ändern.

DEFINIEREN SIE IHR BILD VON SICH

Frauen sollten wissen,
daß sie die Definition der Mächtigen darüber,
wie ihre Wirklichkeit aussieht,
zurückweisen können.

Bell Hooks

Wenn ich Frauen frage, warum sie ihren Körper nicht mögen, dann beziehen ihre Antworten sich meist auf die Form oder die Maße ihres Körpers. Diesen Negativ-Urteilen liegt die Angst zugrunde, von Männern zurückgewiesen zu werden.

Historisch gesehen sind Frauen über ihre Beziehung zu Männern definiert worden. Für eine Frau und ihre Kinder war es von zentraler Bedeutung, mit einem Mann verbunden zu sein, der sie schützen und ernähren konnte. Folgerichtig wurden Frauen danach bewertet, wie gut sie Männern als Köchinnen, Hausfrauen, Geliebte und Gefährtinnen dienten.

Die Zeiten haben sich geändert, aber viele Frauen leben – ohne sich dessen bewußt zu sein nach wie vor innerhalb der psychologischen Grenzen ihrer weiblichen Vorfahren. Obwohl wir inzwischen über eigenen Besitz verfügen, finanziell erfolgreich sind und mit oder ohne Männer überleben können, definieren sich viele von uns weiterhin nach von Männern gesetzten Standards. Das gilt besonders für die Beurteilung unserer Körper. So fühlen wir uns also abhängig davon, wie die Männer uns wahrnehmen.

Übernehmen Sie selbst die Kontrolle. Schützen Sie sich gegen zerstörerischen Selbsthaß, indem Sie sich selbst definieren. Stufen Sie sich nach Ihren eigenen Maßstäben ein. Sind Sie wirklich unzufrieden mit Ihrem Körper? Vielleicht finden Sie ja, daß Sie eine ganz gute Figur haben, und haben sich nur noch nicht getraut, es offen zu sagen. Akzeptieren Sie Ihren Körper. Jetzt gleich. Sie können das. Ihr Körper wird Ihnen die Kraft dazu geben.

SCHRÄNKEN SIE IHREN KOFFEINKONSUM EIN

Wenn ich wüßte,
was mich so ängstigt,
wäre ich nicht so ängstlich.

Mignon McLaughlin

Früher erlebte ich regelmäßig starke Panikattacken. Ich wurde mitten in der Nacht mit Herzrasen wach und war fest davon überzeugt, sterben zu müssen. Schließlich wurden diese Attacken so schlimm, daß ich zum Arzt ging. Er schlug mir eine medikamentöse Behandlung vor, riet mir jedoch zunächst einmal, kein Koffein zu mir zu nehmen.

Ich trank seinerzeit nur selten Wasser. Außer zum Frühstück trank ich zu jedem Essen mit Koffein angereichertes Mineralwasser. Um ehrlich zu sein: Ich trank zu jeder Mahlzeit drei bis vier Gläser davon und zwischen den Mahlzeiten und vor dem Zubettgehen noch ein paar mehr. Schließlich war ich ja durstig.

Ich tat, was der Arzt mir gesagt hatte und hörte damit auf, Koffein in mich hineinzuschütten. Erstaunlicherweise verschwanden damit auch die Panikattacken. Heute vermisse ich manchmal das Mineralwasser, aber die Panikattacken vermisse ich nicht. Für mich hat sich die Sache allemal gelohnt.

Wieviel koffeinhaltige Getränke nehmen Sie pro Tag zu sich? Wenn Sie nur einmal täglich oder noch seltener Koffein zu sich nehmen, ist alles in bester Ordung. Falls es aber zwei oder mehr Getränke pro Tag sein sollten, dann ist das ein bißchen zuviel. Gönnen Sie Ihrem Organismus eine Pause, und gestehen Sie ihm zu, seinem natürlichen Rhythmus zu folgen, statt ihn mit Chemikalien in Schwung zu halten.

KRITISCH SEIN

Seien Sie kritisch.
Frauen haben das Recht zu sagen:
Das ist oberflächlich, das verfälscht die Realität,
das setzt uns herab.

Tillie Olsen

In ihrem bemerkenswerten Buch „Frauenkörper, Frauenweisheit" zitiert Christiane Northrup ihren Vater mit folgenden Worten: „Gefühle sind Tatsachen. Achte aufmerksam auf sie."

Ich weiß, daß es Zeiten gibt, in denen ich meinen Gefühlen trauen kann und andere Zeiten, in denen ich das nicht tun darf. Wenn ich mit meinem Körper auf Kriegsfuß stehe, bin ich seelisch, körperlich und spirituell angeschlagen. Wenn ich mich jedoch in meinem Körper zu Hause fühle, dann habe ich den Eindruck, Dinge über andere Menschen zu begreifen, ohne eigentlich zu wissen, wie ich dazu komme. Mit erstaunlicher Genauigkeit erspüre ich ihre Motivationen, Bedürfnisse und ihre Schattenseiten. Diesen Gefühlen und Einsichten kann ich trauen.

Wenn Frauen Dinge offen aussprechen, wird dies nur allzuoft als übertrieben gefühlsbetont abgetan. Man unterstellt uns, daß wir am Prämenstruellen Syndrom leiden oder Jammerlappen sind. Manchmal, wenn wir unseren inneren Schmerz auf andere projizieren, ist diese Kritik berechtigt. Wenn Sie und Ihr Körper jedoch in Frieden miteinander leben, dann spiegeln Ihre Gefühle sehr wahrscheinlich etwas wider, das den äußeren Realitäten entspricht. Selbst wenn andere sich durch Ihre Sicht der Dinge beleidigt fühlen, sollten Sie sie offen und ehrlich zum Ausdruck bringen.

Kommen Sie wieder zu Ihrem Körper nach Hause, und vertrauen Sie Ihren Gefühlen. Sowohl Ihr Körper als auch Ihre Gefühle sind Ihnen von Gott gegeben. Sie sollen Sie leiten, beschützen und Ihnen neue Erkenntnisse vermitteln.

NONVERBALE KOMMUNIKATION

Die Gestik ist das, worin sich das Individuum am aufrichtigsten ausdrückt – wie wir denken, benehmen wir uns auch.

Martha Grahamin

Ich brauche nur einen Blick auf meine Katzen zu werfen, um zu wissen, wie sie sich fühlen. Eine Bewegung von Sassys Schwanz warnt Stud, daß sie bald mit der Pfote nach ihm langen wird als Strafe dafür, daß er sie bei ihrem Nachmittagsschläfchen gestört hat. Ein verträumter Ausdruck auf Studs Gesicht sagt mir, daß er schmusen will. Ohne daß sie unsere Sprache sprächen, teilen sie sich uns deutlich mit.

Kulturell bedingt stufen wir Lebewesen, die sprechen können, sehr viel höher ein als solche, die es nicht können. Eindeutig rangieren Tiere und Kleinkinder „niedriger" als Wesen, die ihre Gefühle, Gedanken und Vorstellungen in Worte fassen können. Man hat sogar angenommen, daß Kleinkinder, die noch nicht sprechen können, auch nicht in der Lage seien zu denken. Tatsächlich hat man mir noch in der weiterführenden Schule beigebracht, daß Kleinkinder unfähig wären, etwas zu empfinden und sich an etwas zu erinnern, bevor sie sprechen können.

Inzwischen ist wissenschaftlich nachgewiesen, daß Gefühle und kognitive Fähigkeiten sich unabhängig von der Fähigkeit zu sprechen entwickeln. Freuen Sie sich an Ihren nonverbalen Kommunikationsfähigkeiten – an dem Lächeln, das „Ich liebe dich" bedeutet, dem Händedruck, mit dem Sie einen Freund willkommen heißen, dem Ellbogen, mit dem Sie Ihren Mann anstoßen, um zu sagen: „Psst ... sei bloß still!" oder dem aufreizenden Gang, der besagt: „Komm her." Achten Sie darauf, auf wie viele Arten Sie anderen mitteilen, wie Sie sich fühlen und was Sie möchten, ohne dabei ein Wort zu sagen.

MACHEN SIE EINE VERABREDUNG MIT IHREM KÖRPER AUS

Jede Frau, die Beruf und Familie unter einen Hut zu bringen hat, entwickelt automatisch gewissermaßen zwei Persönlichkeiten ... Ihr Problem besteht darin, die eine Persönlichkeit davon abzuhalten, der anderen das Wasser abzugraben.

Ivy Baker Priest

Heutzutage jonglieren die meisten Frauen mit einer ganze Reihe von Anforderungen und Verpflichtungen, oft um den Bedürfnissen anderer gerecht zu werden. Obwohl ich selbst allein lebe, finde ich zwischen meinem Privatleben und meinen beruflichen Verpflichtungen kaum eine freie Minute für mich selbst. Darüber kann ich sehr schnell eine der wichtigsten Beziehungen vergessen, die ich habe – die Beziehung zu meinem Körper.

Ganz gleich, ob Sie verheiratet sind oder nicht, ob Sie Kinder haben oder nicht – jede von uns hat Beziehungen, an denen ihr liegt und die darum einer gewissen Pflege bedürfen. Stellen Sie sicher, daß Sie auch dann noch Zeit für Ihren Körper finden, wenn Sie Ihre Tochter zum Ballettunterricht bringen müssen, einer kranken Freundin Essen vorbeibringen, sich mit Ihrem Partner zum Abendessen treffen oder die Versammlung eines Komitees besuchen müssen. Warten Sie nicht, bis Ihr Körper Ihnen unmißverständlich klarmacht, daß er Ihre Aufmerksamkeit benötigt, indem er Sie mit Hilfe von Krankheiten und Beschwerden ins Bett zwingt.

Holen Sie Ihren Terminkalender, und treffen Sie eine Verabredung mit Ihrem Körper. Planen Sie etwas, das Spaß macht und Ihnen guttut, wie z. B. eine Trainingsstunde in einem Fitneßstudio, ein heißes Schaumbad oder eine wohltuende Massage. Auch wenn andere sich um Ihre Zeit und Aufmerksamkeit streiten: Ihr Körper sollte auf Ihrer Prioritätenliste an der Spitze stehen.

BADEN AUF HAWAII

Es gibt wahrscheinlich ein paar Dinge,
die ein heißes Bad nicht heilt,
aber mir fallen nicht gerade viele ein.
Sylvia Plath

Wären Sie gerade am liebsten auf Hawaii? Sie können zu einem Bruchteil des Flugpreises und ohne „Jet lag" in Ihrer Badewanne dorthin reisen! Stellen Sie sich den warmen, feuchten Wind an Ihrem Körper vor, während Sie von einem Felsen hinunter auf den Strand blicken. Der tiefblaue Himmel ist von rosa und orangefarbenen Streifen durchzogen, und die Sonne verschwindet langsam am Horizont. Sie schneiden eine Gardenienblüte von dem Strauch neben der Tür ab, gehen in Ihre strohgedeckte Hütte, machen den Kassettenrecorder an und genießen die hawaiianische Musik, die den Raum erfüllt. Schneiden Sie eine Ananas und einige Orangen in Scheiben, bestreuen Sie sie mit Kokosflocken, und arrangieren Sie die Früchte auf einem Plastikteller.

Während die Badewanne volläuft, geben Sie eine großzügige Portion Fruchtschaumbad ins Wasser. Werfen Sie die Hälfte der Ananas- und Orangenscheiben ins Wasser – Ihr Bad ist jetzt bereit. Ziehen Sie sich aus, und lassen Sie sich langsam in das warme, süßduftende Wasser gleiten. Schließen Sie Ihre Augen, nehmen Sie den Geruch von Hawaii in sich auf. Holen Sie dreimal tief und ausgiebig Atem. Kauen Sie langsam den Rest der Fruchtscheiben. Sie schmecken köstlich süß. Ahhh ... Was für ein wunderbarer Ort. Welch ein Glück, daß Ihre Reise Sie heute hierher geführt hat. Nun wird es Zeit, aufs Festland zurückzukehren, aber sie können den Zauber Hawaiis mit herübernehmen. Sobald Sie angezogen sind, stecken Sie sich zur Erinnerung an Ihre Reise die Gardenienblüte ins Haar. Aloha!

REDEN SIE

Schweigen bedeutet Zustimmung.

Sprichwort der Berber

Sag niemandem etwas! Dieser Befehl ist jeder Frau vertraut, die irgendwann in ihrem Leben auf irgendeine Weise mißbraucht worden ist. Als ich mit Waffengewalt ausgeraubt wurde, befahl man mir, meine Brieftasche herauszuholen, was ich tat. Es war klar, was der Angreifer als nächstes sagen würde. Er sagte: „Schrei nicht." Die Beschreibungen von Frauen, die als kleine Mädchen belästigt wurden, unterscheiden sich in bezug auf die Art des Mißbrauchs, aber alle enthalten diesen gleichen Befehl: „Erzähl niemandem etwas davon." Und die meisten von uns gehorchen und schweigen ihr Leben lang.

Zu unserem Glück ist unser Körper so erschaffen, daß er sich dem grausamen Schweige-Befehl durch einen anderen Menschen nicht fügt. Unser Körper sagt laut und deutlich, wie man uns Schaden zugefügt hat. Forschungen haben gezeigt, daß jeder Zelle eine gewisse Intelligenz innewohnt, die den Schreck, die Trauer, den Schock und den Schmerz registriert. Wenn wir unserem Körper lauschen, hören wir unsere eigene Geschichte. Und wenn wir es uns zugestehen, diese Geschichte Menschen zu erzählen, die uns glauben, können wir geheilt werden.

Trauen Sie sich, jemand anderem von einer schwierigen Erfahrung zu erzählen. Sie können dies in einer Selbsthilfegruppe tun oder Ihre „Körper-Gefährtin" anrufen oder mit Ihrem Partner sprechen. Vertrauen Sie sich der Führung Ihres Körpers an, demjenigen Teil Ihrer selbst, der sich keinem „Sag nichts" beugt. Sagen Sie die Wahrheit.

MIT DEN ELTERN FRIEDEN SCHLIESSEN

Mein Vater war Proktologe,
meine Mutter abstrakte Künstlerin.
Entsprechend ist meine Weltsicht.

Sandra Bernhard

Unsere Eltern prägen nicht nur unseren Blick auf die Welt, sondern auch die Art und Weise, wie wir unseren Körper sehen und bewerten. Nehmen Sie Ihr Körpertagebuch zur Hand, und beschreiben Sie, wie Ihre Eltern zu ihrem Körper standen, als Sie noch ein Kind waren. Behandelten sie ihn mit Respekt, indem sie sich gut ernährten, sich regelmäßig bewegten und sich ausreichend Ruhe gönnten? Konnten Sie Liebe mit dem Körper zum Ausdruck bringen? Fühlten sie sich in ihrem Körper wohl?

Falls Sie mit einem Ihrer Eltern oder mit beiden nur zeitweise zusammengelebt haben, ist es möglicherweise schwierig, diese Fragen zu beantworten. Ganz gleich, wie präsent Ihre Eltern waren – sie haben Ihre Meinung über Ihren Körper beeinflußt. Beschreiben Sie, wie Sie Ihren Körper sehen. Gehört es für Sie zur Routine, grundlegenden Bedürfnissen Ihres Körpers z. B. nach ausreichend Ruhe, regelmäßiger Bewegung und guter Ernährung gerecht zu werden? Schützen Sie sich vor der Winterkälte, indem Sie sich angemessen anziehen? Fühlen Sie sich in Ihrer Kleidung wohl? Sind Sie zufrieden mit Ihrer äußeren Erscheinung?

Können Sie in Ihrem Verhältnis zu sich irgendwelche Parallelen zu Ihren Eltern erkennen, dazu, wie sie mit ihren Körpern umgegangen sind? Sehr wahrscheinlich werden Sie gewisse Ähnlichkeiten feststellen. Unterstreichen Sie jene Dinge, die Ihre Beziehung zu Ihrem Körper stärken. Finden Sie außerdem heraus, welche Dinge Sie ändern möchten.

BEWUSST ESSEN

Der menschliche Organismus muß angemessen
mit Baumaterial versorgt werden,
damit er die Auswirkungen der täglichen
Beanspruchung ausgleichen kann.

Indira Devi

Neulich habe ich gelesen, daß „bei etwa 60 Prozent der Krebserkrankungen bei Frauen und etwa 30 bis 40 Prozent der Krebserkrankungen bei Männern die Ernährung eine Rolle spielt". Um die Widerstandskraft unseres Körpers gegen Krebs zu stärken, müssen wir von manchem mehr und von anderem weniger essen.

Mehr Äpfel.
Weniger saure Sahne.
Mehr Broccoli.
Weniger Schinken.
Mehr Tomaten.
Weniger Rindfleisch.

Schon heute sollten Sie sich diese Regeln zu Herzen nehmen. Sie brauchen sich deswegen nicht einzuschränken – essen Sie einfach mehr von den guten Nahrungsmitteln!

ÜBEN SIE WARTEN

Wie eine Begabung
oder ein Muskel wird auch
die innere Weisheit
durch Übung gestärkt.
Robbie Gass

Hoch, runter, hoch, runter. Um einen Muskel zu stärken, ist Wiederholung erforderlich. Ganz ähnlich erfordert es Übung, auf unseren Körper zu hören. Ich habe einige, Monate lang aufgeschrieben,was mein Körper mir über mein gegenwärtiges Ich gesagt hat. Ich fand etwas Seltsames heraus: Ich habe in jeder Situation genau wahrgenommen, daß mein Körper mir irgendeine Botschaft zukommen ließ. Leider habe ich in etwa 70 Prozent der Fälle die falschen Schlüsse daraus gezogen, was diese Botschaften zu bedeuten hatten.

Ich ging zum Beispiel mit einem Freund zum Abendessen, und als wir das Restaurant betraten, verspannten sich meine Schultern und ich hatte keinen Appetit mehr. Ohne mit meinem Freund darüber zu sprechen, schloß ich daraus, daß er sich über mich ärgerte. Während wir unser Dessert aßen, fragte er mich, ob er mir irgend etwas getan hätte. Ich informierte ihn darüber, daß er derjenige wäre, der ärgerlich sei, und anschließend mußten wir beide lachen. Uns war klargeworden, daß jeder von uns auf Dinge reagiert hatte, die sich nur in unserer Einbildung abgespielt hatten. Wir kommunizierten zum ersten Mal an diesem Abend richtig miteinander. Er erklärte mir, wie aufgeregt er gewesen war, als er das Restaurant betrat und das Gefühl hatte, daß ich aus irgendeinem Grund nicht zufrieden mit ihm war. Meine Schultern und mein Magen hatten seine emotionale Anspannung verspürt, sie jedoch als Ärger und nicht als Angst interpretiert.

Ich werde immer besser darin, die Botschaften meines Körpers richtig zu deuten. Aber wie alles andere erfordert auch dies Übung … und ein bißchen Bescheidenheit.

FREUDE ÜBER EINEN GANZ NORMALEN TAG

*Ganz normaler Tag, laß mich wahrnehmen,
welch ein Schatz du für mich bist. Laß nicht zu,
daß ich dich verstreichen lasse auf der Suche
nach einem perfekten und seltenen Morgen.*

Mary Jean Irion

Ich erinnere mich an eine Zeit, wo ich nie zufrieden war. Wenn ich mit anderen Menschen zusammen war, sehnte ich mich danach, alleine meinen Gedanken nachhängen zu können. Wenn ich allein war, überkam mich Einsamkeit. Ich sehnte mich grundsätzlich nach dem Gegenteil dessen, was ich gerade tat. Ich lebte entweder in der Vergangenheit oder in der Zukunft und verdarb mir so die Freude über jeden einzelnen Tag.

Je mehr ich mit meinem Körper Frieden schließe, desto weniger sehne ich mich danach, irgendwo anders zu sein oder zu einer anderen Jahreszeit etwas anderes zu tun. Vergangene Triumphe und Zukunftsphantasien verblassen im Vergleich mit der reichen Vielfalt dessen, was ich in der Gegenwart erlebe. Sich nach dem Morgen zu sehnen nimmt uns die unmittelbare Erfahrung des Heute.

Leben Sie heute – heute. Und wenn das Morgen kommt, dann leben Sie es als ein Heute – ein Heute. Lassen Sie das In-der-Gegenwart-Leben zu einer normalen Erfahrung werden, bei der Sie sich auf die Empfindungen Ihres Körpers konzentrieren. Nehmen Sie wahr, wie Ihre Füße sich in Ihren Schuhen anfühlen, wie die Hitze, die vom Kamin aufsteigt, Ihr Gesicht wärmt oder wie eine Tasse heißer Tee Ihnen innerlich und äußerlich guttut. Achten Sie auf die kleinen Dinge, die vielfach unbemerkten Empfindungen, die uns in der Gegenwart verankern.

BRINGEN SIE KINDERN BEI, IHREN KÖRPER ZU LIEBEN

Wir stellen uns zukünftige Generationen
im Einklang mit uns selbst vor,
oder fühlen Sie nie eine Wolke von Zeugen,
die über uns schwebt. Manchmal bilde ich mir ein,
ich könnte sie sehen, wenn ich plötzlich einen Blick
über meine Schulter werfen würde –
so real sind sie und ihr Anspruch auf Leben
inzwischen für mich geworden.

Joanna Macy

Ich glaube daran, daß jede Generation die Möglichkeit hat, die Fehler ihrer Vorfahren zu erkennen und es besser zu machen. Zu den schlechten Überzeugungen, die mir von meinen Vorfahren überliefert wurden, gehört die Trennung von Körper und Geist.

Wir haben eine sehr wichtige Entscheidung zu treffen. Werden wir diese Lüge an die nächste Generation weitergeben, so daß auch sie darunter leiden wird, oder werden wir tun, was nötig ist, um Körper und Geist wieder als ein Ganzes zu empfinden? Welchen Einfluß werden Ihre Bemühungen um Frieden mit Ihrem Körper auf Ihre Kinder haben?

Bringen Sie Kindern bei, ihren Körper zu lieben. Machen Sie ihnen Komplimente über ihren Körper. Sagen Sie ihnen, wie gesund ihre Haut heute aussieht, wie ihre Augen leuchten, wieviel Freude Sie an ihrem Lachen haben oder wie sehr Sie es mögen, von ihnen in den Arm genommen zu werden. Machen Sie ernstgemeinte Komplimente und konzentrieren Sie sich dabei auf den Körper. Sie werden Ihnen damit etwas sehr Kostbares mit auf den Weg geben.

DEM AUGENLICHT EIN SPEZIELLES DANKESCHÖN

Vielleicht liegt eine Möglichkeit,
das gesamte Leben besser wahrzunehmen,
darin, sein eigenes Augenlicht zu bestaunen.
Carl Koch und Joyce Heil

Betrachten Sie Ihr Augenlicht als eine Selbstverständlichkeit? Ich schon. Ich sehe ziemlich gut, und bis zu meinem vierzigsten Geburtstag benötigte ich keine Brille. Folgerichtig brauchte ich auch nicht sehr oft über meine Augen nachzudenken. Ich gebrauche sie ganz einfach in der Annahme, daß sie immer für mich da sein werden. Außer natürlich dann, wenn ich einen Migräneanfall bekomme, der mit „Sehstörungen" beginnt. Ich sehe plötzlich schwarze Flecken vor meinen Augen. Wenn diese Flecken auftauchen, weiß ich, daß mir noch eine halbe Stunde bleibt, bevor die Schmerzen anfangen.

Mit meinen Migränen ist nicht zu spaßen, ganz gleich wo ich gerade bin. Aber ich komme mit Kopfschmerzen besser zurecht, wenn ich zu Hause bin und die Medikamente griffbereit habe, ich mich auf meinem Bett ausstrecken und mich am Telefon bei einer guten Freundin über meine Beschwerden beklagen kann. Das Problem ist jedoch, daß mein eingeschränktes Sehvermögen es ziemlich schwierig macht, nach Hause zu fahren. Wenn ich gerade irgendwo in der Stadt unterwegs bin, passiert es, daß ich eine Freundin anrufen muß, damit sie mir helfen kommt und mich an einen Ort bringt, wo ich meine Ruhe habe. Genau dann wird mir bewußt, wie wertvoll mein Augenlicht ist.

Nehmen Sie Ihr Körpertagebuch zur Hand, und schreiben Sie zwei oder drei Erfahrungen auf, die bei Ihnen Dankbarkeit für Ihr Augenlicht ausgelöst haben. Notieren Sie anschließend in Ihrem Tagebuch ein spezielles Dankeschön für Ihr Augenlicht, so daß Ihre Augen es jederzeit lesen können.

MIT SEINEM KÖRPER EINS SEIN

Mr. Dufy lebte ein kleines Stück von seinem Körper entfernt.
James Joyce

Vor einigen Jahren hatte ich einen Autounfall, bei dem niemand verletzt wurde, mein Auto jedoch im Vorgarten einer jungen Familie landete. Wenn ich mich heute daran erinnere, sehe ich mich hinter dem Lenkrad, als der Lastwagen vor mir plötzlich und unerwartet seitwärts ausbricht. Wie ein Beobachter und nicht wie ein unmittelbar beteiligter Mensch sehe ich, wie mein Wagen außer Kontrolle gerät und auf dem Rasen landet.

Die Trennung vom eigenen Empfinden kann hilfreich sein, um ein traumatisches Erlebnis zu überleben. Diese Selbstschutzmaßnahme kann aber auch gefährlich werden, wenn wir den Kontakt zu uns selbst nicht mehr finden. Wenn wir von Teilen unserer selbst abgetrennt sind, haben wir keinen vollständigen Zugang mehr zu unseren emotionalen, intellektuellen und körperlichen Ressourcen. Je mehr wir mit uns einig sind, desto besser sind wir in der Lage, Warnsignale wahrzunehmen und uns vor Schaden zu schützen. Der sicherste Weg ist der, den Sie mit vollem Bewußtsein Ihres Körpers gehen, beide Füße fest auf dem Boden.

Dafür können Sie gute Voraussetzungen schaffen, indem Sie Ihre Schuhe ausziehen und barfuß laufen. Schieben Sie Ihre Füße auf dem Boden hin und her, damit sich Ihre Fußsohlen beleben. Lassen Sie den Boden Ihr Gewicht tragen, während Sie versuchen, das Gewicht gleichmäßig auf beide Beine zu verteilen. Das nächste Mal, wenn Sie sich von Ihrem Körper abgetrennt fühlen, können Sie diese einfache Übung dazu verwenden, wieder Boden unter die Füße zu bekommen. Wenn das erst einmal geschafft ist, sind Sie bestens gerüstet.

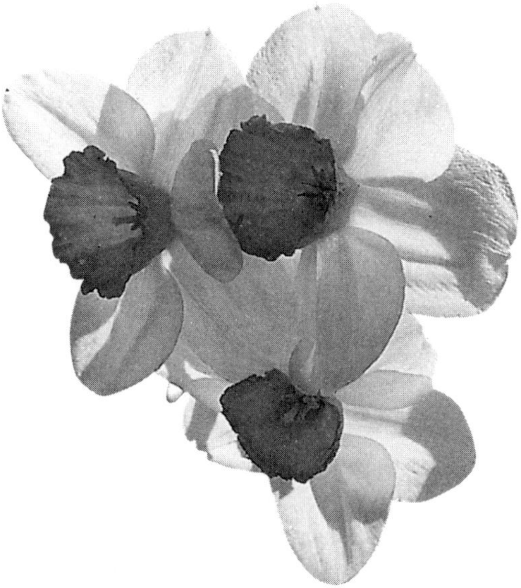

MÄRZ

Taschen

Ich habe nicht die richtige Tasche,
keine,
die groß genug ist,
um deine Freundlichkeit
und Achtung aufzunehmen.
Deine großzügigen Geschenke
rutschen mir aus den Händen,
während ich ungeschickt herumhantiere,
um einen Platz zu finden,
an dem ich sie aufbewahren kann.
Ich muß mir
eine Art Känguruhbeutel nähen,
groß genug,
um deine Liebe fassen zu können.

SICHERE UND LIEBEVOLLE BEZIEHUNGEN

*Schütze dich nicht durch einen Zaun,
sondern eher durch Freunde.*
Tschechisches Sprichwort

Ich bitte all die Frauen, die zu mir kommen, mir zu sagen, wenn sie während einer Massage Schmerzen verspüren. Ich kann ihnen nicht versprechen, daß es nie wehtun wird. Sehr wohl aber, daß ich etwas daran ändern kann, wenn sie mir sagen, daß es wehtut. Diese Vereinbarung kommentiere ich folgendermaßen: „Das ist das Beste, was Sie in einer Beziehung bekommen können. Niemand kann Ihnen versprechen, Sie nicht zu verletzen. Aber Menschen, die Ihnen nahestehen, können Ihnen versprechen, auf Ihren Schmerz zu reagieren, wenn Sie ihn ihnen mitteilen."

Einige der Frauen melden sich sofort, wenn ich zuviel Druck auf einen Muskel ausübe oder während einer Massage eine empfindliche Stelle berühre. Aber die meisten Frauen empfinden es als schwierig, mir zu sagen, wenn etwas wehtut. Man hat uns beigebracht, daß es besser ist, Schmerzen zu ertragen als jemand anderem Umstände zu machen. Trotz meiner Bitte, mir die Wahrheit zu sagen, befürchten manche Frauen, daß ich wütend werden könnte, wenn sie mir ihre Bedürfnisse mitteilen.

Oft verhalten wir uns unserem Körper und körperlichen Schmerzen gegenüber ähnlich, wie wir uns auf emotionaler Ebene anderen Menschen gegenüber verhalten. Frauen, die Schwierigkeiten damit haben, mir zu sagen, daß ihre Schultern wehtun oder daß ihre Fußsohlen schmerzen, wenn ich dort Druck ausübe, haben auch Probleme damit, mit ihrem Partner über emotionale Verletzungen oder intime Bedürfnisse zu sprechen. Wenn wir befürchten, körperlich oder emotional dafür bestraft zu werden, daß wir um freundlichere oder liebevollere Behandlung bitten, dann ziehen wir es manchmal vor, in aller Stille unter unseren seelischen Verletzungen zu leiden.

Fühlen Sie sich in Ihren Beziehungen zu anderen Menschen sicher? Falls Sie es nicht genau wissen, beobachten Sie Ihren Körper das nächste Mal, wenn Sie mit Freunden, Ihrem Partner oder anderen Mitgliedern Ihrer Familie zusammen sind. Er wird Ihnen die Wahrheit über Ihre Beziehung sagen – reagieren Sie ruhig aus dem Bauch heraus.

Während Ihr Bewußtsein noch versucht herauszufinden, was eigentlich los ist, tauschen Ihr Magen und Ihr Gehirn über ein Netzwerk von Nervenzellen Botschaften aus. Dr. Michael Gershen, eine Autorität auf dem Gebiet der Zellbiologie, vertritt die Ansicht, daß in jeder angsterzeugenden Situation „das Gehirn dem Gesamtorganismus den Befehl geben kann, den Verdauungsprozeß zu beschleunigen oder zu verlangsamen". Das für die Verdauung zuständige Nervensystem (das ausgedehnter ist als das Rückenmark) ist so ausgeklügelt, daß man laut Gershen sagen kann, der Magen habe ebenfalls ein „Gehirn". Je sicherer Sie sich in einer Beziehung fühlen, desto entspannter und besser wird sich Ihr Magen anfühlen.

Ihr Körper sagt Ihnen auch, wenn jemand, dem Sie normalerweise vertrauen können, unabsichtlich Ihre Grenzen überschritten und Sie in irgendeiner Weise verletzt hat. Sprechen Sie die Angelegenheit offen an. Sagen Sie: „Puh, das hat wehgetan." Vertrauenswürdige Menschen reagieren darauf, indem sie ihr Verhalten ändern und versuchen, Ihnen etwas Liebes zu tun, statt Sie zu kritisieren.

Folgen Sie Ihrem Körper. Verlassen Sie sich auf Ihren Bauch. Er wird Sie zu vertrauenswürdigen und liebevollen Menschen führen. Ihr Körper weiß Bescheid.

JOGGEN IN SICHERHEIT

Das Problem beim Joggen ist:
Wenn du merkst, daß du eigentlich nicht in Form bist,
bist du schon zu weit gelaufen,
um zurückgehen zu können.

Rodney Dangerfield

Joggen Sie fleißig, um fit zu bleiben? Prima, aber passen Sie dabei auf sich auf. Um im Dunklen von Autofahrern besonders besser gesehen zu werden, sollten Sie auf Ihrer Kleidung und an Ihren Schuhen (vorne und hinten) reflektierendes Material anbringen. Joggen Sie nicht auf der Straße. Laufen Sie auf dem Gehweg oder am Straßenrand und in Gegenrichtung zur Fahrtrichtung der Autos, damit Sie diese sehen können, wenn sie näherkommen.

Wenn Sie Angst haben, allein zu joggen, suchen Sie sich jemanden, der mitmacht, oder nehmen Sie einen Hund mit. Einen Hund können Sie auch bei einem Nachbarn oder Freund ausleihen, er wird Ihnen dankbar sein.

ANDERS SEHEN UND WAHRNEHMEN

Klar zu sehen ist Poesie,
Prophetie und Religion in einem.

John Ruskin

Schauen Sie Ihren Körper im Spiegel an. Was sehen Sie? Schönheitsfehler? Cellulitis? Schwangerschaftsstreifen?

Sehen Sie jetzt Ihren Körper mit den Augen der Liebe an. Das Bild wird sich verändern. Sie werden Hände sehen, die den Menschen, die sie berühren, Liebe geben. Einen Bauch, der Ihren inneren Organen Platz gibt. Augen, die über den Triumphen und Schmerzen des Lebens weise geworden sind. Knie, die sich beugen können, damit Sie einem kleinen Kind in die Augen blicken können. Füße, die Sie zu wunderbaren Abenteuern mitnehmen.

Schließen Sie Ihre Augen vor den oberflächlichen Wahrnehmungen unserer kritischen Gesellschaft. Öffnen Sie die Augen der Liebe, und Sie werden Ihren Körper anders und klar sehen – vielleicht zum ersten Mal.

LACHEN SIE

Ein fröhlich Herz tut auch dem Körper gut,
den Leib dörrt aus ein kummervoll Gemüt.

Sprüche 17,22

Zu der Zeit, als ich mich als Sozialarbeiterin mit sexuellem Mißbrauch von Kindern befaßte, hatte ich ein Jahresabonnement für die Komische Bühne. Jeden Dienstagabend, wenn meine Woche fast zur Hälfte um war, saß ich dort im Publikum, nippte an meinem Glas Wasser und lachte mir schier die Seele aus dem Leib. Ich glaube, daß mein Körper diesen belastenden Job überhaupt nur ausgehalten hat, weil ich diese wöchentliche Dosis Lachen hatte. Der Streß in meinem Körper löste sich durch die Lachanfälle und die chemische Stärkung meines Immunsystems.

Es ist erwiesen, daß Lachen die Fähigkeit unseres Körpers erhöht, sich gegen Krankheiten zu schützen und mit bereits vorhandenen Krankheiten fertigzuwerden. Darüber hinaus kann man durch Lachen auf erfreuliche Weise abnehmen. Nach William D. Fry, einem Psychiater an der „Stanford University School of Medicine", wird bei hundertmal Lachen dieselbe Menge Kalorien verbrannt wie in zehn Minuten Training an einem Rudergerät. Machen Sie also heute irgend etwas Besonderes, das Sie zum Lachen bringt. Leihen Sie sich einen lustigen Videofilm aus, sehen Sie sich eine Komödie an, oder laden Sie einen besonders witzigen Freund zum Abendessen ein. Lachen Sie. Ihrem Körper wird es guttun.

ERINNERUNGEN AN DIE PUBERTÄT

Die Mädchenzeit ist die intellektuelle Phase im Leben einer Frau. Unbelastet von gesellschaftlichen Erwartungen oder hormonalen Umwälzungen kann man sich seiner Neugierde hingeben. Diese kann das Rätsel eines Jojos oder die Bedeutung der Unendlichkeit betreffen. Es waren genau diese beiden Fragen, die ich aufgab, als ich in der fünften Klasse entdeckte, daß ein Haar am falschen Fleck wuchs und die ganze Hölle losbrach.

Alice Kahn

Unser Körper kommt in die Pubertät, egal ob wir emotional dazu bereit sind oder nicht. Ich erinnere mich noch, daß ich zu Beginn der fünften Klasse ein süßes kleines Mädchen war und am Ende eine Heranwachsende, die sich am liebsten nur ihrer Clique widmete. Mit zehn Jahren schoß ich plötzlich zu meiner gegenwärtigen Größe und Statur auf. Überall in meinem Gesicht sprossen rote Pickel. Mein Körper und ich stolperten ungeschickt auf das Frausein zu.

Die Meinung, die wir als erwachsene Frauen über uns haben, hat oft etwas damit zu tun, wie wir uns während der Pubertät gefühlt haben. Frauen, die sich als Teenager mochten, haben besser Chancen, als Erwachsene über eine hohe Selbstachtung zu verfügen. Dasselbe gilt auch umgekehrt.

Holen Sie Ihr Körpertagebuch, und fertigen Sie eine Zeichnung von sich an, wie Sie in der Pubertät ausgesehen haben. Die Zeichnung sollte die Merkmale aufweisen, auf die Sie damals stolz waren und diejenigen, an denen Sie fast verzweifelt sind. Beschreiben Sie, was Sie empfunden haben, als Sie die Veränderungen an Ihrem Körper zum ersten Mal bemerkten. Wie fühlen Sie sich heute, wenn Sie daran zurückdenken?

SEIEN SIE FREUNDLICH ZU IHREN BEINEN

Wie sind deine Schritte so schön in den Sandalen,
du Fürstentochter!
Der Bug deiner Hüften gleicht einem Geschmeide,
einem Werk von Künstlerhänden.

Hoheslied 7, 1

In meiner Praxis sehe ich ziemlich viele Beine aus nächster Nähe, und ich habe viel mit Frauen zu tun, die an Krampfadern leiden. Die meisten schämen sich dafür, wie ihre Beine aussehen und versuchen, sie vor den Blicken anderer zu verbergen. Abgesehen davon, daß man Krampfadern operativ entfernen lassen kann, lassen sich sowohl die optischen als auch die körperlichen Beeinträchtigungen lindern, wenn wir unseren Beinen mehr Unterstützung und Aufmerksamkeit zukommen lassen.

Sitzen ist besser als stehen, und wenn Sie stehen müssen, tragen Sie Stützstrümpfe. Wenn Sie sitzen, sollten Sie dem Drang widerstehen, die Beine übereinanderzuschlagen. Legen Sie Ihre Füße hoch, so oft Sie können. Es kann auch hilfreich sein, wenn Sie Ihre Ernährung umstellen. Essen Sie mehr ballaststoffreiche Nahrungsmittel, denn Verstopfung erhöht das Risiko von Krampfadern. Essen Sie weniger Salz – so vermeiden Sie Wasseransammlungen im Gewebe und Schwellungen. Bewegung verbessert die Durchblutung. Selbst wenn Sie also im Büro oder im Flugzeug sitzen oder sonstwie in Ihrer Bewegungsfreiheit eingeschränkt sind, lassen Sie vorsichtig Ihre Fußgelenke kreisen und wackeln Sie mit den Zehen.

Ihre Beine haben es verdient, gut durchblutet, regelmäßig trainiert und von Ihnen bewundert zu werden.

WO HABEN SIE STRESS?

Es könnte alles noch schlimmer sein.
Stellen Sie sich vor, Ihre Irrtümer würden
gezählt und jeden Tag veröffentlicht,
so wie bei einem Fußballspieler.
Anonym

Von Zeit zu Zeit hat es den Anschein, als würde die ganze Welt auch auf unseren kleinsten Fehler aufmerksam und uns für jeden unserer Irrtümer kritisieren. Früher machte ich mir viele Gedanken darüber, was andere Leute wohl von mir denken würden, bis mir klar wurde, daß die meisten mit sich selbst beschäftigt waren, nicht mit mir! Warum sollte man sich also mit so etwas belasten?

Wie gestreßt sind Sie? Machen Sie sich Sorgen darüber, was andere Leute über Sie sagen? Es wird Zeit, Ihren Streß realistisch einzuschätzen, damit Sie sehen, ob Sie nicht besser etwas von diesem äußeren Druck loswerden sollten.

Nehmen Sie Ihr Körpertagebuch zur Hand. Fertigen Sie eine Zeichnung Ihres Körpers an, in der Sie die gestreßten Bereiche farbig markieren. Vielleicht haben Sie verkrampfte Hände oder Ihre Fußgelenke tun weh. Kennzeichnen Sie alle diese Bereiche Ihres Körpers, und machen Sie sich bewußt, ob diese Beschwerden durch die Kritik anderer verursacht wurden.

Vergleichen Sie diese Zeichnung mit den Zeichnungen, die Sie bisher angefertigt haben. Vielleicht erleben Sie bestimmte Tendenzen und Reaktionsschemata besser, seitdem Sie diese Übung immer wieder machen. Seien Sie jedoch offen für Überraschungen. Unser Körper versucht ständig, mit uns zu kommunizieren, und vielleicht hat sich in einem neuen Körperteil Spannung aufgebaut, um Ihre Aufmerksamkeit zu wecken. Vielleicht möchten Sie Ihre Zeichnung Ihrer „Körper-Gefährtin" oder einer anderen Vertrauensperson zeigen? Was fällt ihnen auf?

AN DEN GRENZEN KÖRPERLICHER INTIMITÄT

Erwachsen zu werden bedeutet auch zu begreifen,
daß vollkommene Nähe, Allgegenwärtigkeit und Macht
nicht zu erreichen sind. Daß hingegen das Überschreiten
der eigenen Begrenztheit, inneres Wachstum
und die Nähe zu anderen innerhalb der eigenen
Reichweite liegen.

Sissela Bok

Vor unserer Geburt schwammen wir in einem kleinen See, der nur uns gehörte, sicher geborgen im Bauch unserer Mutter. Mit der Geburt war diese wunderbare Zeit zu Ende, obwohl einige von uns nie ganz akzeptieren wollen, daß es die gleiche Geborgenheit wie im Mutterleib nie wieder geben kann. Wir können mit unserem Partner versuchen, ein Gefühl vollkommenen Verbundenseins zurückzuerlangen. Beim Sex, wo uns der Körper eines anderen Menschen ganz nahe ist und in uns eindringt, hoffen wir vielleicht, diese vorgeburtliche Erfahrung nochmals zu erleben. Aber die Liebe ist dem Druck dieser unrealistischen Erwartung nicht gewachsen. Falls wir erwarten, ebenso umschlossen und gehalten zu werden wie einst im Bauch unserer Mutter, werden wir ziemlich enttäuscht sein.

Es kann schmerzlich, ja sogar quälend sein, sich dies klarzumachen. Aber das Ende dieses Traums macht einer anderen Perspektive Platz: der Chance, daß zwei Menschen sich kennenlernen. Intimität und besonders sexuelle Intimität ist eine körperbetonte Erfahrung. An die Stelle des Sprechens tritt das Berühren und Berührtwerden. Wenn Sie dem geliebten Menschen nahe sind, wird Ihr Körper mehr sagen als alle Worte, die Sie gerne sagen würden.

HÖREN SIE MIT DEM RAUCHEN AUF

Haben Sie Probleme damit, die Kerzen auf Ihrem Geburtstagskuchen alle auf einmal auszublasen? Kommen Sie aus der Puste, wenn Sie ein paar Treppenstufen hinauflaufen?

Don R. Powell

Das Rauchen verursacht Herzerkrankungen, Emphyseme, Schlaganfälle und natürlich Krebs. Falls Sie rauchen sollten, wird es Zeit, etwas zu ändern. Noch heute.

Wenn Sie es schaffen, hören Sie mit dem Rauchen sofort auf und fangen nie wieder damit an. Falls Sie dazu nicht in der Lage sind, versuchen Sie es mit diesem Stufenplan: Holen Sie Ihren Kalender, und machen Sie, von heute an gerechnet, eine Woche später ein Kreuz auf das Kalenderblatt. Das ist der Tag, an dem Sie offiziell mit dem Rauchen aufhören. Machen Sie während der nächsten Woche für jede Zigarette, die Sie rauchen, einen Strich in Ihr Körpertagebuch. Heben Sie die Kippen in einem Glas auf, so daß Sie genau mitbekommen, wie viele Zigaretten Sie rauchen.

An dem Tag, an dem Sie offiziell aufhören, werfen Sie *alle* Ihre Zigaretten und Feuerzeuge weg. Jede nichtgerauchte Zigarette sollte durch etwas Gesundes ersetzt werden: z. B. spazierengehen, sich mit Freunden unterhalten, Kaugummis kauen, Wasser trinken. Lassen Sie, wenn möglich, auch die Finger von Zucker und Koffein. Bleiben Sie standhaft. In ungefähr drei Monaten wird sich das Bedürfnis zu rauchen legen. Sie werden mit Wohlgefallen registrieren, wie Ihr Organismus entgiftet wird. Das Essen wird Ihnen besser schmecken, Ihr Atem wird besser riechen, und das Atmen wird Ihnen leichter fallen. Werfen Sie die aufbewahrten Zigarettenstummel weg, und tun Sie das Geld, das Sie normalerweise für Zigaretten ausgegeben hätten, in das Glas. Sobald es voll ist, schnappen Sie sich das Geld und feiern Ihren Sieg.

GENIESSEN SIE DAS ALLEINSEIN

Wenn man sagt: „Ich kann nicht kommen,
denn um diese Zeit bin ich am liebsten allein",
gilt man als grob, egoistisch oder seltsam.
Daß das Alleinsein etwas Verdächtiges ist,
sagt einiges über unsere Kultur aus.

Anne Morrow Lindbergh

Was ist es, das uns am Alleinsein Angst macht? Früher bin ich vor dem Alleinsein davongelaufen, voller Angst vor dem, was ich in der Stille hören könnte. Ich verpflichtete mich zu allen möglichen Dingen, die mich den ganzen Tag über beschäftigt hielten. 1985 bestand mein Körper auf Ruhe, und ich wurde krank. Ich mußte mich ins Bett legen, mein Leben kam mit quietschenden Bremsen zum Stehen.

Mit der Hilfe meiner Therapeutin, eines spirituellen Kreises, durch Körperarbeit und die Unterstützung von ein paar treuen Freunden lernte ich, Zeit mit mir selbst zu verbringen, mir selbst zuzuhören, mich selbst zu lieben. Nicht, daß das einfach gewesen wäre. Ich hatte Angst davor herauszufinden, was in meinem Inneren vorging, und von Zeit zu Zeit wäre ich mir gerne auf die eine oder andere Art entkommen. Inzwischen kann ich sagen, daß ich wirklich Geschmack am Alleinsein gefunden habe. Ich habe mich mit einer ganzen Reihe von Dämonen auseinandergesetzt, und jetzt ängstigt mich die Stille nicht mehr. Ich weiß, daß ich auch neuen Anfechtungen widerstehen werde; ich weiß, daß ich es schaffen werde, mit ihnen fertigzuwerden.

Warten Sie nicht, bis sich Ihr Körper auf ähnliche Weise wie bei mir bemerkbar macht. Seien Sie mutig, und nehmen Sie sich noch heute Zeit zum Alleinsein. Nutzen Sie die Stille, um Ihren Körper zu fragen, was er Ihnen heute mitteilen will. Suchen Sie diese Stille und hören zu. Schreiben Sie die Botschaft anschließend in Ihr Körpertagebuch.

EIN BELEBENDES BAD IM FRÜHLING

Der Frühling kommt:
Die Blumen lernen
ihre Form und Farbe kennen.
Maria Konopnicka (19. Jahrhundert)

Die Vögel singen. Zartes grünes Laub schmückt die Zweige. Die Knospen sprießen.

Die gesamte Schöpfung erlebt die Erfahrung von Tod und Auferstehung.

Machen Sie mit beim Fest des Frühlings. Bestätigen Sie Ihre Wiedergeburt, indem Sie sich ein erfrischendes Bad gönnen. Sammeln Sie einige kleine Zweige Geißblatt. Stecken Sie sich einen Zweig ins Haar, und heben Sie die übrigen für Ihr Bad auf.

Lassen Sie Musik laufen, die in Ihnen ein Gefühl der Vorfreude erzeugt. Nachdem Sie das Wasser angestellt haben, geben Sie eine Tasse Haferflocken in die Badewanne. Dieses natürliche Reinigungsmittel entfernt sanft abgestorbene Hautzellen und läßt Ihre neue, junge Haut zum Vorschein kommen. Streuen Sie die übriggebliebenen Geißblattzweige auf die Wasseroberfläche.

Während Sie sich in die Wanne sinken lassen und entspannen, stellen Sie sich das Ende irgendeines Aspekts Ihres Lebens vor. Spüren Sie die Traurigkeit und den Kummer, die Erschöpfung und Erleichterung. Anschließend stellen Sie sich vor, wie etwas Neues geboren wird. Lassen Sie sich ganz von der Freude durchdringen.

Waschen Sie sich mit einer milden Seife, und entfernen Sie alle Spuren der Vergangenheit. Spülen Sie die Seife ab, und tupfen Sie Ihre Haut sachte trocken. Tragen Sie für den Rest des Tages den Geißblattzweig in Ihrem Haar – zur Erinnerung daran, daß Sie ein dunkles Tal hinter sich gelassen haben und jetzt wieder ans Licht gelangt sind.

WENN DIE HOFFNUNG IM KÖRPER FÜHLBAR WIRD

Die Hoffnung ist ein unbändiges Gefühl.

Gloria Steinem

Eine meiner guten Freundinnen hat gesagt: „Zu hoffen heißt, für Freude offen sein." Ich mag diese Definition. Die Hoffnung bewahrt uns davor, in Verzweiflung zu geraten. Hoffnung ist auch der dünne Faden, der uns jeden Morgen aus dem Bett zieht und uns dazu befähigt, in einen neuen Tag zu investieren. Unser Körper kann die Hoffnung als eine Kraft erfahren, die uns einer unbekannten Zukunft entgegentreibt und uns dabei hilft, unsere schlimmsten Befürchtungen zu überwinden.

Von Zeit zu Zeit bröckelt meine Hoffnung auf Heilung. Ich fühle mich unliebenswert, ganz gleich, was die anderen um mich herum sagen oder tun. Meine Hoffnungslosigkeit scheint so real, daß sie Macht über meinen Körper gewinnt, sich wie eine schwere Last auf meine Brust legt und meine Beine schwach werden läßt.

Wenn ich mich jedoch liebenswert fühle und von der Hoffnung erfüllt bin, bald Nähe und Verbundenheit zu erfahren, erwacht mein Körper plötzlich zum Leben. Das Atmen fällt mir leicht. Meine Beine zittern vor Begeisterung. Ich bin offen – emotional und körperlich – für das Gute, das mir vielleicht begegnen wird.

Wie drückt Ihr Körper die Hoffnung aus, geliebt zu werden? Durch ein vorsichtiges Lächeln, ein Ziehen im Bauch, eine Welle von Energie, die Sie in den Fingerspitzen verspüren? Schauen Sie sich genau an, und stellen Sie fest, wo sich in Ihrem Körper die Hoffnung ausdrückt. Schreiben Sie Ihre Beobachtungen in Ihr Körpertagebuch. Seien Sie offen für Freude. Seien Sie hoffnungsvoll.

GESICHTSMASSAGE

Mit zwanzig schenkt einem die Natur sein Gesicht.
Mit dreißig ist das Gesicht vom Leben geformt.
Wie Ihr Gesicht jedoch mit fünfzig aussieht,
liegt ganz an Ihnen.
Coco Chanel

Tragen Sie zur Schönheit Ihres Gesichtes bei, indem Sie die Anspannung lindern, die Falten erzeugt, und indem Sie die Durchblutung Ihrer Haut anregen. Sie wird dann vitaler aussehen.

Massieren Sie Ihr gesamtes Gesicht mit den Fingerspitzen und fangen Sie dabei mit der Stirn an. Beim Massieren stoßen Sie vielleicht auf empfindliche Stellen. Gönnen Sie ihnen eine Extraportion Aufmerksamkeit.

Öffnen Sie *langsam* Ihren Mund so weit wie möglich, und fühlen Sie die Dehnung in Ihren Kiefermuskeln. Wiederholen Sie diese Übung so lange, bis Sie Ihren Mund leicht und ohne Schmerzen ganz öffnen können. Es kann sein, daß Sie dabei unwillkürlich gähnen oder seufzen müssen, denn Ihr Körper braucht zusätzlichen Sauerstoff, um das Gewebe unter der Gesichtshaut zu reinigen.

Gönnen Sie sich zum Schluß eine Belohnung, indem Sie sanft mit den Fingern über Ihr Gesicht streichen. Beginnen Sie auf der Höhe des Kiefergelenks und arbeiten sich dann nach oben vor. Achten Sie darauf, daß Ihre Haut sich nicht zwischen Ihren Fingern spannt. Massieren Sie sie sachte, und teilen Sie Ihrem Gesicht ihre Liebe und Zustimmung mit.

PASSEN SIE AUF SICH AUF

Es gibt zwei Gründe dafür, daß die Menschen heute ängstlicher sind als früher. Erstens ist der Glaube daran erschüttert, daß die Polizei und die Gerichte Schutz bieten. Zweitens haben sich die Verbrechen in ihrem Charakter verändert: Verbrechen erinnern heutzutage an die Handlungen von Teenagern. Sie resultieren aus impulsiven und irrationalen Verhaltensweisen. Andere zu verletzen ist zum Selbstzweck geworden

Gerald M. Caplan

Wenn wir unseren Körper vor Gewalt schützen wollen, müssen wir aufmerksamer auf Gefahren achten und uns neue Verhaltensweisen aneignen.

Um sicherer zu sein, müssen wir besser auf uns aufpassen. Ich wehrte mich gegen diese Wachsamkeit, bis ich selbst Opfer eines Überfalls wurde. Mich mit der Tatsache auseinanderzusetzen, daß ich selbst Opfer von Gewalt werden könnte, war eine beängstigende Vorstellung, die ich lieber von mir schob.

Leider ist es durchaus vorstellbar, daß Sie selbst oder eine Bekannte im Laufe des nächsten Jahres das Opfer körperlicher Gewalt werden. Sicherer werden wir dadurch nicht, daß wir die Gefahr ignorieren, sondern indem wir uns realistisch klarmachen, wo die Gefahren liegen. Überwinden Sie das erste Hindernis auf dem Weg zu einer erhöhten Wachsamkeit, indem Sie sich mit der Angst vor Gewalttaten auseinandersetzen. Es bringt nichts, ihr auszuweichen und uns einzureden, daß schlimme Dinge immer nur den anderen passieren.

In einem zweiten Schritt sollten Sie aktiv werden. Widerstehen Sie dem Drang wegzusehen. Auch Sie könnten eines Tages betroffen sein.

SELBSTBETRACHTUNG

Ich
kann mich nicht
ausdrücken oder darstellen,
ohne daß mein Körper
daran beteiligt ist.
Karl Barth

Wenn jemand auf das Foto eines kleinen Mädchens zeigt und Sie fragt, wer das ist, dann antworten Sie vielleicht: „Das ist Annie mit fünf Jahren. Es war in dem Jahr, als wir Urlaub am Meer gemacht haben." Wir setzen das Bild der körperlichen Erscheinung eines Menschen mit dem betreffenden Menschen gleich. Wir kämen nicht auf die Idee zu sagen: „Oh, das ist Annies Körper, als sie fünf war."

Sie *sind* Ihr Körper. Sehen Sie sich ein neueres Foto von sich selbst an. Was sehen Sie? Einen „Körper" oder eine Person? Schauen Sie genau hin, achten Sie nicht nur auf Oberflächliches (und darauf, ob Sie auf dem Bild „gut" aussehen oder nicht). Achten Sie darauf, was Ihr Körper Ihnen über Sie selbst sagt. Wie ist Ihre Körperhaltung auf dem Bild – aufrecht oder eher gebeugt? Berühren Sie jemand anderen? Werden Sie von jemand anderem berührt? Wirken Sie locker oder angespannt? Lächeln Sie mit Ihrem ganzen Gesicht oder nur mit dem Mund? Glänzt Ihr Haar, sieht es gesund aus, oder ist es eher stumpf und klebt am Kopf? Schreiben Sie Ihre Beobachtungen in Ihr Körpertagebuch.

Zeigen Sie das Foto Ihrer „Körper-Gefährtin", um zu sehen, was sie darauf erkennt. Sie werden feststellen, daß Ihr Körper mehr über Sie aussagt, als Sie sich vielleicht vorstellen.

SAFT IST GESUND

Wenn Sie gesünder leben möchten oder sich von einer Krankheit erholen müssen, wenn Sie mehr Energie brauchen oder langsamer altern möchten, dann essen Sie mehr frische, rohe Früchte und Gemüse.

Cherie Calbom und Maureen Keane

Ich freute mich riesig über meine neue Saftmaschine und mixte mir daher gleich eine Mischung aus Grünkohl, Spinat, Broccoli und Karotten. Igitt ... Es schmeckte schrecklich, und meine gesamte Speiseröhre brannte. Ich fühlte, wie der Saft in meinem Magen ankam, und mit demselben Schwung, mit dem ich ihn getrunken hatte, kam er auch wieder hoch!

Auch wenn mein Einstieg ins Safttrinken eher mit unangenehmen Erinnerungen verbunden ist, bereite ich nach wie vor Saft vor. Ich habe allerdings gelernt, besser auf meinen Körper zu achten und mich weniger um Rezepte zu kümmern, die vielleicht bei anderen Leuten ankommen. Hier ist eines meiner Lieblingsrezepte, das vielleicht auch Sie mögen:

Mixen Sie
- zwei große Karotten,
- drei große geschälte und entkernte Orangen und
- eine Handvoll kernloser Trauben.
- Gießen Sie den Saft in ein großes Glas, und garnieren Sie ihn mit einem Zweig Minze.

Diese Mischung enthält viel Vitamin C und Beta-Karotin, also Antioxidantien, die Ihre Zellen vor Ermüdung schützen. Die Bioflavonoide aus den Trauben erhöhen die Wirksamkeit des Vitamin C. Und das alles schmeckt auch noch gut! Vergessen Sie jedoch nicht, zuerst nur einen kleinen Schluck zu probieren, um zu sehen, ob Ihr Magen diesen Saft ebenso gut verträgt wie meiner.

UNSER KÖRPER ALS ZEUGE

Wenn ich in diesen Zeiten eine Pflicht habe,
so ist es die, Zeugnis abzulegen.
Etty Hillesumam

Unsere Körper bezeugen, was uns in der Vergangenheit widerfahren ist und was wir gegenwärtig erleben. Überlegen Sie sich, wieviel Wert Gott auf uns legt, indem er uns einen Körper gegeben hat, der unsere Geschichte aufzeichnet. Vergangenes Unrecht, Verletzungen und Mißbrauch sind wichtig, so wichtig, daß unser Körper in vielfältiger Weise darauf reagiert: durch körperliche Wunden, muskuläre Anspannung, im Knochenbau, im Nervensystem, bei der Atmung, der Ausschüttung von Hormonen und in unserem bewußten und unbewußten Gedächtnis.

Besonders in schwierigen Zeiten zeichnet der Körper unsere Trauer, Angst, unsere Wut und Verwirrung getreu auf. Vielleicht erinnern Ihre Gelenke sich noch heute an die Lasten, die Ihnen als Kind aufgebürdet wurden, und Ihre Art zu atmen zeugt von Angst. Zusammengebissene Zähne können unausgesprochene Wut ausdrücken, ein gekipptes Becken zeugt vielleicht von sexuellem Mißbrauch. Auch wenn es manchmal schmerzhaft ist, ist es wichtig, auf die Botschaften Ihres Körpers zu hören. Ihre Geschichte ist wichtig.

Unser Körper bringt in einer sehr grundlegenden und machtvollen Weise unsere Wahrheit zum Ausdruck. Hören Sie zu, und Sie werden erfahren, daß Sie über alle Maßen wertvoll sind.

SEIEN SIE RADIKAL

Vielleicht sind Frauen diejenigen,
die mit dem Alter radikaler werden.
Gloria Steinem

Wenn ich fünfzig werde, werde ich mein Haar blond färben. So, jetzt steht es schwarz auf weiß gedruckt da. Jetzt *muß* ich es machen! Je älter ich werde, desto weniger mache ich mir Gedanken um das, was andere Leute über mich denken, und desto eher bin ich bereit, ausgeflippte Dinge zu tun. Z. B. Kleidungsstücke tragen, die ich mag, auch wenn sie aus der Mode sind oder wagemutig sagen, was ich wirklich denke. Ich habe noch ein paar Jahre vor mir, bis ich wild genug bin, um mich blond zu färben, aber ich bin auf dem richtigen Weg.

Denken Sie sich etwas Ausgeflipptes aus, das Sie heute tun könnten. Vielleicht brauchen Sie eine risikofreudige Freundin, die mitmacht. Demonstrieren Sie gegen etwas, das Sie als ungerecht empfinden. Ziehen Sie sich verrückt an, und gehen Sie tanzen. Leihen Sie sich Rollerblades, und fahren Sie auf der Straße damit umher. Es muß nichts Öffentliches sein, aber öffentliche Aktionen machen mehr Spaß. Also los.

AUCH DIE KOSMETISCHE CHIRURGIE HAT IHRE GRENZEN

Veränderung ist ein einfaches Allheilmittel. Es braucht Charakter, um an einem Ort zu bleiben und dort glücklich zu sein.

Elizabeth Clarke Duran

Manche Frauen lassen diejenigen Teile ihres Körpers operativ verändern, mit denen sie keinen Frieden schließen können. Ob es in Ordnung ist, eine kosmetische Operation vornehmen zu lassen? Meiner Meinung nach lautet die wichtigere Frage: „Wie schaffen Sie es, nach einer kosmetischen Operation Frieden mit Ihrem Körper zu schließen?"

Ganz gleich wie perfekt eine kosmetische Operation auch durchgeführt wird – auch hinterher hat die Frau noch keinen perfekten (!) Körper. Vielleicht ist der Bauch jetzt flach, aber was ist mit den Beinen? Vielleicht sind die Brüste größer, aber was ist mit den Falten um die Augen? Vielleicht ist das Gesicht straffer, aber was ist mit den Krampfadern? Eine Operation kann die Belastung lindern, die ein bestimmter Teil Körperteil verursacht hat, aber es gibt keine medizinische Prozedur, die uns der Aufgabe enthebt, mit unserem Körper als einem Ganzen Frieden zu schließen.

Frauen, die mich über kosmetische Chirurgie befragen, unterstütze ich dabei, ihre eigene Antwort zu finden. Ich bin weder dafür noch dagegen. Ich bin allerdings sehr dafür, daß wir uns selbst so akzeptieren, wie wir sind. Das ist unser eigentliches Ziel, auch wenn wir uns Fett absaugen oder liften oder mit Silikon unterspritzen lassen. Die Herausforderung bleibt die gleiche.

FEIERN SIE DEN FRÜHLING, HEISSEN SIE IHREN KÖRPER WILLKOMMEN

Die Atemluft war gesättigt
mit dem Duft der Erde,
und das Gras unter den Füßen
spiegelte den blauen Himmel wider.
Willa Cather

Wenn der Frühling kommt, weckt er uns aus unserem Winterschlaf und gibt uns unsere Sinne zurück. Wir zittern, wenn der warme Frühlingswind unsere Haut liebkost und unsere Lungen mit der Hoffnung auf Wiedergeburt erfüllt. Der frische Duft der tauenden Erde betäubt unsere Nase. Wir ziehen die schweren Winterschuhe und die dicken Strümpfe aus, unsere Zehen betasten das weiche Gras. Frühling heißt Sinneslust. Um den Frühling willkommen zu heißen, müssen wir zuerst unseren Körper willkommen heißen.

Gehen Sie heute nach draußen, um dem Frühling zu begegnen. In dieser Jahreszeit der Wiedergeburt brauchen Sie Ihre Augen, um die Farben des Sonnenuntergangs zu sehen. Sie brauchen Ihre Nase, um sich am Duft der Blumen zu freuen und Ihren Mund, um die Tropfen des Frühlingsregens auf Ihrer Zunge zu schmecken. Auf Ihrer Haut spüren Sie die wärmende Sonne, und mit Ihren Ohren hören Sie den Gesang der Vögel. Heißen Sie Ihren Körper willkommen. Feiern Sie den Frühling.

SPIELEN

Allein oder gemeinsam mit anderen eine Runde Golf oder Fußball zu spielen oder sich eine Aerobicstunde zu gönnen ist nicht einfach frivoler Unsinn. Spielen schafft Gleichgewicht. Es ist das Netz unter dem Drahtseil des modernen Lebens; es hält uns gesund und funktionstüchtig.

Daphne Rose Kingma

Neulich rief mich meine Freundin Lynn an und fragte mich, wann ich mir zum letzten Mal einen Tag freigenommen hätte. Ich antwortete verärgert: „Hör auf, mich zu drängen! Ich habe jetzt gerade nicht den Nerv, mich um mich zu kümmern."

Waren auch Sie schon mal so gestreßt, daß Sie es nur noch als zusätzliche Belastung empfunden haben, sich um sich selbst zu kümmern?

Wenn wir total gestreßt sind, befinden wir uns entweder in einem Zustand der Aufregung oder der Überflutung. Wir sind nicht mehr im Vollbesitz unserer kognitiven, kreativen oder emotionalen Fähigkeiten.

Holen Sie ein paarmal tief Luft, kommen Sie wieder in Kontakt mit Ihrem Körper, und begeben Sie sich in den wachen Zustand. Denken Sie sich jetzt eine Reihe von Möglichkeiten aus, wie Sie etwas für sich tun können, das Sie tröstet oder ermutigt. (Denken Sie auch darüber nach, wie Sie andere Menschen motivieren können, Ihnen dabei zu helfen.) Schreiben Sie Ihre Ideen nieder, und heben Sie die Liste an einer gut erreichbaren Stelle auf. Das nächste Mal, wenn Sie so gestreßt sind, daß Sie nicht mehr klar denken können, holen Sie Ihre Liste und befolgen mindestens eine der Ideen, die Sie dort notiert haben. Planen Sie im voraus. Jeder von uns ist von Zeit zu Zeit total überlastet. Was bringt es, so zu tun, als sei das eine Riesenüberraschung?

MIT DEM KÖRPER FRIEDEN SCHLIESSEN

Geben ist seliger als Nehmen,
also geben Sie sich selbst
so oft wie möglich soviel wie möglich.

La Verne Porter Wheatley Perry

Wie würden Sie Ihre Beziehung zu Ihrem Körper beurteilen? Als wechselseitiges Ärgernis? Freudiges gegenseitiges Akzeptieren? Oder liegen Sie regelrecht im Krieg mit Ihrem Körper?

Meine eigene Beziehung zu meinem Körper hat sich im Laufe der Zeit verändert. Vor meinem Totalzusammenbruch im Jahre 1985 behandelte ich meinen Körper wie eine Art Diener, dem keine eigenen Bedürfnisse zustanden. Sobald ich mich krank fühlte, überkam mich ein Gefühl der Hoffnungslosigkeit. „Warum bloß muß ich schon wieder mit Grippe im Bett liegen?" Wenn ich eine Antwort auf diese Fragen gesucht hätte, wäre ich vielleicht klüger gewesen. Aber ich stellte mir diese Fragen gar nicht wirklich. Ich war damit beschäftigt, meinem Körper die Schuld zu geben.

Die Beziehung, die ich jetzt zu meinem Körper habe, ist ganz anders. Ich habe Freude daran. Ich schiebe meinem Körper nicht mehr so oft die Schuld zu und bin eher bereit, mit ihm zu kommunizieren. Wenn ich es mit dem Arbeiten übertreibe, braucht mein Körper mich nicht mehr so dramatisch wie früher darauf aufmerksam zu machen. Es ist nicht mehr notwendig, mich per Krankheit aus meinem Alltagsrhythmus herauszureißen. Die meiste Zeit höre ich auf meinen Körper. Nicht immer. Aber doch öfter als früher.

Wenn Sie im Krieg mit Ihrem Körper liegen, dann zeigen Sie ihm heute noch die weiße Flagge, und erklären Sie einen Waffenstillstand. Achten Sie darauf, was Ihr Körper braucht. Einen ruhigen Spaziergang? Ein Glas frisches Wasser? Ein heißes Bad, das die Sinne verwöhnt? Eine wohltuende Massage? Unterzeichnen Sie Ihren Friedensvertrag, indem Sie Ihrem Körper noch heute geben, was er braucht.

SCHÜTZEN SIE IHREN KÖRPER VOR AIDS

Der erste Schritt, um unsere Sexualität von innen heraus zu definieren, besteht darin, daß wir uns selbst als Sex-Subjekte betrachten und nicht als Sex-Objekte.

Christiane Northrup

Niemand will glauben, daß er AIDS bekommen könnte. Dabei ist diese Krankheit Teil unserer Lebensrealität geworden und wird uns wahrscheinlich noch über Jahre hinweg beschäftigen. Da AIDS nicht heilbar ist, ist Vorbeugung die einzige Möglichkeit, die Krankheit zu überleben.

Die einfachste Art, sich vor einer Ansteckung mit dem Virus zu schützen, besteht darin, Sex mit jemandem, der infiziert ist, zu vermeiden. Sie sollten Partner meiden, bei denen das Infektionsrisiko hoch ist, d. h. homosexuelle und bisexuelle Männer sowie heterosexuelle Männer, von denen Sie wissen oder vermuten, daß sie häufig wechselnde Sexualpartner haben. Auch Menschen, die sich intravenös Drogen injizieren, gehören zur Risikogruppe. Beschränken Sie Ihre sexuellen Kontakte auf die monogame Beziehung zu einem Partner. Solange Sie nicht sicher sind, daß Sie beide nicht infiziert sind und daß Ihr Partner ebenfalls monogam ist, sollten Sie Präservative und ein spermienabtötendes Gel verwenden, das den Wirkstoff Nonoxynol-9 enthält. Vermeiden Sie Analverkehr und andere Sexualpraktiken, bei denen die Haut in der Vagina, im Rektum oder anderes Gewebe Risse bekommen kann. Wenn Sie fürchten, mit dem Virus in Kontakt gekommen zu sein, wenden Sie sich an Ihren Hausarzt oder an das örtliche Gesundheitsamt. Es ist möglich, einen anonymen AIDS-Test vornehmen zu lassen. Vertrauen Sie sich den Menschen an, die Sie lieben, und holen Sie sich bei Ihnen die emotionale Unterstützung, die Sie brauchen.

DER EIGENEN GESCHICHTE AUF DER SPUR

Die Macht des Geschichtenerzählens liegt in der von ihnen verkörperten Wahrheit ... Ihre Körper erinnern daran, wie es ist, keinen Körper zu haben, ein Niemand zu sein, und daran, wie es ist, einen Körper zu besitzen, jemand zu sein.

Chung Hyun Kyung

Frauen wurde früher in den meisten Kulturen das Recht auf eine Ausbildung aberkannt. Ihnen fehlte so die Möglichkeit, die Ansichten des herrschenden Teils der Gesellschaft direkt zu beeinflussen. Wenn sich unsere Vorfahrinnen jedoch zusammenfanden, um gemeinsam zu nähen, Obst und Gemüse einzumachen oder um gemeinsam zu essen, gaben sie ihre Anschauungen weiter, indem sie ihre Geschichte erzählten. Heute leben wir in einem Zeitalter, in dem wir unmittelbarer darüber sprechen können, wer wir sind und was wir empfinden.

Ich halte es jedoch für sehr wichtig, diese Freiheit nicht dahingehend mißzuverstehen, daß wir unser weibliches Talent zum Geschichtenerzählen vernachlässigen sollten. Über Generationen hinweg haben Frauen ihre Geschichte mit sich herumgeschleppt und sie nur mit denjenigen geteilt, die fähig waren, ihnen zuzuhören. Jetzt, wo wir die Möglichkeit zu einer guten Ausbildung haben und schreiben, sprechen, lehren und kommunizieren können, sollten wir unsere Tradition wieder aufgreifen und unsere Geschichte, unsere Wahrheit erzählen.

Wir geben einander etwas unschätzbar Wertvolles, wenn wir Frauen unsere Geschichten austauschen. Schließen Sie sich einer Frauengruppe an, und erzählen Sie den anderen von sich. Sie und Ihre Geschichte sind körpergewordene Wahrheit. Ich möchte Sie ermutigen, die Sprache Ihres Körpers noch besser zu lernen, damit Sie diese Weisheit all denen weitergeben, die sie zu hören in der Lage sind.

SICH SCHÖN FINDEN

Mit siebzehn gibt es keinen Anlaß,
sich etwas auf seine Schönheit einzubilden.
Wenn Sie jedoch mit sechzig noch schön sind,
dann dürfen Sie dies Ihrer Seele zuschreiben.

Marie Carmichael Stopes

Einige meiner Klientinnen klagen darüber, daß sie mit zunehmendem Alter ihre jugendliche Schönheit verlieren. Für viele Menschen ist Altern gleichbedeutend mit Verlust.

Für mich gilt jedoch das Gegenteil. Als Teenager war ich nicht sehr attraktiv. Mein Gesicht war voller Pickel, mein Körper hatte keine Formen, und ich fühlte mich depressiv (auch wenn das damals noch nicht so genannt wurde). Therapie, die Arbeit an meiner eigenen Seele und Körperarbeit haben mir geholfen, besser mit vielen meiner emotionalen Probleme zurechtzukommen. Zu meiner großen Freude hat das nebenbei zur Folge gehabt, daß ich mich körperlich attraktiver finde.

Zwar ist meine Haut heute nicht mehr jugendlich straff, und überall kommen graue Haare zum Vorschein. Aber trotz dieser „Alterserscheinungen" fühle ich mich mit meinem Aussehen viel besser als mit siebzehn. Ich schreibe dieses Gefühl meiner Seelenarbeit zu. Wie schön, anzuerkennen, was ich erreicht habe, und mich über die Veränderung zu freuen.

Können Sie die positiven Auswirkungen Ihrer „Seelenarbeit" auf Ihr Äußeres erkennen? Schreiben Sie in Ihr Körpertagebuch, was Sie inzwischen an Ihrer äußeren Erscheinung lieber mögen als mit siebzehn. Sehr wahrscheinlich werden Sie überrascht sein, wie sehr sich Ihr Selbstbild im Laufe der Jahre verbessert hat.

WIEVIEL NÄHE GIBT ES IN IHREM LEBEN? VERSCHAFFEN SIE SICH EINEN ÜBERBLICK

Benoten Sie die Aussagen, die auf Sie zutreffen, mit den Zahlen 1–3. Formulieren Sie jene Aussagen um, die nicht auf Sie zutreffen.

1 = Nie, 2 = Manchmal, 3 = Immer

___ Ich lasse mich gern berühren.
___ Meine Freunde sind Menschen, die meine Grenzen respektieren.
___ Ich habe enge Beziehungen zu Frauen.
___ Ich habe enge Beziehungen zu Männern.
___ Ich habe Freunde, auf die ich mich in Krisenzeiten verlassen kann.
___ Ich fühle mich wohl, wenn ich andere in den Arm nehme.
___ Ich bitte wirkungsvoll und mit Respekt um das, was ich brauche.
___ Wenn es mir unangenehm ist, berührt zu werden, sage ich „nein".
___ Wenn ich anderen sehr nahe bin, achte ich auf das, was mein Körper mir sagt.
___ Ich weiß, wie es sich anfühlt, abgelehnt oder angegriffen zu werden.
___ Ich zeige, wenn ich mich mißachtet oder angegriffen fühle.
___ Sobald andere versuchen, ihre Fehler wiedergutzumachen, lösen sich meine negativen Empfindungen auf.
___ Wenn ich die Grenzen anderer überschritten habe, versuche ich das wiedergutzumachen.

Auswertung

37–45 Punkte: Sie entwickeln sichere Beziehungen zu anderen.
26–36 Punkte: Sie achten nicht angemessen auf sich selbst.
0–25 Punkte: Es besteht die Gefahr, daß Sie verletzt oder mißhandelt werden. Achten Sie darauf, klare Grenzen zu setzen.

AUCH UNSERE KNOCHEN BRAUCHEN NAHRUNG

Sich um die eigene Gesundheit zu kümmern beginnt damit, nachzusehen, ob die grundlegenden eigenen Bedürfnisse erfüllt sind, und sich dann daran zu machen, sie zu erfüllen

Jennifer Louden

Denken Sie an all das, was Ihre Knochen für Sie leisten. Sie halten Sie aufrecht, umhüllen Ihr Gehirn und bewahren Sie davor, wabbelig wie eine Qualle zu sein. Lauter wichtige Dinge!

Weil wir unsere Knochen zum Leben brauchen, müssen wir ihnen auch Beachtung schenken. Wenn wir älter werden, verlieren unsere Knochen an Dichte. Dieser Prozeß beschleunigt sich nach dem vierzigsten Lebensjahr und bei Frauen, die sich in der Menopause befinden.

Tun Sie Ihren Knochen etwas Gutes, indem Sie mindestens 1000 Milligramm Kalzium zu sich nehmen, falls Sie noch nicht in der Menopause sind, und mindestens 1500 Milligramm, wenn Sie die Menopause schon hinter sich haben.

Es ist nicht so schwierig, sich mit genügend Kalzium zu versorgen. Fettarme Milchprodukte, Lachs, Sardinen, Bohnen, Bohnenkeimlinge, Broccoli (gibt es eigentlich irgend etwas, wofür Broccoli *nicht* gut ist?), Grünkohl und Sonnenblumenkerne enthalten viel Kalzium. Falls Sie es mit einem Kalziumpräparat versuchen möchten, sollten Sie die Finger von Präparaten lassen, die aus Knochen oder Dolomit hergestellt werden. Und übertreiben Sie es nicht. Nehmen Sie nicht mehr als die empfohlene Menge ein.

Greifen Sie sich also einen fettarmen Joghurt oder eine Handvoll Sonnenblumenkerne, und verwöhnen Sie Ihre Knochen!

WIE MAN SICH GEGEN EINEN ÜBERFALL WAPPNEN KANN

Macht hat viel mit Illusionen zu tun und damit,
wie etwas wahrgenommen wird.
Sie müssen eine Umgebung schaffen,
in der die Menschen Sie als jemanden wahrnehmen,
der eine gewisse Macht besitzt.

Carrie Saxon

Frauen müssen sich vor Gewalt schützen: in Tiefgaragen vor allem, aber auch als Autofahrerin (wenn Sie etwa einen Anhalter mitnehmen). Warten Sie nicht erst, bis Sie jemand bedroht, um zu überlegen, wie Sie sich am besten schützen können. Entwickeln Sie bereits jetzt eine Strategie.

Verbrechensexperten empfehlen, daß man mit einem bewaffneten Täter kooperieren sollte, solange er nicht mehr verlangt als die Autoschlüssel und die Geldbörse. Man sollte versuchen, das Auto so schnell wie möglich zu verlassen und es dem Täter zu überlassen. Falls der Täter Sie zwingt zu fahren, lassen Sie nicht zu, daß die Fahrt in einer verlassenen Gegend endet. Dort kann Ihnen niemand helfen, falls der Täter sie zu vergewaltigen oder sogar zu töten versucht. Werden Sie zum Fahren gezwungen, schlagen manche Experten vor, eine Möglichkeit abzupassen, um bei langsamer Geschwindigkeit auf ein leeres Auto oder gegen einen Mast zu fahren und so schnell wie möglich aus dem Auto zu springen. Möglicherweise wird der Täter durch den Unfall verschreckt und verschwindet. Zumindest erregt der Zwischenfall genügend Aufmerksamkeit, um den Täter von seinen gewalttätigen Absichten abzubringen.

Wenn Sie sich im voraus einen Plan zurechtlegen, der ein Überraschungsmoment beinhaltet, dann sind Sie gut gerüstet.

KOMMEN SIE MIT IHREM KÖRPER INS GESPRÄCH

„Moment, ich bin noch nicht fertig", war die ungeduldige Antwort meiner damals fünfjährigen Tochter, als ich sie aufforderte, mit dem Malen aufzuhören und zum Essen zu kommen. Inzwischen ist sie eine erwachsene Frau und hat selbst zwei Kinder. Ich hoffe, daß sie immer noch so denkt wie damals.

Ray Anderson

Manchmal denke ich: „Warum in aller Welt schreibe ich solch ein Buch? Ich muß noch soviel über die geheimnisvolle Verbindung zwischen Körper und Seele dazulernen."

Dann erinnere ich mich daran, daß das, was ich mitteilen möchte, nicht Perfektion ist, sondern der Prozeß des Weiterkommens. Vor ein paar Jahren weigerte ich mich, auf irgend etwas zu hören, was mein Körper mir sagte. Jetzt befinde ich mich immerhin im Gespräch mit ihm. Das ist ein Fortschritt.

Geht es Ihnen um Perfektion oder darum weiterzukommen? Es ist für uns alle wichtig, mit unserem Körper ins Gespräch zu kommen. Ich möchte Sie bitten, eine Übung zu machen, die Ihnen vielleicht seltsam vorkommen mag, die jedoch sehr hilfreich dabei sein kann, wenn es darum geht, auf Ihren Körper zu hören. Nehmen Sie Ihr Körpertagebuch zur Hand, und schreiben Sie eine Frage an Ihren Körper auf – irgend etwas, das Sie zur Zeit beschäftigt: „Soll ich die Beziehung zu X aufrechterhalten oder nicht?" oder „Wird es Zeit, daß ich mir einen neuen Job suche?" Schreiben Sie mit Ihrer anderen Hand (also nicht mit Ihrer „Schreibhand") die Antwort Ihres Körpers nieder. Führen Sie das Gespräch weiter, und sehen Sie, was Sie übereinander erfahren können. Es geht vor allem darum, im Gespräch zu bleiben.

WADENÜBUNGEN

Ob die Schlacht gewonnen oder verloren ist, entscheidet sich in der Regel in ganz normalen und ereignislosen Stunden.

Maltbie D. Babcock

Wie viele Stunden im Leben stehen wir vor dem Spiegel und putzen unsere Zähne? Natürlich ist es wichtig, Zähne und Zahnfleisch gesund zu halten. Auch Sie werden sich sicher mindestens zweimal täglich mit schäumendem Mund im Spiegel betrachten.

Um aus dieser Zeit das Beste zu machen, können Sie dem Beispiel einer mir bekannten Frau folgen, die ein wunderbares Lächeln und tolle Beine hat. Sie hebt beim Zähneputzen ihre Zehen, um ihre Waden zu kräftigen. Auf diese Weise kommt sie zu einer Extra-Trainingseinheit für ihre Beine, während sie sich um ihre Zähne kümmert. Wie einfach es sein kann, sich gleichzeitig um das obere und um das untere Ende seines Körpers zu kümmern!

FRAGEN SIE IHREN KÖRPER NACH SEINER MEINUNG

Welcher Mensch,
der über Verstand und Geruchssinn verfügt,
würde nicht lieber im Duft von Rosen und Jasmin leben,
statt all seine Lebensgeister husten zu hören,
vor lauter Schmutz und Rauch?

Abraham Cowley

Als ich noch ein kleines Mädchen war, versuchte meine Mutter zu erklären, was Krieg sei. Sie sagte, daß der Krieg etwas Schreckliches sei, bei dem viele Menschen sterben müßten, und daß sich auch die Überlebenden gefühlsmäßig oft nie mehr richtig davon erholen würden. Ich dachte damals: „Sie muß sich irren. Wenn Krieg etwas so Schreckliches ist, wie kann dann ein erwachsener Mensch so etwas tun?"

Damals war ich viel klüger als heute. Intuitiv wußte ich, daß man besser nicht tut, was einem wehtun könnte. Jetzt als Erwachsene treffe ich Entscheidungen, die oftmals gegen meine körperlichen Bedürfnisse gehen. Ich lebe zum Beispiel mitten in Los Angeles und ertrage Smog, wachsende Kriminalität und unbarmherzigen Streß. Ich bin immer noch dabei zu lernen, wie ich meinen Körper in Entscheidungen einbeziehen kann. Inzwischen ziehe ich die Bedürfnisse meines Körpers immerhin in Betracht.

Haben Sie wichtige Entscheidungen darüber zu treffen, wo Sie leben und arbeiten werden? Denken Sie dabei nicht nur an Ihr Einkommen oder Ihren sozialen Status, sondern auch an die Bedürfnisse Ihres Körpers. Wie ist die Luftqualität an Ihrem künftigen Wohnort? Gibt es die Möglichkeit, Sport zu betreiben und sich im Freien zu erholen? Wieviel Streß werden Sie haben? Achten Sie darauf, daß Ihren Körper an Ihrem zukünftigen Wohn- und Arbeitsort auch Positives erwartet.

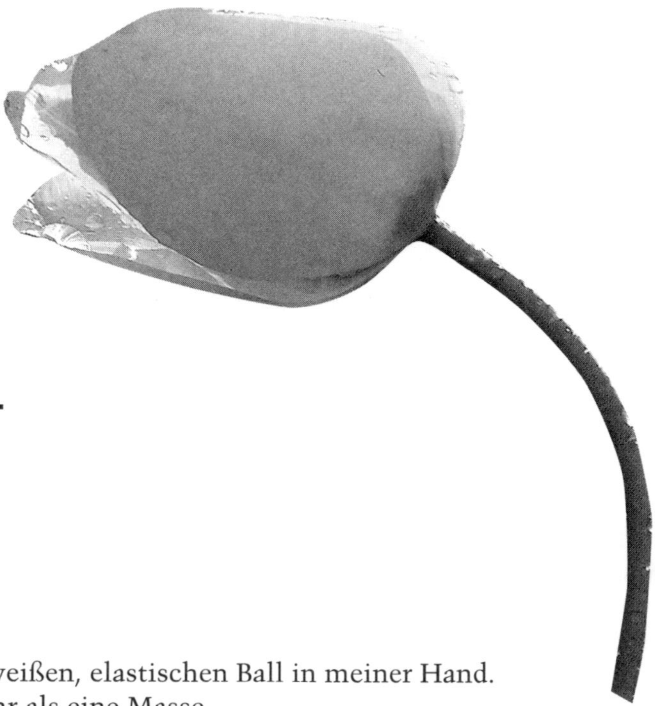

APRIL

Brotbacken

Ich fühle
den seidenweißen, elastischen Ball in meiner Hand.
Du bist mehr als eine Masse,
du bist etwas, das lebt, antwortet.
Du dehnst dich und behältst doch deine Gestalt,
wenn ich gegen deine Oberfläche drücke.
Du läßt mich gewähren, dann ziehst du dich in einer
Gegenbewegung schnell wieder zusammen,
während ich mit meinem ganzen Gewicht Druck auf dich ausübe.
Es ist, als wüßtest du,
daß ich dich hart bearbeite,
um dir Leben zu geben,
damit du aufgehst,
um das Leben in anderen zu nähren.

HERAUSFORDERUNGEN SIND KONSTRUKTIVER ALS STRESS

Ein Tier, das keinerlei äußeren Reizen ausgesetzt ist, wird sich angewöhnen, in einer ihm schädlichen Weise auf Gefahren zu reagieren. Darüber hinaus wird es Tendenzen zeigen, weniger auf körperliche Bedrohung und schnell und heftig auf harmlose seelische Belastungen zu reagieren.

Deane Juhan

Man kann sich so sehr langweilen, daß einem das Leben nicht mehr lebenswert erscheint. Oder man kann derart überlastet sein, daß man am liebsten hysterisch schreiend auf die Straße rennen würde. Irgendwo zwischen diesen beiden Extremen liegt ein gesunder Streßlevel. Zuwenig Streß schadet unserer Fähigkeit, Gefahren zu erkennen und mit besonderen Situationen fertigzuwerden. Zuviel Streß überfordert unseren Organismus und kann das Leben ohne weiteres um Jahre verkürzen.

Ich finde, daß es hilfreich ist, zwischen „Streßfaktoren" und „Herausforderungen" zu unterscheiden. Wir alle brauchen Herausforderungen – körperliche Herausforderungen, die speziell unserem Nervensystem beim Wachsen helfen; seelische Herausforderungen, damit wir lernen, wie wir effektiv mit anderen umgehen können. Kreative Herausforderungen helfen uns, unsere Begabungen zu entwickeln, und spirituelle Herausforderungen motivieren uns, uns mit den Fragen nach dem Sinn und Zweck des Lebens und der Moral zu befassen. Herausforderungen machen einen vertretbaren Aufwand an Energie erforderlich, aber wir werden anschließend dafür belohnt, daß wir ein Hindernis erfolgreich überwunden haben.

Streßfaktoren jedoch resultieren aus Problemen, die gelöst werden müßten, die ich aber aus irgendwelchen Gründen nicht effizient und vernünftig angehen kann. Vielfach wird der Streß durch Dinge ausgelöst, die ich nicht kontrollieren kann. Ich fühle mich zum Beispiel gestreßt, wenn ich in ganz kurzer Zeit ein Buchkapitel schreiben will, wenn ich das Verhalten eines Freundes kontrollieren will (was, verflixt nochmal, einfach nicht geht), oder wenn ich im Stau stehe und all diese Leute einfach nicht dazu bringen kann, mir Platz zu machen!

Wenn wir gestreßt sind, verfallen wir in einen aufgeregten oder überfluteten Zustand, was bestimmte Reaktionen in unserem Nervensystem hervorruft. Ihr Körper reagiert auf Streß ebenso wie auf lebensbedrohliche Gefahren. Die Ausschüttung von Hormonen, besonders von Adrenalin, ist so massiv, daß Ihr Blut buchstäblich die Richtung wechselt und abrupt in Ihre Hände und Füße schießt. Damit Sie einen solchen Energieschub zum Kämpfen oder Flüchten bekommen können, konzentrieren Ihre Verdauungssäfte ihre zersetzende Kraft nicht mehr auf die Nahrung in Ihrem Magen, sondern auf Ihr eigenes Gewebe. Ihr Herz schlägt schneller, und Ihr Gehirn befaßt sich ausschließlich mit der Gefahr. Jede Zelle Ihres Körpers ist aufs Überleben konzentriert.

Der aufgeregte oder überflutete Zustand ist erstrebenswert, wenn Sie vor einem fahrenden Auto wegspringen müssen oder wenn jemand in Ihre Wohnung eingedrungen ist und Sie sich verteidigen müssen. Wenn Sie jedoch in diesem Zustand verharren, werden Ihre Kräfte schon nach kurzer Zeit erschöpft sein.

Achten Sie auf Ihren Körper. Bemerken Sie, wenn Ihr Puls zu rasen beginnt, wenn Sie schnell atmen und nicht mehr richtig erfassen, was eigentlich vorgeht.

Verwandeln Sie Streß in Herausforderungen, so gut Sie können. Lehnen Sie unrealistische Forderungen ab. Schützen Sie sich vor schädlichen Beziehungen, indem Sie klarere Grenzen setzen oder sich bestimmten Personen entziehen. Werden Sie kreativer, wenn es darum geht, Probleme zu lösen, und denken Sie sich neue Möglichkeiten aus, um ein altes Problem anzugehen. Vor allem dürfen Sie nicht vergessen, Ihre Erfolge zu feiern. Lassen Sie Ihren Körper mitfeiern, denn ohne ihn ginge gar nichts.

MACHEN SIE EINEN MASSAGETERMIN AUS

Die Unpersönlichkeit hat in der westlichen Welt
inzwischen solch ein Ausmaß angenommen,
daß wir eine Spezies von Unberührbaren herangezogen haben.

Ashley Montagu

Als ich noch ausschließlich in meinem Kopf lebte, berührte ich kaum jemanden, und ich mochte es absolut nicht, wenn mich jemand anfaßte. Ich war wahrhaftig kein „anschmiegsamer" Mensch und zog es vor, über Gespräche mit anderen Menschen in Kontakt zu treten, und auch das am liebsten aus der Distanz. Entweder trennte mich ein Tisch oder sonst irgendein Gegenstand von meinem Gesprächspartner.

Eben weil ich bezüglich körperlicher Nähe so zurückhaltend war, haben mir Massage und Körperarbeit viel gebracht. Die Berührung des Körpers bei einer Massage und bei der Körperarbeit ist klar strukturiert, professionell ausgeführt und sicher. Man muß sich keine Gedanken darüber machen, „wohin das führen könnte". Es gibt klare Grenzen und gemeinsame Erwartungen. Es gibt ein festes Repertoire von Berührungen, und so ist vorhersehbar, in welcher Weise man berührt wird.

Falls Sie sich aus irgendeinem Grund davor fürchten, andere zu berühren oder von ihnen berührt zu werden, könnten Massage und Körperarbeit Ihnen helfen, seelisch zu heilen und sich etwas Gutes zu tun, das Sie im Rahmen Ihrer Familie, Ihres Freundeskreises oder sogar von Ihrem Partner so nicht bekommen. Rufen Sie bei einer staatlich geprüften Masseurin in Ihrer Nähe an, und vereinbaren Sie einen Termin. So werden Sie mehr Berührung in Ihrem Leben zulassen, und diese Berührung wird Sie zurück nach Hause, zurück zu Ihrem Körper bringen.

FEIERN SIE IHR HERZ

Es steigt in mir der Kummer auf,
mein Herz ist krank.
Jeremias 8, 18

Alle zwanzig Sekunden stirbt in einem hochentwickelten Land wie Amerika jemand an einem Herzanfall. Jedes Jahr sterben zusätzlich etwa 600 000 Menschen an koronarer Herzkrankheit. Es ist schon länger bekannt, daß Männer in jüngerem Alter Herzanfälle erleiden als Frauen. Erst vor kurzem ist jedoch klargeworden, welche Rolle der Streß dabei spielt. Da mehr und mehr Frauen berufstätig und damit ähnlichen Belastungen ausgesetzt sind wie Männer, steigt die Zahl der Herzanfälle auch in der weiblichen Bevölkerung. Wenn wir erschöpft, traurig, frustriert und ausgelaugt sind, wird unser Herz krank.

Nehmen Sie die Gesundheit Ihres Herzens ernst. Falls Sie rauchen, sollten Sie damit aufhören. Vereinbaren Sie einen Termin beim Arzt, der in einem Checkup Ihren Blutdruck, Ihr Gewicht und Ihre Cholesterinwerte prüfen soll. Suchen Sie nach Möglichkeiten, die Frustrationen in Ihrem Leben zu reduzieren. Tun Sie es Ihrem Herz zuliebe.

WO SITZT DER STRESS?

Wer lacht, geht nicht unter.

Mary Pettibone Poole

Haben Sie in letzter Zeit viel gelacht, oder haben sich Ihnen die täglichen Sorgen aufs Gemüt geschlagen? Es ist auch in diesem Monat mal wieder Zeit nachzusehen, ob es Ihrem Körper gut geht oder ob er zu sehr unter Spannung steht.

Nehmen Sie Ihr Körpertagebuch zur Hand, und zeichnen Sie einen Umriß Ihres Körpers. Markieren Sie mit Farbstiften diejenigen Bereiche, wo Sie sich angespannt fühlen oder Schmerzen haben. Vielleicht haben Sie Kopfschmerzen, die von einer Nebenhöhlenentzündung kommen, oder Bauchschmerzen oder Schmerzen im unteren Rückenbereich. Markieren Sie alle Stellen, an denen Sie sich unwohl fühlen oder die Ihnen wehtun.

Vergleichen Sie Ihre Zeichnungen mit denen, die Sie bereits angefertigt haben. Hat sich vielleicht irgendein festes Schema entwickelt? Stehen bestimmte Bereiche Ihres Körpers konstant unter Streß? Wenn Sie möchten, zeigen Sie Ihre Zeichnung Ihrer „Körper-Gefährtin", um zu sehen, ob ihr nicht noch mehr Dinge auffallen, die Ihr Körper Ihnen in puncto Streß vielleicht mitteilen möchte.

Wenn Sie körperlich unter Streß stehen, laden Sie Ihre „Körper-Kameradin" ein, sich gemeinsam mit Ihnen eine Komödie oder einen lustigen Videofilm anzusehen. Es wird Zeit, daß Sie sich ein bißchen von dem Streß von der Seele lachen.

IHR KÖRPER GEHÖRT IHNEN!

Jahrhundertelang haben wir akzeptiert,
für andere erwachsene Menschen
verantwortlich zu sein ...
Wenn es überhaupt jemanden gibt,
dem gegenüber wir Verantwortung haben,
dann sollten dies zuallererst wir selbst sein.

Stephanie Kovington und Liana Beckett

Neulich habe ich einen Workshop von Carolyn Braddock besucht. Sie ist Therapeutin und hält Seminare für Frauen ab, die traumatische Situationen überlebt haben. Ihre Arbeit ist körperorientiert. Bei der Arbeit mit verschiedenen Frauen fragte sie von Zeit zu Zeit: „Wem gehört Ihr Arm?" oder: „Wessen Bein ist das?" Ohne zu zögern, antworteten die Frauen: „Das ist der Arm von meinem Vater" oder: „Mein Bein gehört der Frau, die mich sexuell belästigt hat."

Viele von uns empfinden ihren Körper nicht als ihr Eigentum. Wir haben die Verfügungsgewalt über unseren Körper an diejenigen abgegeben, die uns mit ihren Bedürfnissen überfallen und von uns verlangt haben, daß wir unseren Körper benutzen, um uns um sie zu kümmern und dabei unsere eigenen Bedürfnisse zurückzustellen.

Wenn wir Frieden mit unserem Körper schließen wollen, müssen wir ihn wieder zu unserem Eigentum erklären – nicht in besitzergreifender, sondern in beschützender Weise. Schauen Sie sich heute im Spiegel an, und erklären Sie jeden Teil Ihres Körpers zu Ihrem Eigentum. Sagen Sie laut: „Das ist mein Arm. Das ist meine Hand. Dies sind meine Brüste. Dies sind meine Genitalien." Nehmen Sie Ihren Körper in Besitz.

WER SICH ANSTRENGT, DARF SICH AUCH BELOHNEN

Augenblickliche Befriedigung dauert zu lang.
Carrie Fisher

Wir wissen alle, daß wir regelmäßig Sport treiben sollten. Warum also sorgen wir nicht dafür, daß wir jede Woche unser nötiges Pensum absolvieren? „Ich trainiere ja, aber ich sehe nicht, was dabei herauskommt" ist meine Lieblingsentschuldigung dafür, nichts zu tun. Geht es Ihnen ähnlich?

Tatsächlich gibt es für Ihre Gesundheit kaum etwas Wichtigeres, als regelmäßig zu trainieren. Regelmäßige Bewegung kann unser Leben verlängern, weil sie das Risiko senkt, an Krebs zu erkranken (je mehr Sauerstoff die Zellen bekommen, desto gesünder werden sie), einen Herzinfarkt zu erleiden (weil der Herzmuskel gekräftigt wird) oder einen Schlaganfall zu bekommen (weil der Blutdruck gesenkt wird). Außerdem kann Sport unser Selbstwertgefühl stärken, weil wir eine bessere Figur bekommen und das Gefühl haben, etwas zu leisten.

Für manche Leute ist Bewegung als solche Belohnung genug. Falls es Ihnen so geht wie mir und Sie einen Extra-Anstoß brauchen sollten, dann stellen Sie sich eine besondere Belohnung in Aussicht. Z. B. einen entspannenden Lese-Nachmittag für einen Monat regelmäßiges Training. Falls es Ihnen wirklich sehr schwer fällt, sich zu bewegen, brauchen Sie tägliche Belohnungen. Sie können sich z. B. eine kleine Portion fettarmen, kalorienreduzierten Joghurt gönnen oder ein viertelstündiges Nachmittagsschläfchen. Meine Belohnungen hängen ganz von meiner jeweiligen Laune ab. Gönnen Sie sich, was Ihnen Freude macht, um sich dazu zu bringen, zu hopsen, Hanteln zu stemmen, sich zu dehnen und so richtig ins Schwitzen zu kommen!

EIN OFFENES OHR FÜR SICH SELBST

Bitte gib mir in deinem nächsten Brief
irgendeinen guten Ratschlag.
Ich verspreche dir,
daß ich ihn nicht befolgen werde.

Edna St. Vincent Millay

Ich neige dazu, meine Schultern nach vorne zu ziehen. Eine Masseurin sagte mir, daß dies ein Zeichen dafür sei, daß ich mein gebrochenes Herz zu schützen versuche. Der andere Spezialist in Sachen Körperarbeit sagte, ich würde die ganze Welt auf meinen Schultern tragen. Eine weitere Masseurin ließ mich wissen, daß meine Schulterhaltung ein Zeichen für Angst sei.

Vielleicht hatten alle drei recht, und sicherlich haben sie es gut gemeint. Ich hatte tatsächlich ein gebrochenes Herz, ich fühle mich in hohem Maße verantwortlich für andere, und ich finde das Leben manchmal beängstigend. Aber ich glaube, die wichtigere Lehre aus diesen drei Besuchen bei Körpertherapeuten war, daß die erste Therapeutin an gebrochenem Herzen litt, der zweite übertrieben viel Verantwortungsgefühl empfand und die dritte gegen ihre eigene Angst ankämpfte.

Nur Sie selbst können mit Sicherheit sagen, was Ihr Körper Ihnen mitzuteilen versucht. Ich empfehle Ihnen, den Einsichten und Ratschlägen anderer Menschen zuzuhören. Tun Sie jedoch das, was Sie als richtig empfinden, unabhängig von dem, was andere sagen. Verlassen Sie sich heute darauf, wie Ihr Körper sich anfühlt, und nicht darauf, was andere diesbezüglich denken. Lassen Sie sich von Ihrem Körper leiten.

REISE IN DAS RUNDUM-WOHLFÜHLLAND

Die beste Kosmetik für eine Frau ist die Freude am Leben.
Rosalind Russell

Sind Sie bereit für eine Phantasie-Reise? Schnappen Sie sich Ihr Körpertagebuch, einen Stift und eine Eieruhr. Machen Sie es sich im Sessel gemütlich, atmen Sie ein paarmal tief ein und aus, und stellen Sie sich vor, Sie würden ins Rundum-Wohlfühlland reisen. An der Grenze bittet man Sie um Ihre Papiere, Sie zeigen Ihren Personalausweis, Ihren Führerschein und Ihre Kreditkarten vor. Aber der Zöllner schüttelt nur den Kopf.

Er sagt: „Wir lassen nur Menschen ins Rundum-Wohlfühlland, die sich rundum wohlfühlen. Das müssen Sie uns beweisen." Er stellt die Eieruhr und sagt: „Setzen Sie sich. Sie haben vier Minuten, um alle Menschen aufzulisten, die Sie lieben und die Ihre Liebe erwidern. Also los!"

Zählen Sie rasch die Menschen auf, die Sie lieben und von denen Sie ebenfalls geliebt werden. Beschreiben Sie als nächstes, wie alle diese Menschen dazu beitragen, daß Sie – auch körperlich – mit sich in Einklang leben. Sobald die Eieruhr klingelt, hören Sie auf.

Der Grenzposten sagt: „Schreiben Sie jetzt alles auf, was Ihnen ein gutes Gefühl über Sie selbst gibt." Die Eieruhr wird erneut auf vier Minuten gestellt, und Sie listen Ihre besten Eigenschaften auf: Ihren langen Hals, Ihren Sinn für Humor, Ihre Naturlocken, Ihre Großzügigkeit, Ihre Schnelligkeit beim Kreuzworträtsel-Lösen, Ihre weiche Haut, Ihre Begabung, sexy zu tanzen.

Rrring!

„Die Zeit ist abgelaufen!" erklärt der Grenzposten und nimmt Ihre Listen an sich. „Gute Arbeit. Willkommen im Rundum-Wohlfühlland. Tatsächlich", sagt er mit einem verschmitzten Grinsen, „sind Sie ja schon längst hier."

FINDEN SIE HERAUS, WO IN IHREM KÖRPER DIE EINSAMKEIT IST

Ich habe nie gesagt: „Ich möchte allein sein."
Ich habe lediglich gesagt:
„Ich möchte, daß man mir meine Ruhe läßt."
Da liegt der ganze Unterschied.
Greta Garbo

Eine meiner Klientinnen schilderte mir ein quälendes Gefühl von Einsamkeit: „Obwohl ich verheiratet bin und mehrere Kinder habe, werde ich das Gefühl nicht los, einsam zu sein. Niemand nimmt mich wirklich wahr und bemerkt, daß es mir nicht gut geht." Einsamkeit kann uns auch dann befallen, wenn viele andere Menschen um uns herum sind. Ganz gleich, ob Sie allein leben oder nicht – sich allein und unbeachtet zu fühlen, kann unserer Seele und unserem Körper zutiefst schaden.

Manche Körper krümmen sich unter der Last des Lebens, die sie ohne Unterstützung tragen müssen. Vielleicht schmerzen die Füße, man leidet an Blähungen oder das Haar verliert seinen Glanz. Wie drückt Ihr Körper Einsamkeit aus?

Wenn Sie sich das nächste Mal einsam fühlen, bitten Sie Ihre „Körper-Gefährtin" darum, auf Ihren Körper und Ihre Bewegungen zu achten. Schreiben Sie Ihre neuen Beobachtungen in Ihr Körpertagebuch. Sprechen Sie mit Ihrer „Körper-Gefährtin" über Ihr Gefühl der Einsamkeit. Vielleicht löst es sich unversehens auf …

PFLEGE FÜR INNEN UND AUSSEN

Alles Glück beruht auf einem geruhsamen Frühstück.

John Gunther

Gönnen Sie sich heute ein Frühstück, das Ihnen äußerlich und innerlich guttut. Verwöhnen Sie sich zunächst äußerlich, indem Sie eine Sahne-Pfirsich-Maske auf Ihr Gesicht auftragen. Zerdrücken Sie einfach einen weichen, reifen Pfirsich in einer Tasse, und geben Sie einen Eßlöffel Sahne dazu. Mischen Sie beides gut durch. Tragen Sie die Maske auf Ihre Haut auf, und achten Sie dabei darauf, die Haut um die Augen auszusparen. Legen Sie sich ein paar Minuten hin, während die Maske geschwollene Hautstellen beruhigt und die Haut mit Nährstoffen versorgt. Spülen Sie sie anschließend mit warmem Wasser ab, und betupfen Sie Ihr Gesicht mit einem belebenden Gesichtswasser.

Gönnen Sie sich ein weiteres Extra, indem Sie einen zweiten Pfirsich aufschneiden und einen Klecks Sahne daraufgeben. Diesmal zum Verzehr. Genießen Sie Ihr köstliches, nahrhaftes Frühstück. Nähren Sie Ihren Körper innerlich und äußerlich!

VERTRAUEN SIE IHREM INSTINKT

Unserer Intuition zu vertrauen rettet uns häufig vor der Katastrophe.

Anne Wilson Schaef, „Nimm dir Zeit für dich selbst. Tägliche Meditationen für Frauen, die zuviel arbeiten"

Ich bin einen gute Beobachterin. Den Mann, der mich eines Tages mit Waffengewalt ausgeraubt hat, hatte ich wenige Minuten vorher gesehen, als er um das Haus herumlungerte, ich dem ich wohne. Ich hatte gedacht: „Ich wette, der hat nichts Gutes vor. Sobald ich in der Wohnung bin, rufe ich die Polizei." So weit kam ich allerdings nicht mehr.

Lernen Sie aus meinem Fehler. Wenn Ihnen eine Person auffällt, die sich verdächtig benimmt, verhalten Sie sich vorsichtig. Beobachten Sie sie, lassen Sie sie wissen, daß Sie sie bemerkt haben. Fahren Sie weg. Verschaffen Sie sich Hilfe. Tun Sie nicht, was ich getan habe: Wenn Sie es bei Verdächtigungen bewenden lassen, geben Sie einem Angreifer die Chance zuzuschlagen. Nehmen Sie Ihren Instinkt ernst.

AUCH MIT DEM KÖRPER TRAUERN

Wenn wir einen traumatischen Verlust oder viele Verluste erlebt haben, neigen wir dazu, neuen Schmerz zu vermeiden, indem wir engen Beziehungen aus dem Weg gehen.

Carol C. Well

Nach dem Ende meiner letzten Beziehung saß ich schluchzend in der Praxis meines Therapeuten. Er strahlte mich an und sagte: „Sie sind jetzt soviel gesünder! Früher haben Sie sich nicht so sehr mitnehmen lassen, uns jetzt trauern Sie mit Ihrer gesamten Person." (Herzlichen Dank!)

Ich glaube, das sind die guten und gleichzeitig schlechten Nebeneffekte einer engeren Beziehung zum eigenen Körper: Die Genüsse sind größer, und der Schmerz geht tiefer. Weil ich meine körperliche Identität jetzt besser kenne, merke ich, daß ich Verluste nicht nur auf emotionaler und intellektueller Ebene betrauere, sondern auch mit dem Körper. Ich sehne mich körperlich nach dem Klang der Stimme des Mannes, von dem ich mich gerade getrennt habe, danach, wie seine Haut sich anfühlt, wie er lächelt.

Ein Verlust kann uns dazu bringen, uns von unserem Körper abzuwenden. Wir versuchen, uns vor der Trauer zu schützen, indem wir uns einmal mehr vor unseren Sinnen, unserem Hunger und unseren Sehnsüchten verkriechen. Im Umgang mit den Verlusten des Lebens, ganz gleich welcher Art sie sein mögen, sollten Sie ununterbrochen mit Ihrem Körper in Verbindung bleiben, auch wenn Ihnen dies manchmal zu schmerzhaft erscheinen mag. Gehen Sie die Dinge langsamer an als sonst, aber bleiben Sie sich treu. Sobald der Schmerz sich legt, bieten sich Ihnen neue Möglichkeiten für größere Nähe und intensivere Genüsse. Verlieren Sie die Hoffnung nicht. Geben Sie sich nicht auf.

ATMEN

Der Atem ist der Verbindungspunkt zwischen Geist, Körper und Seele. Jede Änderung des geistigen Zustandes spiegelt sich zunächst im Atem und dann im Körper wider.

Deepak Chopra

Das Kind in Ihnen wird seine Freude an dieser schnellen Verjüngungskur haben. Hocken Sie sich auf den Boden, so daß Ihr Po den Boden zwischen Ihren Füßen berührt. Halten Sie den Rücken gerade und atmen sie kräftig aus: „Schschschsch …" Dazu müssen Sie Ihre Bauchdecke bei jedem Ausatmen ruckartig nach innen ziehen. Wiederholen Sie dies mehrere Male und kümmern sich dabei nicht um das Einatmen – das funktioniert ganz von alleine.

Machen Sie etwa zehnmal „Schschschsch". Falls Ihnen schwindlig wird, beenden Sie die Übung. Stellen Sie sich vor, Sie wären ein Dampfzug, der durch eine exotische Landschaft fährt – vielleicht im Wilden Westen oder in den Alpen. Vielleicht sind Sie ja auch der Orient-Express? Bis Ihr Zug in den nächsten Bahnhof einfährt, ist Ihr Körper entspannt, Ihre Zellen haben frischen Sauerstoff bekommen, und Ihr Geist ist wach und für das nächste Abenteuer bereit!

SETZEN SIE SICH MIT IHRER STERBLICHKEIT AUSEINANDER

In der Jugend ist es (zumindest für einige Menschen) einfacher, vor der Tatsache unserer Unendlichkeit die Augen zu verschließen und vorzugeben, sie sei unwichtig. Wenn wir älter werden, wird es schwieriger, diese Haltung aufrechtzuerhalten.

Valerie C. Saving

Manchmal wünsche ich mir, allmächtig zu sein und jedes Ziel erreichen zu können. Dann stoße ich an meine Grenzen, und meine Wünsche werden zunichte gemacht. Oft erfahre ich meine Grenzen durch meinen Körper. Statt mich mit der schmerzlichen Wahrheit unserer Sterblichkeit auseinanderzusetzen, wähle ich den einfacheren Weg und werde wütend auf meinen Körper, so als würde mir etwas Schreckliches und Unbegreifliches zugefügt.

Ich finde es einfacher, mir zuviel zuzumuten und dann wütend auf meinen ruhebedürftigen Körper zu reagieren. Wesentlich schwerer fällt es mir zu sagen: „Es tut mir leid, aber ich kann mich gerade nicht um diese Sache kümmern." Das Problem liegt jedoch nicht bei meinem Körper, sondern bei meiner Einstellung zu meiner eigenen Begrenztheit und zur Unvermeidlichkeit des Todes.

Beschuldigen auch Sie Ihren Körper, statt Ihre Grenzen zu akzeptieren? Diese Grenzen können Ihnen einiges über Leben und Tod beibringen. Holen Sie Ihr Körpertagebuch. Suchen Sie sich eine Ihrer körperlichen Begrenzheiten aus. Bitten Sie diese Begrenztheit, ihre Einsichten mit Ihnen zu teilen. Schreiben Sie ein Gespräch zwischen Ihnen und Ihrer Begrenztheit auf. Schließen Sie Frieden mit Ihrer eigenen Sterblichkeit, indem Sie Ihre täglichen Grenzen auf einer tiefergehenden, spirituellen Ebene akzeptieren.

SEIEN SIE EHRLICH IN BEZUG AUF IHREN STRESS

Beziffern Sie die folgenden Aussagen mit den Zahlen Eins bis Drei, je nachdem, wie eine Aussage auf Sie zutrifft oder nicht. Formulieren Sie diejenigen Aussagen um, die nicht auf Sie zutreffen.

1 = Nie, 2 = Manchmal, 3 = Immer

___ Ich setze mir realistische Ziele.
___ Mein Arbeitstempo ist ruhig, aber energisch.
___ Ich komme pünktlich oder sogar etwas zu früh zu Terminen.
___ Meine Arbeit stellt mich emotional und finanziell zufrieden.
___ Mein Privatleben ist erfüllt und zufriedenstellend.
___ Ich bete täglich und lasse los, worüber ich keine Kontrolle habe.
___ Ich habe jeden Tag etwas, worauf ich mich freuen kann, das mir Spaß macht und/oder mich ausfüllt.
___ Ich trinke pro Tag höchstens ein koffeinhaltiges Getränk.
___ Ich treibe mindestens dreimal wöchentlich Sport.
___ Ich schlafe relativ leicht ein und habe kaum Probleme beim Wachwerden.
___ Mein Sexualleben ist zufriedenstellend.
___ Ich höre zu, wenn mein Körper mir sagt, daß ich zuviel Streß habe.
___ Ich bitte um Hilfe, wenn ich welche brauche.
___ Ich plane regelmäßige Erholungs- und Urlaubszeiten ein.
___ Ich lasse mich regelmäßig massieren, um besser mit Streß zurechtzukommen.

Auswertung

37–45 Punkte: Sie kommen mit den Belastungen Ihres Lebens gut zurecht.

26–36 Punkte: Sie weisen Anzeichen einer Beeinträchtigung durch Streß auf.

0–25 Punkte: Sie laufen Gefahr, sich eine streßbedingte Erkrankung zuzuziehen.

ÜBERWINDEN SIE SCHLECHTE ANGEWOHNHEITEN

Schlechte Angewohnheiten sind ein Versuch, unsere Aufmerksamkeit auf diejenigen Bereiche unseres Lebens zu richten, die zu kurz kommen.
Sidra Stone

Ich habe eine Unmenge schlechter Angewohnheiten. Und wenn ich sie näher betrachte, sind viele gar nicht so schrecklich und schlimm. Den meisten meiner Angewohnheiten liegt eine gute Absicht zugrunde. Ich möchte zum Beispiel ein verantwortungsbewußter, verläßlicher Mensch sein – also arbeite ich hart. Ich verliere die Kontrolle und verpflichte mich, zu vieles in zu kurzer Zeit zu erledigen. Um zusätzliche Energie zu gewinnen, mache ich mir Angst, so daß große Mengen von Adrenalin in mein Blut ausgeschüttet werden. Weil ich so aufgeputscht bin, kann ich nachts nicht schlafen. Ich bin appetitlos, werde krank und lasse andere hängen. Das ist dann eine schlechte Angewohnheit. Es hat gut angefangen, aber irgendwo unterwegs ist etwas schiefgegangen.

Haben Sie ähnliche schlechte Angewohnheiten? Welche gute Absicht liegt ihnen zugrunde? Verwenden Sie Ihre Energie auf diese gute Sache, solange dies vernünftig und machbar ist, und zwingen Sie sich dazu, das selbstzerstörerische Verhaltensmuster aufzugeben, das Ihnen Ihre Zeit stiehlt und Ihrer Gesundheit schadet.

WEINEN TUT MANCHMAL GUT

So wie bei der Erschaffung der Welt
die bewegten Wasser dem Licht des ersten Regenbogens
vorangingen, geht das Weinen dem erhellenden Regenbogen
im Inneren der Seele voraus.

Valentin Tomberg

In unserer Kultur wird es Frauen eher zugestanden zu weinen als Männern. Dennoch würde ich am liebsten niemals weinen. Ich weine nicht gern, und ich hasse es ganz besonders, vor den Augen anderer zu weinen. Tatsächlich haben manche Freunde, die ich schon viele Jahre kenne, mich noch nie weinen gesehen. Ich weine selten.

Falls es Ihnen ähnlich geht wie mir, nehmen auch Sie das Angebot nicht an, das uns unser Körper macht, damit wir uns wieder besser fühlen. Tränen ermöglichen nicht nur ein emotionales Loslassen; Studien haben darüber hinaus erwiesen, daß Tränen Endorphine freisetzen, ein natürliches Schmerzmittel des Körpers. Manche Forscher gehen zudem davon aus, daß Tränen den Körper von Abfallstoffen, Hormonen und anderen potentiell schädlichen Substanzen befreien. Wenn Sie also das nächste Mal fühlen, daß Ihnen die Tränen kommen, halten Sie sie nicht zurück. Ganz gleich ob Sie zu Hause oder in der Öffentlichkeit sind – lassen Sie die Tränen fließen. Ihnen und Ihrem Körper wird es dadurch besser gehen.

LASSEN SIE DEN FRUST RAUS

Millionen von Menschen empfinden ihr Leben als so frustrierend, daß ihre einzige Hoffnung auf eine Linderung der Belastung darin besteht, zuviel zu essen und zu trinken. Ganze Gesellschaften versuchen ihrem Elend dadurch zu entfliehen, daß sie andere Länder angreifen. Es gibt Streit über Dinge, die Außenstehenden trivial erscheinen müssen, aber Frustration und Hilflosigkeit sind Dinge, die extrem schmerzen.

Deepak Chopra

Frustration ist mehr als nur ein Gefühl. Aufgestaute Frustration ist lebensbedrohlich. Sie sollten etwas dagegen unternehmen.

Meist sind wir über Situationen frustriert, über die wir keine Kontrolle haben. Wir brauchen unsere Schlüssel, können sie aber nicht finden. Das Gefühl der Hilflosigkeit kann zu einer riesigen Wut führen.

Wenn Sie wieder einmal frustriert sind, überlegen Sie sich, ob Ihr Verhalten wirklich so wichtig ist. Falls es sich um etwas handelt, das Sie auch später noch erledigen können, verschieben Sie die ganze Sache. Ihre Schlüssel werden schon wieder auftauchen. Falls Sie jedoch zur Arbeit fahren müssen, versuchen Sie die Kontrolle über die Situation zurückzugewinnen, indem Sie z. B. andere bitten, Ihnen beim Suchen zu helfen oder Ihren Ersatzschlüsselbund hervorkramen. Benutzen Sie Ihre Frustration als zusätzliches Energiereservoir zum Lösen und Bewältigen von Problemen.

Auch wenn Sie erfolgreich mit der Frustration umgehen konnten, baut sich meist ein gewisser Streß auf. Suchen Sie nach einer Möglichkeit, diesen Streß loszuwerden. Tun Sie etwas, das Ihnen wirklich Spaß macht und keine negativen Konsequenzen für Sie selbst oder andere nach sich zieht.

ELTERNERSATZ

Bis zu einem gewissen Grad bemuttern wir unseren Partner ... Wenn die Eltern-Kind-Beziehung zwischen zwei Partnern zu stark ist, kommt die Inzesthemmung zum Tragen und macht eine sexuelle Beziehung unmöglich.

Carol C. Well

Keine von uns hatte perfekte Eltern, und deswegen schleppen wir alle irgendwelche ungelösten Probleme aus unserer Kindheit mit uns herum. Meist tragen wir diese Dinge auch in unsere Liebesbeziehungen hinein. Falls Sie in Ihrer Liebesbeziehung mehr Kind als Erwachsener sind, wirkt sich das in umgekehrter Weise auf Ihre körperliche Beziehung zu Ihrem Partner aus – meist in Form eines verminderten sexuellen Interesses.

Suchen Sie nach mütterlicher Geborgenheit oder väterlichem Schutz? Wie wirkt sich dieses Verlangen auf Ihren Körper aus?

Vielleicht ist die Situation auch umgekehrt: Sie haben das Gefühl, daß Ihr Partner Sie in eine Elternrolle drängt. Empfinden Sie dies als sexuell anziehend, oder entwickeln Sie dabei eher mütterliche, asexuelle Gefühle?

Achten Sie darauf, wie Sie körperlich auf Ihren Partner reagieren. Nur so können Sie einschätzen, ob einer von Ihnen – oder sogar beide – versuchen, in unangemessener Weise kindliche Bedürfnisse zu befriedigen. Übernehmen Sie selbst die Verantwortung für unverarbeitet gebliebene Dinge aus Ihrer Kindheit: indem Sie sich einer Selbsthilfegruppe anschließen, einen Psychotherapeuten aufsuchen, an der Beziehung zu Ihrem „inneren Kind" arbeiten oder Körperarbeit machen. Anstatt von Ihrem Partner zu erwarten, daß er Ihnen Vater oder Mutter ist, suchen Sie außerhalb Ihrer Beziehung nach der Hilfe, die Sie brauchen und die Sie sich verdient haben.

GESUNDHEIT, SELBSTACHTUNG UND WOHLBEFINDEN

Entschließen Sie sich, in erster Linie an Gesundheit und in zweiter Linie an Ehre und Bequemlichkeit zu denken, denn in dieser unbeständigen Welt bleibt uns gar nichts anderes übrig. Diejenigen, die nicht wissen, wie sie ihr Leben möglichst nutzbringend verbringen, lassen zu, daß es ihnen entgleitet, sorgenvoll und nicht gerade ehrwürdig.

Isabella d'Este

Obwohl Isabella d'Este fast fünfhundert Jahre vor unserer Zeit lebte, begriff sie, wie wichtig es ist, für sich selbst zu sorgen.

Notieren Sie in Ihr Körpertagebuch, was Sie in der letzten Woche unternommen haben, um Ihr Immunsystem zu stärken. Haben Sie Sport getrieben? Einer Freundin erzählt, worüber Sie sich ärgern, statt alles in sich hineinzufressen? Gemeinsam mit einem Menschen gelacht, den Sie gern haben?

Beschreiben Sie zweitens, was Sie in der letzten Woche getan haben, um Ihrem Körper Ihre Achtung zu erweisen. Vielleicht haben Sie ein zwanzigminütiges Entspannungsbad genommen. Oder Sie haben gemerkt, wie Ihr Magen sich verkrampft und sind einer Kollegin aus dem Weg gegangen, die sich Ihnen gegenüber feindselig verhält.

Beschreiben Sie drittens, was Sie in der letzten Woche getan haben, um es sich bequem zu machen. Haben Sie sich eine wohltuende Massage gegönnt? Sind Sie gemächlich spazierengegangen und haben den Vögeln gelauscht? Haben Sie sich in die Arme Ihres Partners gekuschelt, um seine emotionale und körperliche Zuwendung so richtig zu genießen?

Haben Sie in den letzten Wochen nicht schon tolle Fortschritte gemacht?

WIR MÜSSEN UNSEREN PLANETEN ACHTEN

Die schlechte Behandlung der Erde und ihre Ausbeutung führen zu einer Verarmung der menschlichen Seele.

Raissa M. Gorbatschova

Kürzlich habe ich mich entschieden, Vegetarierin zu werden – aus verschiedenen Gründen. Erstens bin ich in bezug auf Essen immer wählerischer geworden, seit ich mich besser um meine Gesundheit kümmere. Ein zweiter Grund ist mein wachsendes Umweltbewußtsein. So werden z. B. Regenwälder abgeholzt, damit mehr Rinderweiden entstehen. Drittens mag ich kein Fleisch mehr essen, wenn ich weiß, wie die Tiere leiden.

Eine besitzergreifende gegen eine verantwortungsbewußte Einstellung der Erde gegenüber einzutauschen, bringt neue Perspektiven, aber auch schmerzliche Einsichten. Ich bin traurig darüber, daß ich zur Umweltverschmutzung, der Vernichtung tierischen Lebens und der Mißachtung zukünftiger Generationen beigetragen habe. Aus diesem Schmerz ist der Entschluß erwachsen, zu einer Versöhnung zwischen mir selbst und dem Planeten, auf dem ich lebe, beizutragen.

Beteiligen Sie sich an diesem Bemühen. Vegetarierin zu werden ist vielleicht nicht Ihre Sache, aber vielleicht fällt Ihnen etwas anderes ein, was Sie heute für die Erde tun können, etwas, das Sie bisher nicht getan haben. Falls Sie bisher Ihren Müll noch nicht getrennt haben, fangen Sie heute damit an. Falls Sie Reinigungsmittel benutzen, die der Umwelt schaden, entsorgen Sie sie sicher, und stellen Sie auf biologisch abbaubare Reiniger um. Tun Sie einen ersten Schritt. Tun Sie etwas für mehr Frieden mit der Erde, und Sie werden auch besser mit sich in Frieden leben.

SEIEN SIE JUNG

Man bleibt jung, solange man lernfähig ist, solange man neue Gewohnheiten annehmen und Widersprüche ertragen kann.

Marie von Ebner-Eschenbach

Sind Sie trotz Ihres Alters junggeblieben? Nicholas, der sechs Monate alte Sohn von Freunden, hat mich vor kurzem darauf gebracht, neue Lösungen für alte Probleme auszuprobieren. Er kommt ins Krabbelalter und hat seine eigene Methode entwickelt, sich durch einen Raum zu bewegen. Statt auf dem Bauch zu kriechen, liegt er flach auf dem Rücken. Er biegt sein Rückgrat durch, zieht seine Füße nach innen und stößt sich ein Stück weit vorwärts. Er bewegt sich durchs Zimmer wie eine kleine Raupe.

Nicholas hat eine einzigartige Lösung für ein uraltes Fortbewegungsproblem gefunden. Suchen auch Sie nach neuen Lösungen für alte Probleme. Statt traditionelle Schlafmittel einzunehmen, können Sie ein pflanzliches Mittel gegen Schlaflosigkeit ausprobieren oder vor dem Schlafengehen ein Glas warme Milch trinken. Anstatt gegen Kopfschmerzen Aspirin zu nehmen, können Sie es mit einer warmen oder kalten Nackenkompresse versuchen. Vielleicht hilft es Ihnen auch, eine größere Menge Wasser zu trinken. Experimentieren Sie mit kindlicher Begeisterung. Und falls Sie ein Gesundheitsproblem nicht lösen können, sollten Sie natürlich Ihren Arzt aufsuchen.

Seien Sie heute jung. Reagieren Sie auf ein altes Problem mit einer neuen Antwort, und nutzen Sie dabei auf ganz neue Weise die Weisheit Ihres Körpers.

WIE EMPFINDET IHR KÖRPER TRAUER?

Die Trauer war wie der Wind.
Sie kam in Böen und schüttelte die Frau.
Diese stemmte sich dagegen.
Marjorie Kinnan Rawlings

Ich erinnere mich noch, wie unbeholfen ich nach dem Telefon griff, das frühmorgens klingelte. Die Nachricht, daß mein Onkel bei einem Autounfall ums Leben gekommen war, drang in mein Ohr und verbreitete sich in meinem Körper. Obwohl ich noch gar nicht richtig wach war, spannte sich mein Körper vor Traurigkeit an.

Unser Körper drückt Trauer auf viele Arten aus. Weinen ist wohl die Ausdrucksart, die wir am häufigsten mit Trauer in Verbindung bringen. Aber Tränen sind nur eine von mehreren Arten, mit denen die Trauer Besitz von uns ergreift. Flache Atmung, Antriebslosigkeit und nach vorne gezogene Schultern sind weitere Anzeichen dafür, daß wir traurig sind. Die Trauer kann still im Körper wohnen oder ihn wie ein Blitz durchfahren, so daß unser Vertrauen in die Vorhersagbarkeit der Dinge erschüttert wird. Im Verlauf vieler körpertherapeutischer Sitzungen haben meine Klientinnen und ich entdeckt, daß die Trauer sich in allen Teilen des Körpers ansiedeln kann. Sie kann sich entlang der Wirbelsäule erstrecken, im Inneren der Hand sitzen oder mitten in der Wade stecken.

Wie empfindet Ihr Körper Trauer? Stellen Sie fest, wo in Ihrem Körper die Trauer steckt. Schreiben Sie Ihre Einsichten in Ihr Körpertagebuch, um sich selbst, Ihren Körper und Ihren Schmerz besser verstehen zu lernen. Sprechen Sie mit Ihrer „Körper-Gefährtin" oder einer anderen Person über Ihre Trauer, um sie zu lindern.

WIR DANKEN UNSEREN NASENHÄRCHEN

Die Nase ist nicht nur zum Riechen da, zum Wärmen und Befeuchten der eingeatmeten Luft, sondern eine weitere wichtige Funktion besteht darin, daß sie uns vor Krankheitserregern in der Luft schützt. Die konstante Schleimbildung und die Bewegungen feiner haarähnlicher Wimpern transportieren Bakterien in den hinteren Bereich des Halses, von wo aus sie in den Magen gelangen und dort von den Magensäften zersetzt werden.

Carl Koch und Joyce Heil

Wie oft mag es vorkommen, daß man seinen Nasenhärchen gegenüber Dankbarkeit zeigt? Wohl nicht allzu oft. Aber das ist ungerecht. Denken Sie einmal daran, was diese winzigen Härchen für uns tun. Sie filtern Staub und alle möglichen Krankheitserreger aus unserer Atemluft, weil die in unserer Lunge nichts zu suchen haben. Darüber hinaus werden Schmutzpartikel und Bakterien, die dennoch in unsere Nase gelangen, langsam durch die Nasenhärchen weitertransportiert. Sie helfen unseren Nebenhöhlen dabei, einwandfrei zu funktionieren und unterstützen unser Immunsystem, wenn wir krank werden.

Danken Sie Ihren Nasenhärchen und all der frischen Luft, die sie in unsere Lunge lassen, indem Sie sachte und dankbar durch die Nase einatmen.

WERDEN SIE ZUM LÜGENDETEKTOR

Die meisten von uns spüren, ob eine Situation sicher ist oder nicht. Wir spüren intuitiv, wer vertrauenswürdig ist und wer uns an der Nase herumführt. Aber mit der Zeit verlieren wir diese Fähigkeit. Wir gewöhnen uns an, gewisse Signale zu übersehen, um nur ja vernünftig und rückhaltlos höflich zu erscheinen.

Dory Hollander

Ich erinnere mich noch, wie ich bei dem Mann anrief, mit dem ich mich damals regelmäßig traf, und eine Frau am Telefon war. Sie sagte, sie sei nur eine Bekannte von ihm, aber ich bekam einen flauen Magen. Irgendwie wußte ich, daß da mehr im Gange war.

Mein Freund wehrte meine diesbezüglichen Nachfragen als unbegründete Eifersucht ab. Erst als unsere Beziehung schon zu Ende war, fand ich heraus, daß die beiden in der Tat etwas miteinander hatten.

Woher wußte ich es? Mein Körper hatte es mir gesagt. Meine Ohren entnahmen es dem seltsamen Klang seiner Stimme, als er jeglichen Fehltritt abstritt. Das Gefühl der Anspannung in meinem Bauch warnte mich davor, seinen Worten zu trauen. Aber ich wollte ihm mehr vertrauen als mir selbst. Damals dachte ich, daß es mich zuviel kosten würde, mir selbst zu trauen – nämlich den Mann, den ich liebte.

Die Beziehung ging dann doch zu Ende, gleichzeitig verlor ich meine Selbstachtung – schließlich hatte ich seinen Lügen geglaubt. Hätte ich auf meinen Körper gehört, hätte ich mich mit der Tatsache eines unwiderruflichen Verlustes auseinandersetzen müssen, aber ich hätte den Glauben an mich selbst behalten.

Gibt es in Ihrem Leben jemanden, der Ihnen Dinge erzählt, die dem widersprechen, was Ihr Körper Ihnen sagt? Folgen Sie der Weisheit Ihres Körpers. Auf lange Sicht werden Sie weniger leiden.

FRAUEN LERNEN VON FRAUEN

Dies ist das Leben. Ihr Leben ...
Bekommen Sie, was Sie brauchen?
Gehen Sie liebevoll und sorgsam mit sich selbst um?
Und falls nicht – warum?

Jennifer Louden

In meiner Kindheit schaute ich meinen Eltern dabei zu, wie sie Papier, Leinwand, Pinsel, Kreiden und Stifte dazu verwendeten, zu zeichnen und zu malen und schöne Dinge herzustellen. Weil ich mit Menschen aufgewachsen bin, die derartige Materialien zu verwenden wußten, habe auch ich ein sicheres Gefühl für künstlerische Ausdrucksmittel entwickelt.

Menschen, die diese Erfahrung nicht machen konnten, haben vielleicht Probleme damit, einen Pinsel für Wasserfarben von einem für Ölfarben zu unterscheiden. Offenbar lernen wir vieles durch Beobachtungen, und wenn wir für etwas Bestimmtes nie Vorbilder hatten, dann ist unwahrscheinlich, daß wir diese Dinge auf Anhieb beherrschen.

Einer der Gründe dafür, daß viele von uns nicht besser auf sich achten, besteht darin, daß wir nicht wissen, wie wir das machen sollen. Nur wenige von uns hatten die Möglichkeit, andere Frauen zu erleben, die darin geübt waren, gut mit sich selbst umzugehen. Sehen Sie sich nach Frauen um, die sich selbst auf gesunde, wohltuende Art mögen. Fragen Sie eine dieser Frauen, wie sie sich konkret um ihren Körper kümmert. Vielleicht erfahren Sie das Rezept für eine Gesichtsmaske aus Gurke und Milch oder die Telefonnummer einer guten Massagepraxis oder den nächsten Termin für einen Tanzkurs an der Volkshochschule. Schreiben Sie diese neuen Informationen in Ihr Körpertagebuch. Frauen, die wissen, wie man für sich selbst sorgt, können Ihnen wichtige Dinge vermitteln.

STELLEN SIE EINEN TRINKPLAN AUF

Es ist in Ordnung, zu trinken wie ein Fisch, solange Sie trinken, was ein Fisch trinkt.

Mary Pettibone Poole

Erinnern Sie sich an die Bierwerbung, die sagt: „Es ist das Wasser, das unser Bier so gut macht"? Dasselbe gilt für unseren Körper. Was sorgt dafür, daß unser Blut fließt, unser Lymphsystem funktioniert, unsere Muskeln kräftig und beweglich sind, unsere inneren Organe vital; dafür, daß unsere Geschmacksknospen etwas schmecken und unser Gehirn sicher arbeitet? Das Wasser.

Trinken Sie jeden Tag viel Wasser. Ich habe immer eine Flasche auf meinem Schreibtisch stehen, die einen Liter faßt. Jeden Tag nehme ich mir vor, zwei dieser Flaschen zu trinken. Ich habe herausgefunden, daß es mir leichter fällt, die notwendige Menge Wasser zu trinken, wenn ich es ständig griffbereit habe. Ständig Wasser in Reichweite zu haben verhindert außerdem, daß ich Lust auf weniger gesunde Getränke wie Limonade oder Kaffee bekomme.

Stellen Sie einen einfachen und für Sie praktikablen Trinkplan auf. Tun Sie sich von innen etwas Gutes, indem Sie viel frisches, köstliches Wasser trinken.

SPÜREN SIE IHRE SINNE

Wir können nicht wissen, was jenseits der Dinge liegt.
Was jenseits der Sinne liegt, können wir nicht kennen.
Diane Ackerman

W*as soll ich anziehen?*

Diese Frage stellen wir uns jeden Morgen, wenn wir suchend in unseren Kleiderschrank schauen. Statt sich nach rein pragmatischen Gesichtspunkten zu entscheiden, können Sie Ihre Sinne einbringen. Lassen Sie sich von Ihren sinnlichen Bedürfnissen leiten. Wenn Sie entscheiden, wie Sie für Ihre Arbeit passend angezogen sind, denken Sie auch daran, wie angenehm sich ein bestimmter Stoff auf Ihrer Haut anfühlt oder welche Farben Sie besonders mögen. Wählen Sie einen besonders weichen Pullover aus, oder entscheiden Sie sich für die langen Ohrringe, die Sie am Hals kitzeln, wenn Sie den Kopf bewegen. Lassen Sie Ihren Körper mehr als bisher aktiv an Ihrer Auswahl teilhaben, und seien Sie empfänglich für die sinnliche Freude, die Sie dabei erleben.

FREUDE AM FRÜHLING

Ich mag den Frühling überall, aber wenn ich die Wahl hätte, würde ich ihn am liebsten in einem Garten begrüßen.

Ruth Stout

Jedes Frühjahr kaufe ich frische Kräuter für die Fensterbank vor meiner Küche. Letztes Jahr habe ich Oregano gezogen, den ich getrocknet und für Nudelrezepte verwendet habe (zu weiteren kulinarischen Höhen reichen meine Kochkünste nicht aus). Ich hatte auch mehrere frische Basilikumstöcke. Ich habe frische Tomaten in Scheiben geschnitten, jede Scheibe mit frischen Basilikumblättern belegt, etwas Olivenöl und von dem getrockneten Oregano dazugegeben und nach Herzenslust davon gegessen.

Der Winter geht zu Ende, und der Frühling zieht ein. Besorgen Sie sich eine oder zwei Kräuterpflanzen als Zeichen für den Beginn des Frühlings, Zeit des Wachstums und der Wiedergeburt. Freuen Sie sich an dieser Jahreszeit, und verwöhnen Sie Ihre Geschmacksknospen mit frischen Kräutern.

SICH SELBST BEACHTUNG SCHENKEN

Unterdrücke alles im Kind.

Daniel Gottlob Moritz Schreber

Sei ruhig! Du willst doch nur beachtet werden!

Daniel Schreber, ein geachteter deutscher Arzt und Erzieher, setzte sich um die Jahrhundertwende dafür ein, daß Eltern die Gefühle ihrer Kinder kontrollieren beziehungsweise unterdrücken sollten. Mütter wurden dazu angehalten, ihre Kinder nicht mit „Sanftmut" zu behandeln, besonders dann nicht, wenn es den Kindern nur darum gehe, Aufmerksamkeit auf sich zu ziehen. Die Kinder würden sonst „boshaft".

Leider hat diese Auffassung die Kindererziehung zu Beginn des zwanzigsten Jahrhunderts beherrscht und sich wahrscheinlich sogar noch darauf ausgewirkt, wie Sie und ich als Kinder behandelt worden sind. Wenn wir Hunger oder nasse Windeln hatten, dann waren dies *wirkliche* Bedürfnisse, und unsere Eltern sollten darauf reagieren. Wenn wir jedoch lediglich beachtet werden wollten, dann war dies kein wirkliches Bedürfnis. Heute gehen wir zwar davon aus, daß unser Bedürfnis nach Aufmerksamkeit legitim war, dennoch behandeln wir uns selbst mit genau der Mißachtung, die früheren Generationen eingeimpft wurde. Werten auch Sie Ihre Bedürfnisse ab, indem Sie sie als belanglos abtun?

Nehmen Sie sich einen Moment Zeit, entspannen Sie sich und fragen: „Welche Art von Aufmerksamkeit brauche ich heute?" Braucht Ihre Haut besondere Pflege? Wie wäre es, wenn Sie sich mit einer Gesichtsmaske verwöhnen? Vielleicht tun Ihre Füße weh und würden sich über eine lindernde Massage freuen? Sind Sie nach einem arbeitsreichen, lauten Tag erschöpft? Vielleicht ruhen Sie sich ein paar Minuten aus und hören Ihre Lieblings-CD. Achten Sie auf sich. Beachtet zu werden ist ein durchaus legitimer Wunsch.

MAI

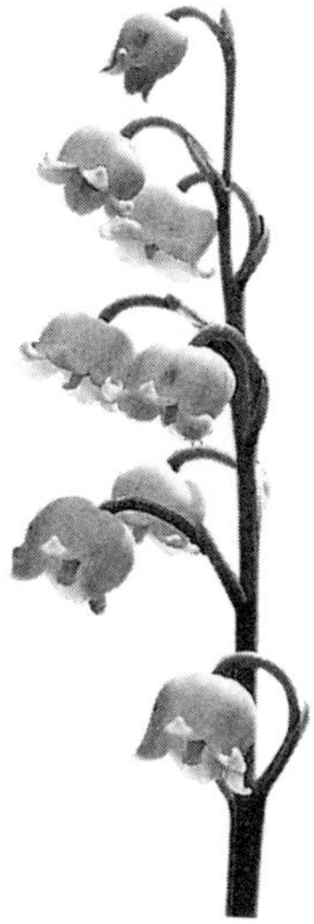

Eichen

Die Silhouetten der Zweige.
Manchmal gefroren oder bedeckt mit nassem Weiß.
Manchmal so schockierend bloß und ungeschminkt
gegen den Winterhimmel.

Plötzlich schießt grünes Leben aus totem Holz.
Wunder der Auferstehung,
das bessere Tage verkündet.

Mit Blättern bedeckte Schattenspender.
Den Schutz, den ihr uns gebt, halten wir für selbstverständlich.
Festverwurzelt, geliebte Beobachter
der Sommerfreuden.

Rot-orangefarbene Flammen,
atemberaubende Boten der Veränderung.
Leuchtender Farbenregen
im wirbelnden Tanz mit dem Wind.

Festverwurzelt und voller Vertrauen auf das,
wofür sie geschaffen wurden.
Eichen, ganz und gar.
Sie spiegeln einen Teil
der Freude des Schöpfers wider.

Weise Freunde.
Ihr lehrt mich die grundlegende Wahrheit
der Schönheit des Daseins.
Ihr erinnert mich daran, ich selbst zu sein.

EIN HOCH AUF UNSERE SINNE

Dieser Austausch zwischen der verkörperten Seele und der äußeren Welt ist ein dynamischer Prozeß. So findet Wachstum statt. So ist Leben.

Marion Woodman

Obwohl ich regelmäßig mit meinen Freunden Joel und Pat Essen gehe, kann es manchmal richtig schwierig sein, sich mit ihnen auf ein bestimmtes Restaurant zu einigen. Joel ist ein künstlerisch begabter Mensch, der gerne in Restaurants geht, die gerade „in" und sorgfältig ausgestattet sind. Ich gehe dort nicht so gerne hin, weil es in diesen Restaurants selten Teppichboden gibt und die Tische zu nah beieinander stehen. Weil es für mich zum gemeinsamen Essen gehört, daß man sich unterhält, gehe ich lieber in ruhigere Restaurants. Pat starrt Joel und mich während unserer Diskussionen meist erstaunt an, weil wir niemals über das Essen reden. Für sie ist das Abendessen eine kulinarische Angelegenheit. Sie kann sich nicht vorstellen, daß man ein Restaurant nach anderen Gesichtspunkten aussucht als nach der Qualität der Speisen, die es dort gibt.

Wir drei sind ein Beispiel dafür, daß unsere Sinneswahrnehmung unsere individuelle Wahrnehmung beeinflußt. Wir können mit allen Sinnen auf Essen reagieren. Bei den meisten von uns ist jedoch ein Sinneskanal dominant und prägt unsere Erfahrungen. Es gibt visuell orientierte Menschen, kinästhetisch oder körperorientierte, und es gibt Menschen, bei denen das Gehör der dominante Sinn ist. Nehmen wir einmal an, man fordere Sie auf, Ihre Winterferien zu beschreiben. Wenn Sie ein visuell orientierter Mensch sind, dann werden Sie sich bei Ihrer Beschreibung vor allem darauf konzentrieren, wie die Dinge ausgesehen haben. Dabei verwenden Sie vielleicht Worte wie „leuchtend", „farbig", „dunkel", „klar" oder „verschwommen". Sie könnten z. B. sagen: „Der Blick aus unserem Chalet war wie auf einer Postkarte, mit weißem, glitzerndem Schnee, so weit das Auge reicht".

Wenn Sie eher körperorientiert sind, dann würden Sie eher eine andere Erfahrung beschreiben: „Nachmittags kam ein kalter Wind auf. Das Skifahren war schwierig, weil der Schnee gefroren und extrem glatt war. Es tat gut, ins Chalet zurückzukommen, wo wir uns am Feuer gewärmt und heißen Punsch getrunken haben."

Falls Sie ein gehörorientierter Mensch sind, würden Sie wahrscheinlich vor allem beschreiben, wie sich Ihre Ferien angehört haben und dabei Worte verwenden wie „ruhig", „harmonisch", „musikalisch" oder „donnernd". Sie würden sagen: „Was mich am meisten erstaunt hat, war, wie ruhig es an den Pisten war, weil der Schnee jedes Geräusch dämpfte. Als ich mit dem Lift fuhr, konnte ich nur das schwache Geräusch des Liftes und das Knirschen meiner Skier auf dem Schnee hören. Oben war alles so ruhig – ich konnte hören, wie mein Herz vor Aufregung schlug."

Was hat Sie in Ihrem letzten Urlaub am meisten begeistert? Die spektakulären Sonnenuntergänge? Das Lächeln Ihrer Kinder? Dann sind Sie vielleicht ein visuell orientierter Mensch. Oder erinnern Sie sich noch besonders gut an das Essen? Oder an die Körperwärme Ihres Partners? Wenn Ihnen diese Art von Eindrücken am meisten bedeutet, sind Sie ein körperorientierter Mensch. Vielleicht erinnern Sie sich vor allem an den Klang der Calypso-Musik, der sich über die Lagune verbreitete oder an das Lachen Ihrer Reisegefährten. Haben Sie manche Gespräche jetzt noch im Ohr? Dann sind Sie ein gehörorientierter Mensch.

Finden Sie heraus, welcher Sinneskanal bei Ihnen dominant ist. Gönnen Sie diesem Sinn heute einen besonderen Genuß.

WO SITZT DER STRESS?

Die Amish-People arbeiten in ihre Quilts besonders gern das „Sonnenschein- und Schatten"-Muster ein. Es hat zwei Seiten – Licht und Dunkel, Geist und Form –, und es birgt in sich die Herausforderung, beides zu einer höheren Einheit zu verbinden. Es geht nicht darum, zwischen zwei Extremen auszuwählen ... Es ist ein Balanceakt, der Gegensätze einschließt.

Sue Bender

Leben Sie in Harmonie mit Ihrem Körper? Gibt es in Ihrem Leben sowohl angemessene Ruhezeiten als auch aktive Phasen, in denen Ihre Kreativität herausgefordert wird? Bekommen Sie soviel zurück, wie Sie geben?

Falls Sie aus dem Gleichgewicht sind, registriert Ihr Körper den damit verbundenen Streß in den Muskeln, den inneren Organen und dem Nervensystem. Holen Sie Ihr Körpertagebuch, und schätzen Sie auch diesen Monat Ihr Streßlevel ein.

Machen Sie eine Zeichnung von Ihrem Körper und markieren Sie die gestreßten Bereiche farbig. Vielleicht sind Ihre Schultern so angespannt, daß Sie sie fast immer bis auf Ohrhöhe heben. Vielleicht sind Ihre Waden verkrampft und tun weh. Vielleicht fällt Ihnen das Atmen schwer, weil Sie soviel Streß in Ihrem Bauch mit sich herumtragen. Übertragen Sie Ihre Beobachtungen auf Ihre Zeichnung.

Vergleichen Sie Ihre Zeichnung mit denen, die Sie in den letzten Monaten angefertigt haben. Welche Informationen können Sie dem Vergleich über Ihr Streßlevel entnehmen? Sollten Sie möglicherweise Veränderungen vornehmen, um wieder ins Gleichgewicht zu kommen? Besprechen Sie diese Dinge mit Ihrer „Körper-Gefährtin" oder mit jemand anderem, von dem Sie sich verstanden fühlen.

RESPEKTIEREN SIE DIE GRENZEN ANDERER

Grenzen haben etwas mit Beziehungen zu tun, und letztendlich auch mit Liebe.

Henry Cloud und John Townsend

Die meisten von uns möchten sich selbst als gute Menschen sehen – freundliche, liebevolle Frauen, die zum Leben anderer etwas Positives beitragen. Solange wir jedoch unseren eigenen Körper mißachten, mißachten wir unwissentlich auch den Körper der Menschen, die uns eigentlich nahe stehen.

Ohne es zu wollen, habe ich andere verletzt, weil ich ihre Grenzen mißachtet habe, weil ich mir nicht im klaren darüber war, wo mein persönlicher Freiraum endete und ihrer begann. Oft bin ich anderen viel zu nah „auf die Pelle" gerückt oder habe ihnen umgekehrt den Eindruck vermittelt, daß sie mich nicht interessieren, indem ich zu sehr auf Distanz geblieben bin. Ich war es gewohnt, die Signale meines Körpers zu überhören, und überging auch schnell die Signale, die mir andere setzten.

Fragen Sie Ihre engen Freunde und Familienmitglieder, wo Sie deren Grenzen verletzt haben. Das ist eine ernüchternde, aber hilfreiche Übung. Vielleicht haben Sie im wörtlichen Sinne Grenzen verletzt, indem Sie in die Räume anderer Menschen eingedrungen sind. Oder Sie haben emotionale Grenzen überschritten, indem Sie verletzende und abwertende Bemerkungen über den Körper anderer Menschen gemacht haben. Vielleicht haben Sie andere zu bestimmten Taten oder Verhaltensweisen gedrängt oder sie nicht genügend unterstützt, weil Sie nicht erkannt haben, wo ihre körperlichen oder emotionalen Grenzen lagen. Fragen Sie, und sehen Sie, was bei den Antworten herauskommt. Falls Sie wirklich jemanden verletzt haben, fragen Sie den Betreffenden, wie Sie es in Zukunft besser machen können.

4. MAI

VON TIEREN LERNEN

Es gibt Menschen, deren Leben sich kaum von dem der Tiere unterscheidet, und das meine ich nicht negativ. Damit will ich sagen, daß diese Menschen den Lauf der Dinge akzeptieren, ohne sich dagegen aufzulehnen, ohne nach dem Warum zu fragen oder ihn zu bedauern. Für sie sind die Dinge einfach da, genauso wie die Erde, der Himmel und die Jahreszeiten.

Celeste de Blasis

Neulich machte ich beim Schreiben eine Pause und ging ins untere Stockwerk, um nach meinen beiden Katzen Sassy und Stud zu sehen. Beide lagen ausgestreckt auf dem Rücken, mit ausgestreckten Beinen und zurückgebogenem Kopf und genossen ein Nachmittagsschläfchen. Als Sassy mich kommen hörte, schaute sie mich aus einem ihrer gelben Augen an und wälzte sich so genüßlich auf dem Boden umher, wie ich es noch nie gesehen hatte. Stud schlief einfach weiter. Beide sind wunderbare Beispiele für verkörperte Lebensfreude.

Nehmen Sie sich heute ein bißchen Zeit, und beobachten Sie Ihr Haustier oder das von Freunden. Oder gehen Sie in den Zoo. Suchen Sie sich ein Tier aus, und sehen Sie ihm dabei zu, wie es ganz unbefangen in seinem Körper existiert. Es entschuldigt sich für nichts. Es freut sich einfach am Leben. Sobald Sie wieder zu Hause sind, setzen oder legen Sie sich auf den Boden und machen das Tier nach. Schütteln Sie sich genauso fröhlich wie ein Hund, oder rollen Sie sich zusammen wie eine Katze. Wir können von Tieren eine Menge lernen, was das Zuhausesein im eigenen Körper angeht. Nehmen Sie sich heute Zeit für eine Lektion bei den Tieren.

GROSS-SEIN, SICH STRECKEN, WACHSEN

Frauen sollten versuchen, größer statt kleiner erscheinen zu wollen, denn ich glaube, je größer wir sind, desto mehr Platz benötigen wir, und desto mehr muß man mit uns rechnen.

Roseanne

Ich erinnere mich noch daran, daß in meiner Kindheit die Jungen beim Ballspielen nie Mädchen in ihrer Mannschaft haben wollten.

Warum waren Mädchen früher beim Sport soviel ungeschickter als Jungen? Ein Grund dafür ist, daß man für einen ordentlichen Wurf oder andere sportliche Anstrengungen den Körper in einer Weise einsetzen muß, die sehr viel Platz beansprucht. Beim Werfen müssen die Beine gespreizt sein, damit man einen sicheren Stand hat. Der Oberkörper muß frei schwingen können, und die Schultern sollten leicht angehoben und geöffnet sein. Die Arme müssen in der Bewegung gestreckt werden. Man muß sich in seinem Körper wohlfühlen, um soviel Platz zu beanspruchen.

Mädchen wurde traditionell beigebracht, „klein" zu sein. Sie saßen mit überkreuzten Beinen, während Jungen mit gespreizten Beinen sitzen und mehr Platz beanspruchen durften. Von Mädchen wurde erwartet, daß sie sich beim Gehen entlang einer unsichtbaren, dünnen Linie bewegten, während Jungen mehr Platz zugestanden wurde, um zu stolzieren, auszuschreiten oder anzugeben. Das Gefühl der Kleinheit übertrug sich bei den Mädchen auch auf ihr sportliches Verhalten: Es fiel uns schwer, Platz zu beanspruchen. Wir neigten dazu, einhändig zu werfen, mit gesenkten Schultern und durch eine enge Fußstellung wenig gestützt.

Beanspruchen Sie heute den Platz, den Sie und Ihr Körper brauchen. Seien Sie groß, breit, lang. Lassen Sie Ihre Arme und Ihren Oberkörper schwingen und ihre Füße dorthin schreiten, wo sie wollen. Verkörpern Sie eine Kraft, mit der man rechnen muß.

SCHMÜCKEN SIE SICH

Viele Frauen kaufen sich genauso viele Perücken und Schminksachen wie ich. Sie benutzen sie nur nicht alle gleichzeitig.

Dolly Parton

Warum sollten wir uns zu Sklavinnen der Mode machen? Ich sage: Seien Sie Sie selbst! Wenn Sie falsche Wimpern, blonde Perücken und Pfennigabsätze tragen möchten, dann tun Sie das auch. Wenn Sie lieber Segeltuchschuhe und verwaschene Jeans tragen, dann stehen Sie zu Ihrem Stil. Manche Frauen mögen Spitzen und Blumenmuster. Andere mögen lieber unifarbene Kleidungsstücke in leuchtenden Farben, zu denen sie schwarze Accessoires tragen.

Wie immer Sie auch Ihren Körper kleiden und schmücken – haben Sie Freude daran. Und machen Sie es wie Dolly: Nehmen Sie das Ganze nicht so ernst. Ihr Körper ist schön, auch ohne den ganzen Firlefanz, die Armreifen und Schleifen. Haben Sie einfach Spaß an Ihren Klamotten. So wichtig sind sie nun auch wieder nicht.

WIE BRINGT IHR KÖRPER GLÜCK ZUM AUSDRUCK?

Nach einem Sturm singen die Vögel;
warum sollten die Menschen
nicht ebenfalls das Recht haben,
sich an dem zu freuen, was ihnen bleibt?

Rose Kennedy

Die Stimme meiner Freundin tönte mir laut und deutlich aus dem Telefonhörer entgegen: „Ich habe den Job! Stell dir vor! Die ganze Arbeit hat sich schließlich doch noch gelohnt!"

Wir waren beide sehr aufgeregt darüber, daß sie es geschafft hatte. Wir lachten und schwätzten noch etwa eine Stunde miteinander. Glück ist ein Gefühl, das sich oft schon an unserer Stimme ablesen läßt. So wie eine heftige Welle an den Strand schlägt und dabei Sandburgen zerstört, bricht sich das Glück in unserer Stimme Bahn und verscheucht unsere Müdigkeit durch Kichern und Trällern.

Wie drückt Ihr Körper Glück aus? Durch das Lächeln auf Ihrem Gesicht? Durch Ihren beschwingten Gang? Durch einen tiefen, erleichterten Seufzer? Können Sie vor Glück laut aufschreien und umherspringen? Finden Sie heraus, wie in Ihrem Körper das Glück zum Ausdruck kommt, und schreiben Sie es in Ihr Körpertagebuch. Dann teilen Sie Ihr Glück mit einer Freundin oder einem Freund!

FUSSMASSAGE

Es sind nicht die großen Freuden, die am meisten zählen;
es ist die Fähigkeit, aus den kleinen Freuden große zu machen.
Jean Webster

Wenn ich besonders viel zu tun habe, hat mein Körper unter zusätzlichem Streß zu leiden und braucht mehr Pflege, als wenn ich ein ruhiges Leben führe. Die Sache hat nur einen Haken: Immer dann, wenn mein Körper Extra-Pflege braucht, bin ich zu beschäftigt, um sie ihm geben zu können.

Wenn ich es lediglich als eine weitere Verpflichtung betrachte, mich um meinen Körper zu kümmern, gerät mein Körper in sehr aktiven Phasen meines Lebens in Vergessenheit. Wenn ich Körperpflege jedoch als etwas ansehe, das ich leicht und einfach tun kann, ist es möglich, an einem arbeitsreichen Tag ein paar Minuten Zeit zu finden, um etwas für meinen Körper zu tun.

Ziehen Sie Ihre Schuhe aus, und setzen Sie sich bequem auf den Boden. Es macht nichts, wenn Sie eine Strumpfhose tragen. Die Fußmassage funktioniert trotzdem. Ziehen Sie einen Fuß zu sich heran – die Fußsohle zeigt nach unten – und bewegen und massieren Sie sachte jeden Zeh.

Legen Sie als nächstes Ihre Daumen nebeneinander auf die Oberseite Ihres Fußes, so daß Ihre Finger sich unter der Fußsohle treffen. Ziehen Sie mit den Händen vorsichtig nach beiden Seiten, so daß die Knochen in Ihren Füßen auseinandergezogen werden. Wiederholen Sie dies mehrere Male.

Massieren Sie zuletzt mit Ihren Fingerspitzen in kleinen kreisenden Bewegungen Ihre Fußgelenke. Manche Menschen glauben, daß eine Fußmassage den gesamten Körper anregt. Sie werden sich nach dieser kurzen Massage erfrischt fühlen und das Gefühl haben, besseren Stand zu haben und mehr in Ihrem Körper zu Hause zu sein.

VERLASSEN SIE SICH AUF DIE BOTSCHAFTEN IHRES KÖRPERS

Die meisten Frauen wissen nicht genau, wo sie ihre Grenzen ziehen sollen. Sie wissen nicht, wann sie „Ja" oder „Nein" sagen sollen, oder wann es Zeit ist, ihre eigenen Interessen zu vertreten.

Paxton Quigley

Von meinen Katzen habe ich eine Menge über Grenzen gelernt. Sie wissen ganz genau, welcher Raum ihnen zusteht. Neulich lief die Katze des Nachbarn ins Wohnzimmer, genau auf die Freßnäpfe meiner Katzen zu. Beide wußten ganz genau, daß dieser Neuling nicht in ihr Gebiet eindringen und sich über ihr Futter hermachen durfte. Ohne Zögern gingen sie mit aufgestellten Schwänzen, gesträubtem Fell und zischend auf die fremde Katze zu.

Ich bin nicht immer so sicher, ob meine Grenzen überschritten werden oder nicht. Wenn ich auf meinen Körper achte, fühle ich, wie sich mein Kiefermuskel anspannt, wie es einen kurzen Stich im Rücken gibt oder wie ich nach Luft schnappe. Aber anders als meine Katzen überlege ich mir dann: Verletze ich vielleicht die Gefühle anderer? Habe ich die Situation falsch interpretiert? Empfinden andere mich vielleicht als zu fordernd oder zu emotional? Und so taste ich mich durch ein Labyrinth von Vermutungen, während irgend jemand mir zu nahe tritt.

Niemand von uns ist in der Lage, jede Situation richtig einzuschätzen. Akzeptieren Sie also, daß wir alle uns einmal irren, und irren Sie sich gegebenenfalls lieber zugunsten Ihrer Grenzen. Vertrauen Sie Ihrer zugeschnürten Kehle, diesem intuitiven Gespür für Gefahr oder dem Zucken Ihres Augenlids. Setzen Sie Ihre Grenzen, und wenn Sie tatsächlich einmal überreagieren, ist das in Ordnung. Fragen Sie meine Katzen.

SPÜREN SIE DIE LIEBE UM SIE HERUM

Schlußendlich ist nichts von dem,
was wir im Leben tun
oder sagen, so wichtig wie die Art,
wie wir einander geliebt haben.

Daphne Rose Kingma

Was bringt Sie zu der Überzeugung, daß jemand Sie liebt? Geben und empfangen Sie Liebe durch einen der drei Sinneskanäle: den visuellen, auditiven oder kinästhetischen?

Visuell orientierte Menschen bemerken die ihnen entgegengebrachte Liebe durch Dinge, die sie sehen können, z. B. durch eine schöne Grußkarte oder wenn sie mit einem anderen Menschen einen tollen Sonnenuntergang betrachten. Menschen, die wie ich eher auditiv orientiert sind, brauchen die feurigen Worte anderer, um sich wirklich geliebt zu fühlen. Kinästhetisch oder körperorientierten Menschen muß Liebe im wörtlichen Sinne durch Berührung mitgeteilt werden – sie wollen in den Arm genommen, zärtlich liebkost oder leidenschaftlich geküßt werden.

Nehmen Sie sich die Zeit herauszufinden, wie Sie geliebt werden wollen. Bitten Sie Ihren Partner und die Menschen, die Ihnen nahestehen, Ihnen ihre Liebe auf die Weise mitzuteilen, die Sie am besten verstehen. Bemühen Sie sich, den anderen Ihre Liebe so mitzuteilen, wie diese es am liebsten mögen, statt so, wie es Ihnen am meisten liegt. Geben Sie Ihre Liebe effektiv weiter, und benutzen Sie dabei die Sinneskanäle. Es wird Ihr Liebesleben merklich bereichern.

ENTBEHRUNGEN SIND SCHÄDLICH

Siehe, was ich als Bestes ersehen habe: daß es schön ist,
zu essen und zu trinken und es sich wohl sein zu lassen
bei all der Mühe, womit einer sich plagt unter der Sonne,
die wenigen Tage seines Lebens, die Gott ihm gegeben.
Denn das ist sein Anteil.

Prediger 5, 17

Meine Therapeutin wirkte alarmiert, als ich ihr sagte, daß ich Abführmittel einnähme. Sie machte mir unmißverständlich klar, daß sie mich wegen einer Eßstörung ins Krankenhaus einweisen lassen würde, wenn ich nicht mehr essen und zunehmen würde. Ich dachte damals, sie sei verrückt geworden. Ich hatte keine Eßstörung. Ich aß nur einfach nichts, das war alles.

Die Ernsthaftigkeit eines Problems zu leugnen, ist bereits Symptom dafür, daß jemand an einer Eßstörung leidet und das damit verbundene Suchtverhalten aufweist. Menschen, die an Anorexia nervosa oder einer anderen Art von zwanghafter Nahrungsverweigerung leiden, glauben, kontinuierlich abnehmen zu müssen, um inneren Frieden oder Wohlgefühl zu erlangen. Als ich selbst an Eßstörungen litt, war mein Denken so aus den Fugen geraten, daß ich mich dazu beglückwünschte, an bestimmten Tagen ganz besonders wenig gegessen zu haben.

Sind Sie stolz auf sich, wenn Sie Ihrem Körper etwas vorenthalten, das Sie brauchen? Falls Sie ähnlich funktionieren wie ich damals, erscheint es Ihnen vielleicht verlockend, Ihrem Körper die Nahrung vorzuenthalten. Vielleicht entziehen Sie sich aber auch andere Dinge, wie z. B. Ruhe, Bewegung, Komplimente, qualifizierte gesundheitliche Betreuung oder einfach nur Akzeptanz. Finden Sie heraus, in welchem Bereich Sie sich selbst Entbehrungen auferlegen, und drehen Sie den Spieß um. Geben Sie sich die Nahrung, die Sie brauchen.

12. MAI

VERKÖRPERN SIE SPIRITUALITÄT

Was den Körper betrifft, betrifft auch die Seele; genauso besitzt auch der Körper ohne Seele als Quelle des Lebens kein Eigenleben.

Ray S. Anderson

Früher verlief um meinen Hals herum eine unsichtbare Linie, die das Gute in mir (meinen Geist und die reinen Gedanken) vom Schlechten trennte (meinem Körper, meinen sexuellen Bedürfnissen und meinen Gefühlen). Ich teilte mich in verschiedene Bereiche auf: „Kopf", „Herz", „Körper", „Seele". Jedem Bereich gestand ich einen bestimmten Wert zu. Der Geist war mehr wert als das Herz; die Seele war etwas Kostbares, während der Körper unwichtig war.

Meine Reise führt mich in Richtung einer *verkörperten Spiritualität.* Sowohl das Sichtbare (den Körper) als auch das Unsichtbare (die Seele) gelten als entscheidend wichtig für ein lebendiges, sich weiterentwickelndes Selbst.

Nehmen Sie Ihr Körpertagebuch zur Hand, und schreiben Sie auf, was Ihnen zu den folgenden Fragen einfällt:

- Wie würden Sie „Geist" definieren?
- Wie würden Sie „Körper" definieren?
- In welchem Verhältnis stehen beide zueinander?
- Haben Sie eine spirituelle Perspektive, die eine Dimension höher bewertet als die andere? Falls ja, beschreiben Sie dies genauer.
- Welche Veränderungen müßten Sie an Ihrem spirituellen Verständnis vornehmen, um Ihren Geist und Ihren Körper zu versöhnen? Fangen Sie an, diese Veränderungen vorzunehmen, und schaffen Sie in Ihrer Spiritualität Raum für alle Teile Ihrer selbst.

RICHTEN SIE IHRE WOHNUNG LIEBEVOLL EIN

Das profanste Gebäude kann verwandelt werden durch den Geist, die Mentalität, die dort herrschen und sich in den Blumen am Fenster, der sauber geschrubbten Türschwelle oder im Geruch von frischgebackenem Brot ausdrücken.

Thomas Bender

Beim Umzug in eine größere Wohnung war ich begeistert, wieviel mehr Platz ich plötzlich hatte. Dann jedoch zogen meine Freunde in noch größere Wohnungen um, mit denen verglichen meine Wohnung minderwertig und beengt wirkte.

Wie schafft man sich ein Zuhause, in dem man zufrieden lebt? Ganz sicher nicht nach dem Motto „Größer, toller, neuer. Mehr, mehr, mehr". Ein Zuhause entsteht, wenn mit Liebe ein Ort geschaffen wird, wo der Körper sich ausruhen kann, wo man ißt, lacht, sich berührt und am täglichen Leben freut.

Je „körperfreundlicher" ich meine Wohung gestalte, desto zufriedener bin ich. Je mehr ich darauf achte, daß die Wohnung meine Sinne beglückt, desto mehr wird sie zu einer Quelle des Wohlergehens, des Schutzes und der Regeneration.

Sind Sie zufrieden mit dem Ort, an dem Sie leben? Gestalten Sie ihn „körperfreundlich", und beachten Sie dabei, durch welchem Sinneskanal Sie die Welt vorrangig wahrnehmen. Wenn Sie visuell orientiert sind, stellen Sie einige bunte Pflanzen auf. Wenn Sie eher kinästhetisch orientiert sind, sorgen Sie für einen Berg weicher Kissen auf dem Fußboden. Wenn Sie auditiv orientiert sind, kaufen Sie sich die CD, die Sie schon seit längerem gerne hätten. Liebe kann selbst den einfachsten Ort in ein Zuhause verwandeln.

14. MAI

SCHÖNHEIT, DIE VON INNEN KOMMT

Ein bestimmtes Verhalten, Mut, Disziplin, Seelenstärke und Integrität können eine Menge zur Schönheit einer Frau beitragen.

Jacqueline Bisset

Eines der vielen überraschenden Dinge, die ich als Masseurin gelernt habe, ist, daß viele von uns eine Menge Streß *in* ihrer Kopfhaut mit sich herumtragen. Je länger ich darüber nachgedacht habe, desto mehr Sinn scheint mir dies zu ergeben. Wie oft schneiden wir regelrechte Grimassen, wenn wir unglücklich oder gestreßt sind.

Sehen Sie sich um, und achten Sie auf die Anspannung in den Gesichtern anderer Menschen: scharfe Linien zwischen den Augenbrauen, zusammengebissene Zähne, eine tief zerfurchte Stirn. Jedesmal wenn wir unser Gesicht so zusammenziehen, werden die Muskeln der Kopfhaut zusätzlich belastet.

Sehen Sie sich nochmals um, und achten Sie dieses Mal auf jemanden, der ruhig und glücklich erscheint. Die Augen sind offen und entspannt, die Lippen sind weich und lächeln. Ein glückliches Gesicht wirkt voller, gesünder und jünger. Voller Mut zu sein und sich um Heiterkeit und Glück zu bemühen, trägt einiges zu unserer Schönheit bei. Wenn Sie sich selbst lieben, tun Sie damit mehr für Ihre äußere Erscheinung als jede Crème oder Lotion.

VERWÖHNEN SIE IHR GESICHT

Es heißt, das Gesicht sei der Spiegel der Seele.

Roswitha von Gandersheim

Ich schaute in den vibrierenden Spiegel an der Wand der Flugzeug-Toilette und sah eine Frau mit geschwollenen, geröteten Augen und einer säuerlichen Miene. Die Verbindung von trockener Luft im Flugzeug und der Länge des Flugs hatte meine Haut und die Nebenhöhlen ausgetrocknet und mir einen unglücklichen Blick verliehen.

Ich säuberte das Waschbecken und füllte es mit kaltem Wasser. Dann hielt ich für einige Augenblicke meine Hände hinein. Die Kälte veranlaßte mich, tief einzuatmen, was mich daran erinnerte, daß ich vorher eher flach geatmet hatte. Als meine Hände abgekühlt waren, legte ich sie auf meine Augen. Das tat gut!

Sobald meine Hände wieder warm waren, massierte ich vorsichtig meine Stirn, meine Schläfen, meinen Kiefer (das ist bei mir ein wunder Punkt) und das Kinn. Mein Aussehen und meine Stimmung besserten sich merklich.

Probieren Sie diese simple Methode aus, wenn Sie sich träge oder erschöpft fühlen. Ihr Gesicht wird Ihnen die Pflege danken, und Ihre Seele spürt die Erfrischung.

HALTEN SIE SICH AN DIE GESCHWINDIGKEITSBEGRENZUNG

Besser eine Handvoll Ruhe
als beide Fäuste
voll Mühe und Jagen nach Wind.
Prediger 4,6

Ich war zu spät losgefahren und beeilte mich jetzt, um die Zeit wettzumachen. Zu meinem Termin kam ich deswegen allerdings nicht früher. Tatsächlich kam ich sogar zu spät, denn ich wurde von einem Polizisten angehalten, der kein Verständnis dafür zeigte, daß ich meinen Streß mit überhöhter Geschwindigkeit auf der Autobahn auslebte.

Es ist unmöglich, aufmerksam zu bleiben, wenn Sie wie eine Verrückte Auto fahren, andere Autofahrer schneiden und womöglich halblaut fluchen. Sie können aus Ihrem Auto kein Flugzeug machen. Dann lieber eine Verspätung. Sehen Sie der Realität ins Auge. Akzeptieren Sie sie.

Entspannen Sie vor allem Ihren Körper, damit Sie in einen aufmerksamen Zustand zurückfinden. Sie tun Ihrem Körper nicht nur dadurch einen Gefallen, daß Sie Ihren Streßlevel senken. Sie vermeiden darüber hinaus, einen Unfall zu verursachen, nur weil Sie unkonzentriert oder rücksichtslos fahren. Kommen Sie zu spät. Bleiben Sie am Leben, und bleiben Sie gesund.

LASSEN SIE SICH EIN BISSCHEN BEMUTTERN

Ich kann meine Mutter nicht vergessen. Obwohl nicht sehr kräftig, ist sie immer meine Brücke gewesen. Wenn ich einen Abgrund überqueren mußte, überbrückte sie ihn so lange, bis ich sicher auf der anderen Seite angekommen war.

Renita Weems

Ich legte meine Hände vorsichtig um den Kopf einer meiner Klientinnen, und Tränen begannen ihr Gesicht herunterzulaufen. Als sie wieder sprechen konnte, erzählte sie mir: „Ich habe mir immer gewünscht, daß meine Mutter mich festhält, mich sanft berührt, aber sie hat es nie getan. Als Sie mein Haar berührt haben, ist diese alte Sehnsucht wieder wachgeworden."

Viele Frauen haben das Gefühl, daß ihre Mutter sich nicht genug um sie gekümmert hat. Eine liebevolle Mutter achtet auf die körperlichen Bedürfnisse ihrer Kinder. Wenn unser Bedürfnis nach Berührung, nach körperlichem Akzeptiert-Werden, nach guter Ernährung und Bewegung ignoriert wird, wachsen wir mit einer konstanten Sehnsucht nach mehr heran.

Sehnen Sie sich oft nach ein wenig mütterlicher Zuwendung? Überlegen Sie, was Sie tun können, um dieses Bedürfnis zu befriedigen. Falls Ihre Mutter nicht mehr am Leben ist oder sich aus anderen Gründen nicht um Sie kümmern kann, versuchen Sie, eine andere Frau zu finden, die bereit und in der Lage ist, Ihnen ein bißchen liebevolle Zuwendung zu geben. Sie können dazu beitragen, soviel mütterliche Zuwendung zu bekommen, wie Sie brauchen, indem Sie genauso gut auf Ihren Körper achten wie eine liebevolle Mutter auf ihr Kind. Holen Sie sich das, was Sie brauchen. Es ist noch Zeit. Nutzen Sie die Möglichkeiten, die Ihnen zur Verfügung stehen, um sich ein bißchen bemuttern zu lassen.

HELFEN SIE SICH MIT VIEL LIEBE ÜBER IHRE KOPFSCHMERZEN HINWEG

Im Mittelalter dachten die Menschen, Kopfschmerzen würden von bösen Geistern verursacht, die im Kopf sitzen. Die Behandlung bestand darin, daß man ein kleines Loch in die Schädeldecke bohrte. Glücklicherweise wissen heutzutage die Ärzte über Kopfschmerzen etwas besser Bescheid …

Don R. Powell

Ich hasse Kopfschmerzen, und ich kenne alle drei Sorten: Spannungskopfschmerzen, schmerzende Nebenhöhlen und Migräne. Früher habe ich bezeichnenderweise auf Kopfschmerzen damit reagiert, daß ich die Zähne zusammenbiß und wütend zum Medizinschränkchen rannte. Ich stand erklärtermaßen auf Kriegsfuß mit meinem Kopf. Natürlich war es pure Zeitverschwendung, meinem Kopf wegen der Schmerzen Vorwürfe zu machen. Das verstärkte höchstens die Intensität und Dauer des Schmerzes.

Inzwischen arbeite ich an einer neuen Einstellung. Ich betrachte meinen Kopf als Boten und den Schmerz als die Botschaft. Ich frage mich: „Worin besteht die Botschaft?"

Meist ist es nicht schwer, das herauszufinden. Bei mir bedeuten Spannungskopfschmerzen im allgemeinen, daß ich zuviele Dinge in zu kurzer Zeit erledigen muß. Schmerzende Nebenhöhlen können umweltbedingt sein, werden aber oft durch bestimmte Nahrungsmittel schlimmer. Migräne bedeutet oft einen „Durchhänger" nach einer belastenden Situation und gibt mir – gewollt oder nicht – die Gelegenheit, darüber nachzudenken, wie ich meinen Streß reduzieren könnte.

Hören Sie auf Ihren Schmerz. Sie werden eine Menge darüber lernen, wie Sie in Zukunft Kopfschmerzen vermeiden können, und Ihrem Kopf wird es ebenfalls besser gehen.

AUF DEM WEG ZU GOTT

Hören Sie auf Ihr Leben. Sehen Sie es als das unergründliche Mysterium, das es ist – in den langweiligen und schmerzlichen Momenten ebenso wie in denen der Aufregung und Freude. Ertasten, schmecken und riechen Sie Ihren Weg zum verborgenen Allerheiligsten Ihres Lebens. Denn letztendlich ist jeder Augenblick ein Schlüsselmoment, und das Leben an sich ist eine Gnade.

Frederick Buechner

Als ich zum ersten Mal den Grand Canyon sah, stockte mir der Atem: Welche Ausdehnung, welche Tiefe und das leuchtende Rot der Felsen! Beim Blick über die steilen Gesteinsformationen fühlte ich mich klein und unbedeutend, empfand mich jedoch gleichzeitig als Teil eines größeren Ganzen, zu dem auch der Grand Canyon gehörte – etwas, das machtvoll, bleibend und voller Weisheit war. In diesem Moment war ich von der Existenz Gottes überzeugt. Ich kann das nicht befriedigend in Worte fassen, empfinde aber auch kein Bedürfnis danach. Es gibt etwas in meinem Körper, das die flüsternde Stimme Gottes in dem Wind hören konnte, der durch den Canyon strich.

Wie spüren Sie die Anwesenheit Gottes? Welcher Ihrer Sinne kann am besten das Ewige, Gute und Vollständige erspüren? Sehen Sie ihn in den Augen eines Menschen, den Sie lieben? Hören Sie seine Stimme im gleichmäßigen Geräusch eines Frühlingsregens? Schmecken Sie seine Güte, wenn Sie in einen frischen Pfirsich beißen? Fühlen Sie seine Berührung, wenn am Strand die auslaufenden Wellen über Ihre Füße schwappen? Schmecken Sie seine Macht in der kalten, klaren Luft nach einem Schneeschauer? Schmecken, riechen, sehen und berühren Sie das Göttliche in der Sie umgebenden Natur, in den vielen Zeichen seiner Gnade.

SPONTANITÄT

Wenn es ein Leitprinzip in meinem Leben gibt, dann besteht es darin, auf ungewöhnliche Vorschläge einzugehen und zu sehen, was passiert.

Barbara Brown Taylor

Sie können alle meine Freunde fragen: Jeder wird Ihnen sagen, daß ich kein spontaner Mensch bin. Ich neige eher dazu, mindestens neun Monate im voraus zu planen. Daß ich etwas aus dem Impuls des Augenblicks heraus tue, ist sehr untypisch für mich. Als ich jedoch über den Ausspruch von Barbara Brown Taylor nachdachte, wurde mir klar, daß mein Leben erfüllter, mein Körper glücklicher und meine Freunde erleichtert sein würden, wenn ich auf ungewöhnliche Vorschläge eingehen und mich einfach an der Ungewißheit des Kommenden freuen könnte.

Betrachten Sie Ihre Alltagsroutine, und entschließen Sie sich dazu, Ihrem Körper etwas Außergewöhnliches zu gönnen. Tragen Sie eine Farbe, die Sie selten oder nie tragen. Probieren Sie ein Gericht, das Sie normalerweise nicht essen. Experimentieren Sie mit einem neuen Parfum. Fahren Sie auf einem anderen Weg von der Arbeit nach Hause. Rufen Sie eine Freundin an, mit der Sie schon länger keinen Kontakt mehr hatten. Probieren Sie gleich heute neue Wege aus, und sehen Sie, was passiert. Genießen Sie Ihr Abenteuer!

AKZEPTIEREN SIE IHRE BÖSEN GEISTER

Das, wogegen wir Widerstand leisten, bleibt uns.
Diese bösen Geister, dieser Teil von uns,
von dem wir uns gejagt, gequält und kleingemacht fühlen,
sind die treibende Kraft der Veränderung.

Stephanie Ericsson

Obwohl ich viele Stunden an dem Manuskript für dieses Buch gearbeitet hatte, näherte sich der Abgabetermin, rückte immer näher heran und raste wie ein Rennwagen an mir vorbei. Ich wollte den Verlag nicht hängenlassen und arbeitete noch härter. Ich schrieb darüber, wie wichtig es sei, den eigenen Körper wertzuschätzen, besonders in Zeiten erhöhter Belastung. Schade nur, daß das Darüber-Schreiben allein nicht ausreicht.

Mein Körper machte mir schließlich unmißverständlich klar, daß mein Leben aus dem Gleichgewicht geraten war. Er sorgte mittels einer schweren Nebenhöhlenentzündung dafür, daß ich das Bett hüten mußte. Was hat meine Nebenhöhlenentzündung mir beigebracht? Daß es nicht ausreicht, sich in puncto Gesundheit gut *auszukennen*. Gesundheit will *getan* sein. Wenn ich aus dieser Einsicht lernen kann, braucht mein Körper zukünftig keine so extremen Maßnahmen zu ergreifen, damit ich zur Ruhe komme.

Ich mag nicht eingeschränkt sein. Es scheint mir immer, als würden meine Grenzen mir im Weg stehen. In Wirklichkeit sind meine Grenzen der Weg zur Weisheit.

Welcher Einschränkung widersetzen Sie sich heute? Kopfschmerzen? Rückenschmerzen? Magenbeschwerden? Müdigkeit? Wadenkrämpfe? Warum wollen Sie sich diesen Beschwerden entgegenstellen? Es funktioniert nicht. Akzeptieren Sie lieber Ihren bösen Geist, und hören Sie auf das, was er Ihnen zuflüstert. Die Dinge, die Ihnen Beschwerden bereiten, können sich als Quelle größter Einsicht erweisen.

LASSEN SIE SICH IN DEN ARM NEHMEN

Unser Brustkorb und unser Bauch sind Quellen von Schutz und Kraft, von ihnen geht Wohlgefühl und Liebe aus. Sehen Sie einer Mutter zu, die ihr Baby stillt, oder beobachten Sie, wie ein Kind seinen Kopf sicher an die Brust seines Vaters lehnt.

Carl Koch und Joyce Heil

Wenn wir jemanden lieben, haben wir den natürlichen Instinkt, diesen Menschen fest an uns zu drücken. Jemand anderem ganz nahe zu sein, Körper an Körper, vermittelt uns Wohlgefühl und Sicherheit in einem Maße, wie dies keine andere körperliche Geste vermag.

Tatsächlich haben Forscher herausgefunden, daß die Kinder am gesündesten sind, die als Babys und Kleinkinder von ihren Eltern eng am Körper festgehalten wurden, Brust an Brust. Kinder, die eher an der Seite des Körpers getragen wurden oder überhaupt keine körperliche Nähe kannten, entwickelten eine sogenannte „Berührungsangst". Mit etwa sechs Jahren begannen diese Kinder sich gegen liebevolle Berührungen zu wehren. Die Kinder jedoch, die an körperliche Nähe gewöhnt waren, genossen es, liebevoll und sicher berührt zu werden.

Verspüren Sie heute das Bedürfnis, in den Arm genommen zu werden? Suchen Sie sich einen Menschen, dem Sie vertrauen, und bitten Sie ihn darum.

VERÄNDERN SIE ETWAS

Nicht nur koronare Herzkrankheiten und Arterienverkalkung lassen sich auf eine zu hohe Adrenalinausschüttung zurückführen, sondern auch viele Symptome von Streß: Kopfschmerzen (Spannungskopfschmerzen und Migräne), Magenprobleme, Magengeschwüre und hoher Blutdruck.

Archibald Hart

Viele Frauen können sich sehr gut um andere kümmern. Wenn es jedoch darum geht, etwas für sich selbst zu tun, sind sie ein unbeschriebenes Blatt. Eine meiner Klientinnen ist ein Morgenmensch und meist bereits um fünf Uhr morgens auf den Beinen. Ihre Schwester, ein Nachtmensch, der bis mittags schläft, rief sie häufig noch spätabends an. Meine Klientin bekam Magenprobleme. Ihr Körper übersendete ihr deutliche Signale. Indem sie eine Reihe von vernünftigen Entschlüssen faßte, verwandelte sie ihren Streß in eine Herausforderung.

1. Woche: Einen Anrufbeantworter kaufen.

2. Woche: Ihre Schwester anrufen und ihr erklären, daß sie mit ihr nicht länger als eine halbe Stunde telefonieren würde, nicht an Wochentagen und nicht nach 22.00 Uhr.

3. Woche: Den Anrufbeantworter einsetzen, um Anrufe aufzunehmen und erst bei passender Gelegenheit zu beantworten.

Schon kurze Zeit später bewegten sich die Anrufe der Schwester in einem vernünftigen Rahmen.

Was streßt Sie heute besonders? Verwandeln Sie einen Streßauslöser in eine Herausforderung, indem Sie sich kleine, erreichbare Ziele setzen. Sie werden sich um einiges mehr am Leben freuen können, und Ihr Körper wird gestärkt.

LASSEN SIE ZU, DASS JEMAND SIE LIEBT

In unserem Kulturkreis fällt es dem einzelnen schwer, zu begreifen, daß wahre Unabhängigkeit in primärer Abhängigkeit wurzelt und aus ihr erwächst.

Harry Guntrip

Mit Tränen in den Augen erklärte Linda den anderen Frauen in der Selbsthilfegruppe: „Ich habe Angst davor, euch zu brauchen. Was ist, wenn ich wirklich auf euch baue, nur damit ihr mich dann genauso sitzenlaßt wie all die anderen?"

Linda sprach damit aus, was die anderen Frauen in der Gruppe ebenfalls empfanden. Viele von uns haben Angst davor, anderen zu vertrauen, weil unser legitimes Bedürfnis nach Abhängigkeit nicht befriedigt wurde, als wir noch Kinder waren. Mit dem Erwachsenwerden verschwindet dieses Bedürfnis nicht einfach. Es ist eher so, daß wir zu Erwachsenen werden, die schwer unter der Last unerfüllter kindlicher Bedürfnisse zu tragen haben, ohne zu wissen, wie man diese Bedürfnisse befriedigt.

Unsere Kultur verschärft das Problem, indem sie Unabhängigkeit als einen Zustand definiert, in dem man von niemandem Hilfe braucht. Um unabhängig zu erscheinen, vermeiden wir es, uns auf die Hilfe anderer zu verlassen.

Wir sollten unsere Abhängigkeit von anderen Menschen anerkennen. Nur gemeinsam mit anderen Menschen können wir lieben und geliebt werden, können wir lernen, wie unsere Bedürfnisse und die Bedürfnisse anderer befriedigt werden können. Was hat das Leben ohne diese Erfahrungen noch zu bieten?

Lassen Sie eine andere Frau für Sie da sein. Denken Sie an jemanden, der Ihnen schon einmal seine Hilfe angeboten hat. Rufen Sie diese Frau an, oder schreiben Sie ihr. Danken Sie ihr dafür, daß sie Ihnen erlaubt hat, sich auf ihre Fürsorge und ihr Wissen zu verlassen. Diese Frau hat Ihnen ein großes Geschenk gemacht.

WIE MAN DIE WICHTIGEN FRAGEN STELLT

Ich kenne nicht alle Antworten –
ich kenne noch nicht einmal alle Fragen.
Nancy Ziegenmeyer

Ich muß nachträglich lächeln, wenn ich daran denke, wie gut ich als Teenager alles zu wissen glaubte. Es gab keine Frage, auf die mir nicht eine Antwort eingefallen wäre, die, wenn schon nicht andere, so doch mich selbst zufriedenstellte. Als ich später bereits mehr Lebenserfahrung gesammelt hatte, wurde meine Liste verwirrender Fragen immer länger, und die Liste der zufriedenstellenden Antworten schrumpfte auf ein alarmierend geringes Ausmaß zusammen. Ich habe jedoch gelernt, daß, wenn man hilfreiche Fragen stellt, man fast immer eine hilfreiche Antwort bekommt.

Unser Gehirn ist darauf ausgerichtet, jede Frage zu beantworten, die wir ihm stellen. Wenn wir fragen: „Warum nehme ich einfach nicht ab?“ überkommt uns eine Flut von Gedanken, *warum* wir nicht abnehmen *können* – das ist nicht schwer. Wir hören in Gedanken: „Du bist faul“, „Du bist eine Versagerin“ oder „Es gibt keine Diät, die bei dir etwas bewirkt.“ Wir bekommen nie irgendwelche hilfreichen Ideen zu hören, wie wir tatsächlich abnehmen könnten.

Wenn Sie etwas in Ihrem Leben verändern möchten, stellen Sie eine hilfreiche Frage. Fragen Sie sich: „Wie kann ich abnehmen?“ oder „Wie kann ich es schaffen, bei meinem Trainingsprogramm zu bleiben?“ oder „Was kann ich tun, um den Fettanteil in meiner Ernährung zu verringern?“ Dann werden Sie die Antworten erhalten, die Sie brauchen und die Ihnen weiterhelfen werden.

ZEIGEN SIE IHRE GEFÜHLE

Wahrheit ist der einzige sichere Boden,
auf dem man stehen kann.
Elizabeth Cady Stanton

Wir können mit Worten lügen, nicht aber mit unserem Körper. Ich kann behaupten, daß ich mich prima fühle, aber die dunklen Ringe unter meinen Augen zeigen anderen, daß ich erschöpft bin. Ich wette, Sie haben schon Ähnliches erlebt. Sie behaupten, sich nicht zu ärgern, aber Ihr gerötetes Gesicht und Ihre geballten Fäuste strafen Sie Lügen. Sie versuchen Ihre Niedergeschlagenheit vor anderen zu verbergen, aber Ihr langsamer Gang und Ihr trauriger Blick sagen etwas ganz anderes über Sie aus.

Manchmal bin ich wirklich gut im Vortäuschen. Ich will den äußeren Schein wahren. In diesen Augenblicken betrüge ich mich selbst. Manchmal habe ich nicht die geringste Ahnung, was ich eigentlich fühle. Falls es Ihnen auch manchmal so geht, sollten Sie einfach einen prüfenden Blick auf Ihren Körper werfen. Ihr Körper enthüllt, was wirklich in Ihnen vorgeht.

Nehmen Sie Ihr Körpertagebuch zur Hand, und zeichnen Sie einen Umriß Ihres Körpers. Kennzeichnen Sie alle diejenigen Bereiche in rot, wo Sie jetzt gerade Schmerzen empfinden. Kennzeichnen Sie mit blauem Stift alle Bereiche, die sich hart und verspannt anfühlen. Malen Sie zu guter Letzt diejenigen Bereiche Ihres Körpers grün an, die sich gut und entspannt anfühlen. Was sagt die Zeichnung über Sie selbst aus? Ist sie vor allem rot und blau und weist nur wenige grüne Flächen auf? Dann brauchen Sie vielleicht Zuwendung und Entspannung. Oder dominiert in Ihrer Zeichnung das Grün? Wenn das der Fall sein sollte, können Sie stolz auf sich sein. Sie sorgen gut für Ihren Körper und sind aufrichtig mit sich selbst.

27. MAI

SICHERHEIT

Setzen Sie eine Eins, Zwei oder Drei vor die folgenden Sätze, je nachdem, wie sehr die Aussagen auf Sie zutreffen. Formulieren Sie die Sätze um, die nicht auf Sie zutreffen.

1 = Nie, 2 = Manchmal, 3 = Immer

___ Ich halte mich für eine Frau, die mit allen Sinnen genießen kann.
___ Ich nutze Sinneserfahrungen, um etwas für mich zu tun.
___ Wenn jemand kritisiert, wie ich meine Sinne aktiviere, werde ich damit ganz gut fertig.
___ Ich wirke anziehend auf andere Menschen, die ebenfalls genießen können und mitmachen, wenn ich mich verwöhne.
___ Ich glaube, daß die Fähigkeit, mit allen Sinnen zu genießen, ein notwendiger Bestandteil des Lebens ist.
___ Ich höre regelmäßig Musik, die mir gut tut.
___ Ich gönne mir regelmäßig Stille und Alleinsein.
___ Es kommt regelmäßig vor, daß ich mich an natürlichen Gerüchen etwa von Blumen oder Ölen erfreue.
___ Es kommt regelmäßig vor, daß ich mich über visuelle Eindrücke freue.
___ Ich atme tief und regelmäßig durch die Nase.
___ Ich bin mir bewußt, was mir gut schmeckt.
___ Ich esse langsam und freue mich an jedem einzelnen Bissen.
___ Ich laufe regelmäßig barfuß oder kuschle mich in weiche Kleidung.
___ Sinnliche Eindrücke sind auch Teil meines spirituellen Lebens.

Auswertung

37–45 Punkte: Sie führen ein wahrhaft sinnenfrohes Leben.
26–36 Punkte: Sie wissen nicht, welche Genüsse das Leben für Sie bereithält.
0–25 Punkte: Sie achten nicht auf Ihre Sinne. Passen Sie auf.

SIND KLEIDERGRÖSSEN TATSÄCHLICH WICHTIG?

Bis zum späten 19. Jahrhundert gab es für Frauen keine standardisierten Kleidergrößen. Stellen Sie sich vor: Man wurde nie gefragt, welche Größe man hat.

Jane R. Hirschmann und Carol H. Munter

Wieder einmal fiel mir eine Anzeige für eine Diät ins Auge, in der eine schlanke, lächelnde Frau behauptete, statt Größe 42 jetzt Größe 38 zu tragen. Ich vermute, daß jede Frau, die solch eine Anzeige sieht, sich gut vorstellen kann, was diese zwei Größen Unterschied bedeuten. Spätestens mit Beginn der Pubertät bringt man uns bei, auf einen Kleiderständer zuzugehen und die dort hängende Größe zu erkennen.

Wir können uns nicht nur die Kleidergröße vorstellen, sondern wir sehen auch die Frau vor uns, die diese Größe trägt. Wir können uns die Form ihrer Hüften vorstellen, den Umfang ihrer Taille und ihren Brustumfang.

Kleidergrößen derart schnell zuordnen zu können wäre eine ganz unwichtige Angelegenheit, wenn mit den einzelnen Größen nicht auch eine bestimmte Bewertung verknüpft wäre. Die Frau in der Anzeige braucht erst gar nicht zu sagen: „Ich hatte Größe 42, und das war schlecht. Jetzt habe ich 38, und das ist gut." Die Größe beinhaltet die Betrachtung: je kleiner, desto besser.

Nur wenige Generationen von Frauen sind nach ihrer Kleidergröße bewertet (oder abgewertet) worden. Früher fertigen Frauen ihre Kleidung selbst an – ohne standardisierte Maße.

Stellen Sie sich vor, Sie würden sich an der Form Ihres Körpers freuen, einfach nur weil es ihn gibt. Gestehen Sie sich heute zu, sich schön zu finden, ganz gleich, welche Größe Sie tragen.

FEIERN SIE IHREN BAUCHNABEL

*In der Zeit, in der sie mit dir schwanger ist,
liebt deine Mutter dich doppelt. Vielleicht hat man es nie mehr
in seinem Leben so gemütlich wie dort, zusammengekuschelt unter
ihrem Herzen. Sie und du sind eins, sind Weggefährten.*

Emily Carr

Als Masseurin sehe ich vielleicht mehr Bauchnäbel als andere an. Manche Frauen sprechen liebevoll von ihrem Bauchnabel. Andere, die sich eher für ihren Bauch schämen, mögen ihn nicht wegen seiner sonderbaren Form.

Ihr Bauchnabel erinnert Sie daran, daß Sie früher fest mit dem Körper Ihrer Mutter verbunden waren. Sie waren nicht nur in ihre Gebärmutter eingeschlossen, sondern Sie wurden durch die lebenspendende Nabelschnur ernährt, die Ihren kleinen, heranwachsenden Körper mit dem Ihrer Mutter verband. Inzwischen sind Sie zum Überleben nicht mehr vom Körper einer anderen Frau abhängig, aber Sie werden für Ihr Selbstverständnis als Frau Ihr Leben lang die Zuwendung anderer Frauen brauchen.

Feiern Sie Ihren Bauchnabel. Feiern Sie Ihre Mutter. Feiern Sie die Fähigkeit, neues Leben zu empfangen und in Ihrem Körper auszutragen. Legen Sie den Finger auf den Bauchnabel und sagen: „Hey, ist es nicht toll, eine Frau zu sein?“

LASSEN SIE DAMPF AB

Wut, die man nährt, stirbt.
Läßt man sie verhungern, so macht man sie erst fett.
Emily Dickinson

Geht Ihnen im Moment jeder auf die Nerven? Fühlen Sie sich, als könnten Sie dem nächsten Menschen, der Ihnen begegnet, den Kopf abbeißen?

Bevor Sie Ihre Wut an einem anderem auslassen, setzen Sie sich in Ihr Auto und schreien Sie. Niemand wird Sie hören. Niemand wird sich Gedanken darüber machen, was Sie da tun. Sie können all die gemeinen, haßerfüllten, boshaften, abscheulichen, rechthaberischen Dinge loswerden, die Ihnen schon lange auf der Zunge liegen. Und Sie werden sich dafür nicht bei jemand entschuldigen müssen.

Ersticken Sie nicht Ihre eigene Stimme. Benutzen Sie sie zu dem, wofür Gott sie geschaffen hat: um Ihre Wahrheit zu sagen. Laut!

IGNORIEREN SIE KRITIK

Niemand kann Sie ohne Ihre Zustimmung dazu bringen, sich unterlegen zu fühlen.

Eleanor Roosevelt

Haben Sie schon einmal das Gefühl gehabt, egoistisch zu sein, wenn Sie sich um Ihren Körper gekümmert haben?

Ich schon. Sie können mich auf alle möglichen Arten kritisieren, und ich lasse die Kritik von mir abtropfen.

Aber sagen Sie mir, daß ich egoistisch bin, weil ich mich massieren lasse, daß ich bequem bin, weil ich gerne ein Schaumbad nehme, oder daß ich von mir selbst eingenommen bin, weil ich mir die Zeit nehme, über die Botschaften meines Körpers nachzudenken, dann bin ich wie gelähmt vor Schuld. Immer, wenn ich zulasse, daß mir jemand das Gefühl von Scham gibt, so daß ich mich selbst oder meinen Körper außer acht lasse, gebe ich damit dem falschen Menschen Macht über mein Leben. Ich kümmere mich um die Meinung von Menschen, die meine Beachtung gar nicht wert sind.

Wie gehen Sie mit den Schuldgefühlen um, die in Ihnen aufsteigen, wenn Sie etwas für sich selbst tun? Folgen Sie doch einfach dem Rat meiner Freundin Paula: „Immer wenn ich mich schuldig fühle, weil ich mich um mich selbst kümmere, weiß ich, daß ich mir wirklich etwas Gutes getan habe!“ Definieren Sie wie Paula neu, was Schuldgefühle bedeuten: Je mehr Sie sich schuldig fühlen, desto besser sorgen Sie für sich. Zu guter Letzt wird Ihr Schuldempfinden sich neu ausrichten. Sich um sich selbst zu kümmern ist dann nichts mehr, wofür man sich schuldig fühlen müßte. Gestehen Sie sich zu, sich selbst zu lieben. Hören Sie auf diejenigen, denen an Ihrer Gesundheit liegt und lernen Sie, die anderen zu ignorieren.

JUNI

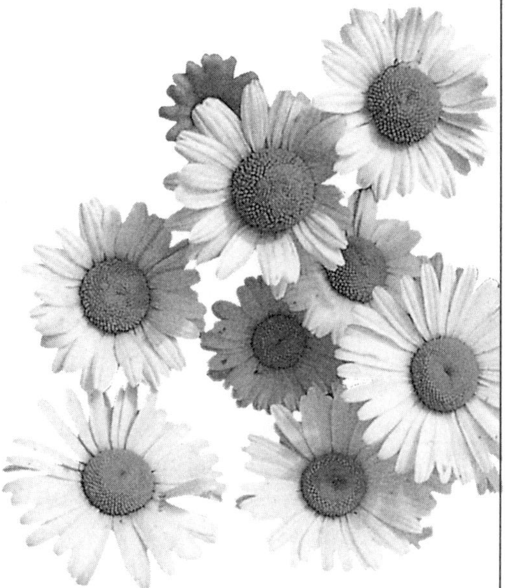

Einkaufszettel

Zwölf Eier
Eine Flasche fettarme Milch
Apfelsaft
Das Lächeln eines Freundes
Vollkornmehl
Jodsalz
Einen Laib Sauerteigbrot
Zweimal herzhaft über das Leben lachen
Eine Schachtel Kleenex
Waschpulver
Einen Tag voller kindlicher Ehrfurcht
Kekse
Diät-Cola
Eine Packung Weisheit-für-jeden-Tag
Bananen
Broccoli
Tomaten
Ein kleines Fläschchen Freude
Einen Kopfsalat
Zweieinhalb Kilo Tomaten
Ein Lied der Dankbarkeit

SEIEN SIE GLÜCKLICH UND GESUND

Der Prozeß des Sterbens beginnt mit unserer Geburt,
aber auf Dinnerparties beschleunigt er sich.
Carol Matthau

Einen großen Teil unserer persönlichen Kraft beziehen wir nicht aus den besonderen und außergewöhnlichen Ereignissen unseres Lebens, sondern aus den kleinen Entscheidungen, die wir jeden Tag treffen. Die beiden Ärzte James F. Freis und Donald M. Vikery schreiben: „Wie Sie leben, entscheidet darüber, wieviel Lebenskraft Sie haben, und durch richtige gesundheitliche Vorsorge lassen sich die meisten ernsthaften chronischen Erkrankungen aufschieben."

Ich kann mich nicht vor jeder möglichen Erkrankung oder etwa einem Unfall schützen, aber wie gesund ich bin, hängt doch zu einem großen Teil davon ab, wie ich mich täglich ernähre und wie ich mit Streß umgehe.

Es gibt eine Liste mit gesunden Eßgewohnheiten, die allgemein annerkannt ist:

- Ernähren Sie sich fettarm.
- Essen Sie drei- bis fünfmal täglich Gemüse.
- Essen Sie zwei- bis viermal täglich Obst.
- Essen Sie sechs- bis zehnmal Brot, Getreideprodukte, Reis und Nudeln.
- Essen Sie zwei- bis dreimal Milch, Joghurt und Käse (jeweils fettarm)
- Essen Sie zwei- bis dreimal proteinhaltige Nahrungsmittel (Bohnen, Nüsse, Fleisch, Geflügel, Fisch)

Einen Augenblick noch. Was ist mit dem Streß, der durch die Einhaltung dieser Regeln hervorgerufen wird? Sämtliche neuere Studien zeigen, daß Streß ein entscheidender Faktor ist, wenn es um Gesundheit und ein langes Leben geht. In einer Studie wurden 1200 männliche

Büroangestellte in leitenden Positionen mit hohem Risiko einer Herzerkrankung in zwei Gruppen eingeteilt: Die erste Gruppe wurde regelmäßig untersucht, konnte jedoch ihre bisherige Lebensweise weiterführen. Die zweite Gruppe bekam eine Spezialdiät mit reduzierter Kalorienzahl, weniger Zucker, Cholesterin und Alkohol verordnet. Zusätzlich erhielten diese Männer Informationen über Gesundheitsrisiken und wurden regelmäßig untersucht. Das Ergebnis war schockierend.

Die Männer, die sich nach Lust und Laune ernähren durften, hatten eine signifikant höhere Überlebensrate als die, die sich „richtig" ernährten. In der zweiten Gruppe traten doppelt so viele Todesfälle auf wie in der ersten. Warum? Ein Kardiologe kommentierte: „Dieses Ergebnis bedeutet nicht, daß Sie sich ungestraft vollstopfen können. Mein persönlicher Eindruck ist, daß ein Patient, der durch Beschwerden und Streß ohnehin schon erschöpft ist, überfordert wird, wenn Ärzte und andere Wohltäter sein Leben umkrempeln und ihm vorschreiben, wie er zu essen und andere Dinge zu tun hat. Die dadurch bedingte zusätzliche Belastung und der Verlust an Autonomie können so einem Patienten den Rest geben."

Die Sache mit der „zusätzlichen Belastung" gefällt mir an dieser Erklärung besonders gut. Wenn Sie bei jedem Bissen, darüber nachgrübeln, welches Gesundheitsrisiko Sie damit eingehen, wird Ihr Streßlevel kontinuierlich steigen. Statt ein gutes Essen zu genießen und sich dabei wohlzufühlen, wird Essen zu einer beängstigenden Erfahrung, womöglich zu einer täglichen Erinnerung daran, daß wir alle irgendwann unausweichlich sterben müssen.

Werfen Sie also einen zweiten Blick auf die obige Liste und fügen Sie die folgenden Punkte hinzu: Essen Sie in Maßen. Aber freuen Sie sich an dem, was Sie essen. Tun Sie Ihr Bestes, um den Ernährungsrichtlinien gerecht zu werden, aber nehmen Sie dies alles nicht so ernst, daß es für Sie zum Streß wird und Ihrer Gesundheit schadet. Seien Sie glücklich. Seien Sie gesund.

ICH SELBST SEIN

So wie Sie ist kein anderes Wesen,
das seit Beginn der Welt geschaffen wurde,
und darum sind Sie unvergleichlich.
Brenda Ueland

Vergleichen Sie sich manchmal mit anderen Frauen? Ich glaube, wir alle tun das. Manchmal, wenn ich im Fernsehen eine schöne Frau sehe, denke ich: „Ich hätte auch gern blaue Augen" oder „Sie hat eine viel bessere Figur als ich."

Ihren Körper mit dem anderer Frauen zu vergleichen ist eine fruchtlose, selbstschädigende Angelegenheit. Wir drücken damit nur unsere spirituelle Verkümmerung und unseren Mangel an Wertschätzung für den Menschen aus, als den Gott uns geschaffen hat. Keine Frau der Welt wird jemals Ihre Stimme haben, wird denselben Gang haben wie Sie oder andere genauso berühren wie Sie. Statt zu versuchen, wie jemand anderer zu sein, können Sie die spirituelle Herausforderung annehmen, Sie selbst zu sein. Nur Sie können so sein. Nur Sie können das schaffen.

Schreiben Sie drei Ihrer Eigenschaften in Ihr Körpertagebuch, die Sie einzigartig und unersetzlich machen. Wenn Ihnen das schwerfällt, rufen Sie Ihre „Körper-Gefährtin" an und bitten sie, Ihnen zu helfen. Andere sehen oft Dinge an uns, die wir selbst gar nicht wahrnehmen. Geben Sie diesen besonderen Eigenschaften mehr als bisher die Gelegenheit, sich zu entfalten – seien Sie stolz auf Ihre Einzigartigkeit.

SCHÜTTELN SIE IHREN STRESS AB

Menschen, die wissen, wie sie sich eine Freude machen,
finden immer wieder Momente der Erholung,
während diejenigen, die nichts tun, ständig in Eile sind.

Marie-Henna Orlando

Gönnen Sie sich ein bißchen Erholung, um das Gewicht der Welt von Ihren Schultern zu nehmen. Während wir verzweifelt versuchen, mit den Anforderungen des Lebens Schritt zu halten, ziehen wir unsere Schultern oft immer weiter nach oben. Geben Sie sich genug Zeit, um mit den Schultern zu zucken. Das ist die perfekte Methode, um einen hektischen, anstrengenden Tag in einen ruhigen, effektiven zu verwandeln.

Sitzen Sie aufrecht, mit geradem Rücken. Nehmen Sie die Anspannung in Ihren Schultern wahr. Atmen Sie ein- oder zweimal tief ein und aus. Ziehen Sie beim nächsten Einatmen Ihre Schultern so weit nach oben, wie Sie können, ohne daß es wehtut. Lassen Sie sie beim Ausatmen langsam nach unten sinken. Wiederholen Sie dies einige Male, bis Ihre Schultern sich entspannt anfühlen.

EINMAL ETWAS GANZ ANDERES ESSEN

Schließlich und endlich, wenn alles gesagt und getan ist,
mag Eintönigkeit vielleicht das Beste für die Schöpfung sein.
Margaret Sackville

Wenn es Sie langweilt, jeden Tag von neuem dieselben Dinge zu essen, geben Sie Ihrer Ernährung neuen Schwung, indem Sie ein Hochzeitsritual aufgreifen, um es in eine Geschmackskreation zu verwandeln. Essen Sie gemäß einer alten Tradition am Ende eines Tages vier Dinge: Kauen Sie etwas *Altes*, wie eingelegtes Gemüse oder Trockenfrüchte. Beißen Sie in etwas *Frisches* wie eine frische Erdbeere, frisches Gebäck oder eine leuchtend orangefarbene Karotte. Wie wär's mit etwas *Geborgtem?* Essen Sie gemeinsam mit einer Freundin und überreden Sie sie, Ihnen etwas von ihrem Teller abzugeben. Und etwas *Blaues* ... das ist etwas schwieriger, denn die kulinarische Welt hält wenig Blaues bereit. Halten Sie Ihre Augen offen, und schauen Sie, ob Sie nicht blaue Tortilla-Chips entdecken können, eine Käsesoße mit Blauschimmelkäse oder blaue Pflaumen.

Verwandeln Sie einen eintönigen Tag in ein schöpferisches Spiel. Beschwören Sie das Unerwartete herauf.

WIE FUNKTIONIERT UNSER DARM?

„Woher wissen Sie, daß Ihnen noch eine andere Idee kommen wird?" fragt mich ein Kunde. Es ist meine Erfahrung, die mir sagt, daß noch mehr kommen wird. Jedesmal wenn ich eine Schale fertigstelle und mein Namenszeichen in den Boden einritze, wird mein Vertrauen in eine tieferliegende Quelle bleibender Kreativität erneuert.

Marjory Zoet Bankson

Haben Sie schon jemals unter Verstopfung gelitten? Eine wirklich schreckliche Erfahrung.

Unser Körper kommt mit der Nahrung, die sich bereits in unserem Organismus befindet, nicht zurecht. Der Ernährungskreislauf verlangsamt sich.

Von unserem Verdauungssystem können wir eine Menge über Kreativität lernen. Wenn wir an alten Ängsten, schädigenden Beziehungen und negativen Selbstbeurteilungen festhalten, verlieren wir den Kontakt zum natürlichen Rhythmus von Entstehen, Tod und Wiedergeburt. Wir brauchen uns allerdings nicht an Vergangenes zu klammern. Wir können von unserem Körper lernen, Vertrauen zu haben und uns vertrauensvoll zu verhalten. Ebenso wie unser Körper Nahrung in der Erwartung ausscheidet, daß er wieder neue Nahrung bekommen wird, können wir vergangene Überzeugungen und Denkmuster loslassen, um Platz für gesündere zu schaffen.

In welchem Bereich Ihres Lebens haben Sie das Gefühl, daß „nichts geht"? Hassen Sie Ihre Arbeit? Sind Sie wütend auf einen Freund oder eine Freundin? Haben Sie sich von Ihrem Partner zurückgezogen? Oder finden Sie Ihr Leben ganz allgemein öde? Vertrauen Sie sich der Führung Ihres Körpers an, und lassen Sie los, was auch immer Sie zurückhält. Schaffen Sie Raum für neue Nahrung. Es ist Zeit, daß Sie etwas „Schöpferisches" tun.

WO HABEN SIE STRESS?

Warum hat sich das Leben so sehr beschleunigt? Warum sind die Dinge so, unerträglich kostbar, daß man sie gar nicht genießen kann, sondern nur mit angehaltenem Atem darauf wartet, daß sie vergehen?

Anne Morrow Lindbergh

Ich sah an meinen Beinen hinunter und sagte: „Wow, was für blaue Flecken! Wo kommen die denn her?“ Von Zeit zu Zeit entdecke ich an diversen Stellen meines Körpers dunkle Blutergüsse, ohne mich erinnern zu können, wo ich sie mir geholt haben könnte. Die Blutergüsse sind ein Zeichen dafür, daß ich mich zu schnell bewege, angetrieben von einem Gefühl der Dringlichkeit, das mir körperliche Beschwerden bereitet. In meinem hektischen Bemühen, alles zu erledigen, renne ich durch die Stadt, um Besorgungen zu machen, flitze durch mein Büro und stoße dabei gegen die Möbel. Dabei ignoriere ich, daß mein Körper gegen harte Gegenstände stößt oder irgendwo aufprallt.

Achten Sie auf Ihre blauen Flecken. Achten Sie darauf, an welchen Stellen sie sich bilden und ob Sie mitbekommen, wann Sie sich stoßen. Holen Sie Ihr Körpertagebuch. Zeichnen Sie einen Umriß Ihres Körpers, und markieren Sie die Stellen, an denen Sie Blutergüsse haben. Verwenden Sie Ihre Zeichnung als Erinnerung daran, daß Ihr Körper etwas Besseres verdient hat, als von Ihnen durch unachtsame Bewegungen verletzt zu werden.

LERNEN SIE IHREN KÖRPER GENAU KENNEN

Falls Sie denken, daß Sie bereits alles wissen, was Sie über Ihren Körper wissen sollten, dann denken Sie noch einmal darüber nach. Anderenfalls werden Sie bei der Liebe befangen bleiben, weil Sie die möglichen Dimensionen Ihres sexuellen Selbst niemals ausgedehnt haben.

Carol C. Well

Wenn zwei Menschen eine sexuell erfüllende Beziehung miteinander haben, dann weil beide sich sicher genug fühlen, um für den anderen ganz präsent zu sein. Damit dies möglich ist, müssen wir jedoch zunächst im eigenen Körper ganz präsent sein. Wie wollen wir den Körper eines anderen Menschen erforschen, wenn wir unseren eigenen noch nicht einmal richtig entdeckt haben?

Bevor ich Massagen bekam und Körperarbeit kennenlernte, war ich mir gar nicht bewußt, was ich über meine Haut wahrnehmen kann. Massiert zu werden half mir dabei, meine Haut als Quelle von Wohlbefinden und Freude zu entdecken. Ich fand heraus, daß ich mit wachsender Sensibilität für meine eigene Haut auch anderen immer besser durch Berührung wohltuen konnte. Je öfter ich berührt werde, desto besser kann ich anderen meine Liebe durch Berührung weitergeben.

Notieren Sie in Ihrem Körpertagebuch, wie Sie sich selbst durch Berührung besser kennenlernen können. Liebkosen Sie Ihre Haut mit einer neuen Körperlotion; leihen Sie sich in der örtlichen Bibliothek ein Buch dazu aus, wie Sie sich selbst Vergnügen bereiten können, oder massieren Sie sich vor dem Spiegel, und achten Sie darauf, wo es Ihnen besonders gut tut. Wenn Sie sich der Wirkung von Berührungen auf Ihre Haut besser bewußt werden, können Sie auch Ihrem Partner mehr Vergnügen bereiten.

SICH VERSTECKEN

Verwöhnen Sie sich mit dem, was Sie brauchen und wollen.
Alexandra Stoddard

Sie arbeiten hart? Sie finden es schwierig, sich zwischendurch mal einen Moment der Entspannung zu gönnen? Es fällt Ihnen bei der Arbeit, auf Reisen oder in engen Räumen besonders schwer, sich um Ihren Körper zu kümmern? Ich habe herausgefunden, daß ich in Situationen wie diesen dazu neige, aufgeregt und gereizt zu sein, was sich in verspannten Hals- und Schultermuskeln niederschlägt.

Selbst in derart einengenden Situationen haben Sie normalerweise die Möglichkeit, kurz auf die Damentoilette zu flüchten. Im Waschraum sind Sie ganz für sich, niemand stört Sie. Schließen Sie die Augen, und stellen Sie sich vor, Sie wären in einem luxuriös ausgestatteten Thermalbad. Lassen Sie warmes Wasser über Ihre Hände laufen, und atmen Sie tief ein. Baden Sie Ihre Hände mindestens eine Minute lang. Konzentrieren Sie sich darauf, wie sich das Wasser an Ihren Handgelenken, an den Händen und Fingern anfühlt. Lassen Sie es in Ihre Handflächen laufen und spüren Sie seine Wärme. Drehen Sie anschließend Ihre Hände herum, und spüren Sie, wie das Wasser an Ihren Handrücken herunterläuft.

Wenn Ihre Hände warm sind, legen Sie sie auf Ihren Nacken, so daß die Wärme in die Muskulatur eindringen kann. Atmen Sie tief ein, und entspannen Sie sich. Sobald Ihre Hände wieder etwas kühler sind, massieren Sie von den Seiten Ihres Halses aufwärts vorsichtig die Rückseite Ihres Kopfes. Dann massieren Sie die Schultern und die Arme hinunter bis hin zu den Fingerspitzen.

Wenn Sie die Arme massiert haben, atmen Sie ein letztes Mal tief ein. Sie werden erfrischt und wie neugeboren von Ihrem Ausflug zurückkehren.

WIE GESUND SIND SIE?

Setzen Sie eine Eins, Zwei oder Drei vor die folgenden Aussagen, je nachdem wie sehr eine Aussage auf Sie zutrifft. Formulieren Sie diejenigen Aussagen um, die nicht auf Sie zutreffen.
1 = Nie, 2 = Manchmal, 3 = Immer

___ Ich lasse einen kompletten Gesundheitscheck inklusive Muttermundabstrich und Mammographie durchführen, so oft mein Arzt dies für angebracht hält.
___ Ich lasse mindestens alle sechs Monate Zahnstein entfernen.
___ Ich lasse mindestens alle drei Jahre eine komplette Augenuntersuchung durchführen.
___ Mein Blutdruck und mein Cholesterinwert sind normal.
___ Ich wiege weder zuviel noch zuwenig.
___ Ich habe regelmäßig Stuhlgang.
___ Ich putze täglich meine Zähne und reinige sie mit Zahnseide.
___ Ich esse mindestens fünfmal täglich Obst und Gemüse.
___ Ich ernähre mich fettarm.
___ Immer mal wieder gönne ich mir etwas Besonderes zu essen, ganz gleich, wie viele Kalorien oder wieviel Fett es enthält oder wie gesund es ist.
___ Ich trinke täglich mindestens zwei Liter Wasser.
___ Ich nehme pro Woche höchstens drei Gläser Alkohol zu mir.
___ Ich rauche nicht.
___ Ich atme tief, ruhig und regelmäßig durch die Nase.
___ Ich bewege mich regelmäßig an der frischen Luft, um mein Immunsystem zu stärken.

Auswertung:
37–45 Punkte: Sie kümmern sich gut um Ihren Körper.
26–36 Punkte: Sie sollten mehr für sich tun.
0–25 Punkte: Sie riskieren größere gesundheitliche Beeinträchtigungen.

MOTIVIEREN SIE SICH

Nicht das Pferd zieht den Karren,
sondern der Hafer.
Russisches Sprichwort

Tun Sie's einfach! Richtig. Wir wissen es eigentlich alle, oder nicht? Wenn gut zu unserem Körper zu sein ein reiner Willensakt wäre, dann wäre es für uns alle kein Problem. Seien Sie heute einmal kein Zugpferd, von dem bestimmte Leistungen erwartet werden. Verwenden Sie Ihre Kreativität heute einmal darauf, sich selbst „Hafer" zu geben.

Welches von den Dingen, die gut für Ihren Körper sind, tun Sie am wenigsten gern; was ist Ihnen besonders unangenehm? Für mich ist es Broccoli essen. Ich weiß, daß Broccoli gut für mich ist. Ständig schreiben ihm Wissenschaftler irgendwelche neuen positiven Eigenschaften zu. Broccoli enthält die Vitamine C, B2, K, Chlorophyll, Eisen, Kalzium, Mangan, Folsäure und Pantothensäure – um nur einige zu nennen. Um mich zum Broccoli-Essen zu motivieren, belohne ich mich mit etwas Besonderem, z. B. Joghurteis.

Finden Sie heraus, was Ihr „Broccoli" ist. Was tun Sie gar nicht gern, obwohl Sie wissen, daß Sie es tun sollten? Vielleicht ist es Bewegung, ein regelmäßiges Mittagsschläfchen, mehr Wasser zu trinken oder Ihre Vitamine einzunehmen. Machen Sie sich kein schlechtes Gewissen, finden Sie vielmehr eine Belohnung, die Sie angemessen und positiv dazu bringt, sich in die richtige Richtung zu bewegen. Belohnen Sie sich für eine weniger angenehme Aktivität mit einer, die Sie mögen. Motivieren Sie sich mit einer attraktiven Belohnung!

DIE SINNE SPRECHEN LASSEN

Jeder Tag ist ein Gobelin. Fäden aus Broccoli, Beförderungen, Sofas, Kindern, Politik, Einkaufen, Gebäuden, Pflanzen und Gedanken verweben sich eng mit den gleichbleibenden Zyklen von Geburt, Dasein und Tod.

Deena Metzger

Ein gut gelebtes Leben schließt alles in uns ein – all unsere Sinne, all unsere Gefühle, all unsere Gedanken und Wünsche. Wenn es Ihnen ähnlich geht wie mir, dann sind bei Ihnen einige dieser Bereiche ganz gut entwickelt, jedoch nicht alle. Und traurigerweise findet vielleicht bei Ihnen der Körper am wenigsten Beachtung.

Es ist Zeit, Ihr Leben wieder ins Gleichgewicht zu bringen. Finden Sie heraus, welche Bereiche Ihres Ichs mehr Aufmerksamkeit brauchen. Wenn Sie gern lesen, legen Sie Ihre Bücher für einen Moment hin, und nehmen Sie einfach den Duft der Rosen wahr. Lassen Sie sich von Ihren Sinnen zur nächsten Einsicht führen. Wenn Sie eher Ihren Gefühlen folgen, nehmen Sie sich Zeit, um Ihren Körper zu erforschen, um auf neue Gedanken zu kommen, oder lesen Sie ein neues Buch. Wenn Sie viel Zeit im Fitneßstudio verbringen, machen Sie mal Pause, und nehmen Sie sich ein bißchen Zeit zum Meditieren. Wenn Sie eher spirituell ausgerichtet sind, machen Sie sich die Hände schmutzig, und topfen Sie eine Pflanze um, backen Sie einen Kuchen, oder malen Sie ein Bild. Schenken Sie allen Bereichen Ihres Leben die Aufmerksamkeit, die sie verdient haben.

ATMEN, ATMEN UND NOCHMALS ATMEN

Eine gute Atmung ist zum Aufrechterhalten einer guten Körperspannung von äußerster Wichtigkeit.

Gene Tunney

Am Tag vor meinem letzten Geburtstag fiel mir auf, daß ich meinen Paß verlängern lassen mußte. Es war zu spät, einen Termin zu vereinbaren, und so verbrachte ich zweieinhalb Stunden damit, bei der zuständigen Behörde zu warten, bis ich an der Reihe war. Ich stand zusammen mit vielen anderen Menschen in einer Schlange. Nur sehr wenige Leute machten einen gutgelaunten Eindruck – um es vorsichtig auszudrücken. Die Mehrzahl war gereizt und schaute unfreundlich drein. Ich fühlte, wie sich mir vor lauter Frustration der Hals zuschnürte, und eine innere Stimme sagte zu mir: „Wie konntest du auch so blöd sein und nicht merken, daß dein Paß abläuft. Hättest du doch rechtzeitig einen Termin gemacht! Guck dir die Leute mit Termin an – die kommen, gehen zum Schalter und sind nach ein paar Minuten fertig."

Mir wurde bewußt, wie sehr ich mich aufregte, und es sah ganz danach aus, als ob es ein miserabler Nachmittag werden würde. Was konnte ich tun? Ich entschied mich, zu atmen. Ich atmete tief ein und zählte dabei bis sechs, hielt meinen Atem an und zählte weiter bis zwölf und zählte beim Ausatmen bis drei. Nach einigen Minuten fühlte ich Zufriedenheit.

Natürlich war es keine so berauschende Erfahrung, daß ich sie gleich wiederholen wollte. Das nächste Mal mache ich vorher einen Termin. Aber ich habe etwas Wichtiges über das Schlangestehen gelernt. Atmen Sie. Sie stören damit niemanden, es hebt Ihre Stimmung und tut Ihrem Körper gut. Was haben Sie zu verlieren, außer einem unfreundlichen Blick?

MACHEN SIE KLAR, WO IHRE GRENZEN SIND

Unsere inneren Ressourcen und unsere Kraft bestimmen, wo unsere Grenzen liegen. Sie geben unseren Beziehungen eine Form und bestimmen, wieviel Freiheit wir uns zugestehen, um Aspekte unserer Persönlichkeit auszudrücken.

Marilyn Ferguson

Wie würden Sie es finden, wenn Sie in ein Flugzeug einstiegen und den Piloten über Lautsprecher sagen hörten: „Naja, um ehrlich zu sein, habe ich so ein Ding noch nie geflogen. Ich dachte, ich lerne es einfach, nachdem wir einmal gestartet sind." Ich jedenfalls würde sofort den nächsten Ausgang suchen.

Um etwas zu lernen, braucht man Zeit zum Üben, ganz besonders, wenn davon Leben und Tod anderer abhängt. Grenzen zu setzen ist eine Fähigkeit, die Ihnen selbst das Leben retten kann. Investieren Sie also soviel Zeit wie nötig, um Selbstvertrauen aufzubauen und Ihre Grenzen gekonnt zu setzen.

Stellen Sie sich vor einen Spiegel, und sehen Sie sich direkt in die Augen. Stellen Sie Ihre Füße weit genug auseinander, um einen festen Stand zu haben. Beugen Sie leicht Ihre Knie, damit Sie sich problemlos in jede Richtung bewegen können. Heben Sie Ihre Arme, und halten Sie die Hände dabei geöffnet nach oben. Sagen Sie zunächst mit kräftiger Stimme: „Nein! Weg da!" oder „Hau ab!"

Wiederholen Sie das Ganze, und schreien Sie Ihren Befehl so laut Sie können. Holen Sie die nötige Energie dazu aus der Mitte Ihres Körpers. Wiederholen Sie die Übung mehrere Tage hintereinander und danach mindestens einmal im Monat, damit Ihr Körper lernt, diese Position automatisch einzunehmen, und Ihre Stimme genau weiß, wie sie klingen sollte, falls Sie jemals einem Menschen gegenüberstehen, der Ihnen Böses will.

ERFORSCHEN SIE IHREN KÖRPER

Als Kinder sind wir von Natur aus neugierig auf alles,
was es in der Welt zu entdecken gibt.
Unser Körper bildet da keine Ausnahme –
wir erforschen jeden Teil von ihm.

Carol C. Well

Trauen Sie sich, Ihren Körper zu erforschen?

Ich muß unwillkürlich verlegen kichern, wenn ich mich an die Szene aus dem Film „Grüne Tomaten" erinnere, in der Frauen in einem Workshop einen Spiegel in die Hand gedrückt bekommen mit der Aufforderung, ihre Genitalien zu inspizieren, obwohl ich natürlich auch neugierig bin, wie das „da unten" eigentlich funktioniert.

Manche von uns haben Hemmungen, weil man uns in subtiler Weise beigebracht hat, daß es sich für Frauen nicht gehört, ihren eigenen Körper zu erforschen. Lassen Sie uns unseren Körper wieder für uns beanspruchen – wir können uns dabei gegenseitig helfen. Hier sind ein paar Vorschläge:

- Ziehen Sie sich ganz aus, und betrachten Sie sich in einem Spiegel.
- Reiben Sie sich am gesamten Körper sanft mit einer duftenden Lotion oder einem Körperöl ein, und konzentrieren Sie sich darauf, wie sich Ihre Massage an den unterschiedlichen Teilen Ihres Körpers anfühlt.
- Liebkosen Sie Ihre Brüste.
- Probieren Sie verschiedene Möglichkeiten aus, um zum Orgasmus zu kommen.

Ganz gleich, ob Sie erst Anfängerin oder schon fortgeschritten darin sind, Frieden mit Ihrem Körper zu schließen – es bleibt in jedem Fall noch etwas zu erforschen. Sie dürfen neugierig sein und sich alles genau anschauen.

DEM KÖRPERRHYTHMUS FOLGEN

Früh ins Bett und früh wieder raus – das bringt Gesundheit, Wohlstand und Weisheit.

Benjamin Franklin

Kooperieren Sie mit dem natürlichen Schlaf-Wach-Rhythmus Ihres Körpers?

Es ist nicht immer leicht, dem Rhythmus seines Körpers zu folgen. Ganz gleich wie wir uns auch fühlen mögen – man erwartet von uns, daß wir früh aus dem Bett hüpfen und schnell zu Arbeit kommen, frisch und leistungsbereit. Es wird dann von uns erwartet, daß wir im Laufe des Tages langsam müde werden. Und wenn wir Benjamin Franklins Rat befolgen, dann gehen wir früh schlafen und sind am nächsten Tag wieder fit.

Bei mir funktioniert das allerdings anders. Ich bin ein Nachtmensch, und was für einer. Wir Nachtmenschen wachen auf und fühlen uns kaputt – ganz gleich wie spät es ist. Erst im Laufe des Tages kommen wir in Form. Wir können ebenso produktiv, kreativ und witzig sein wie Morgenmenschen. Nur ist für uns das gesamte öffentliche Leben verkehrt herum organisiert.

Berücksichtigt Ihr Tagesablauf Ihren Körperrhythmus? Wenn Sie ein Morgenmensch sind, planen Sie Ihre Termine früh am Tag und gestehen Sie sich zu, ins Bett zu gehen, wenn Sie müde sind? Wenn Sie ein Nachtmensch sind, lassen Sie den Vormittag langsam angehen und legen Ihre wichtigen Termine auf den späten Nachmittag oder Abend? Je mehr Sie über Ihren natürlichen Rhythmus wissen, und je mehr Sie ihn einbeziehen, desto gesünder, glücklicher und produktiver werden Sie sein. Wenn Benjamin Franklin heute leben würde, würde er vielleicht sagen: „Ab ins Bett, wenn du müde bist, und raus, sobald du ausgeruht bist. Folge deinem Körper. Dein Körper weiß Bescheid."

FOLGEN SIE IHRER INNEREN EINGEBUNG

Der Wert, der inzwischen Geld und Konsum beigemessen wird, kann unser Gefühl der Unsicherheit verstärken und unser Selbstwertgefühl schwächen – außer wir konzentrieren uns auf das, was wir brauchen und uns wünschen.

Alexandra Stoddard

Vierzig zu werden hat mir sehr gut getan. Als ich in dieses Alter kam, war mein Leben nicht im geringsten so, wie ich es mir vorgestellt hatte. Ich hatte vorgehabt, die 50er-Jahre-Version der guten Hausfrau zu leben: in einer pinkfarbenen Schürze Plätzchen für meine Kinder zu backen und mich auf meinen erfolgreichen gutaussehenden Ehemann zu freuen, der um halb sechs direkt von der Arbeit zu mir nach Hause kommen würde. Unnötig zu erwähnen, daß mein Leben in der Realität so nicht aussah.

Dennoch war es für mich kein Anlaß zur Niedergeschlagenheit, vierzig zu werden, eher eine Befreiung. Gemessen an den Maßstäben, die man mir Jahrzehnte früher eingehämmert hatte, war ich ohnehin schon eine Versagerin. Was also hatte ich noch zu verlieren? Folgerichtig fühlte ich mich nicht mehr gezwungen, „mich zu benehmen“ oder mir Gedanken darüber zu machen, was andere über mich denken könnten. Nachdem ich das Ziel ohnehin verfehlt hatte, konnte ich mir ganz neue Ziele setzen; Ziele, die von vierzig Jahren Lebenserfahrung und einem wachsenden Körperbewußtsein herrührten.

Bestimmen Sie Ihre Route, indem Sie sich von Ihrem Körper sagen lassen, was wichtig ist. Machen Sie die Anerkennung und Wertschätzung Ihres Körpers zur Grundlage Ihres Wertempfindens und der Freude, etwas erreicht zu haben. Diese Fähigkeit nutzt Ihnen länger und mehr als prestigeträchtige Wohlstandssymbole. Halten Sie sich an Ihr inneres Wissen, und Sie werden Ihr Selbstwertgefühl nie mehr verlieren.

MACHEN SIE DAS RADIO AN

Es stimmt nicht, daß ich nichts anhatte.
Ich hatte das Radio an.

Marilyn Monroe

Damals im Garten Eden liefen Adam und Eva nackt umher, ohne sich zu schämen oder verlegen zu sein. Machen Sie heute eine Tour in dieses Paradies, und freuen Sie sich an Ihrer Nacktheit.

Ziehen Sie sich in Ihren privaten Bereich zurück, und ziehen Sie sich aus. Bewundern Sie sich nackt im Spiegel, und suchen Sie sich Ihren liebsten Körperteil aus. Sagen Sie diesem Körperteil, wie sehr Sie sich darüber freuen, daß er auf verschiedene Arten Ihr Leben bereichert.

Ach so – und wenn Sie Marilyns Beispiel folgen wollen, machen Sie das Radio an.

WIE FLIRTEN SIE?

Flirten ist eine Mischung aus vorgestelltem Begehren und dem Eingeständnis seiner Unmöglichkeit

Marya Mannes

Geben wir es zu: Was wäre schon ein Flirt, an dem unser Körper nicht beteiligt wäre? Es würde ziemlich viel fehlen, wenn es das verführerische Lächeln nicht gäbe, den beschleunigten Herzschlag, das Augenklimpern, die langen Blicke, die gelegentlichen Berührungen. An der wunderbaren Kunst des Flirtens sind alle Sinne beteiligt.

Wie drückt Ihr Körper es aus, wenn Sie sich von jemandem angezogen fühlen? Vielleicht merken Sie ja, daß Sie zu flirten begonnen haben, wenn Sie Ihren Kopf bewegen, so daß es schimmernde Lichtreflexe in Ihrem Haar gibt. Oder Ihr Mund ist trocken, und Ihre Lippen kleben an den Zähnen, oder in Ihrem Kopf fühlt sich alles wie Watte an, und Sie bringen kein Wort heraus. Achten Sie heute einmal darauf, wie Sie flirten, und notieren Sie, auf welche Weise Ihr Körper ausdrückt, daß Sie sich angezogen fühlen.

EIN HOCH AUF DEN GESCHMACKSSINN

Jede Art von Gesellschaft kann sich um einen Tisch versammelt finden: Liebe, Freundschaft, Geschäftssinn, Spekulation, Macht, Zudringlichkeit, Gönnerhaftigkeit, Ehrgeiz, Intriganz ...

Anthelme Brillat-Savarin

Der Geschmackssinn führt die Menschen zusammen. Keinen anderen unserer Sinne teilen wir in dieser Weise mit anderen. Wir können uns bei allen möglichen Gelegenheiten darüber freuen, wie etwas aussieht, schmeckt oder sich anfühlt. Aber das Essen macht uns meist in Gemeinschaft mit anderen mehr Spaß als allein – wir können uns dann gleichzeitig am Geschmack der Speisen und der Geselligkeit freuen.

Seien Sie dankbar für den sinnlichen Genuß und das Zusammensein mit anderen, das Sie Ihrem Geschmackssinn verdanken. Und nehmen Sie bei der nächsten gemeinsamen Mahlzeit mit Freunden oder Familie die Gelegenheit wahr, diese wunderbare Gabe Ihres Körpers zum Thema zu machen und dem Geschmackssinn seinen Tribut zu zollen!

ACHTEN SIE AUF SIGNALE

Wenn Sie einen klaren Kopf behalten,
während alle um Sie herum völlig kopflos sind,
dann haben Sie vielleicht einfach
die Situation nicht begriffen.

Jean Kerr

Eines Abends fuhr ich auf einer mir bekannten Schnellstraße, als plötzlich bei allen Autos vor mir die Bremslichter aufleuchteten. Ich schaute genauer hin und sah das Blaulicht von Polizei- und Feuerwehrautos. Ich wußte sofort, was diese Signale zu bedeuten hatten – es war ein Unfall passiert. Um nicht auf die vor mir stehenden Autos aufzufahren und in den Unfall verwickelt zu werden, reagierte ich auf die Signale und verlangsamte meine Geschwindigkeit.

Unser Körper warnt uns ständig vor Gefahren – durch schwitzende Handinnenflächen, Herzklopfen, einen trockenen Mund, ein flaues Gefühl im Magen und Schmerzen im Nacken. Wenn wir diese Zeichen richtig deuten und durch Schutzmaßnahmen darauf reagieren, vermeiden wir unnötigen Schaden. Wenn wir diese Signale jedoch ignorieren, leiden wir. Das ist ziemlich einleuchtend, und trotzdem ist es oft schwierig, diese Einsicht umzusetzen.

Es erfordert oft gar keine sonderlich dramatischen Maßnahmen, für sich selbst zu sorgen. Es kann etwas ganz Einfaches sein, z. B. sich von einem Menschen fernzuhalten, der andere mißbraucht, oder bei der Arbeit nicht die Verantwortung für Dinge zu übernehmen, die man selbst gar nicht getan hat.

Wie signalisiert Ihr Körper Ihnen, daß Gefahr im Verzug ist. Schreiben Sie die besonderen Reaktionsweisen Ihres Körpers auf. Anschließend müssen Sie sich versprechen, beim nächsten Mal unverzüglich für sich selbst zu sorgen, wenn diese Signale auftauchen.

WIE EIN BABY IN DER WIEGE

Wie wohltuend ist Zuneigung! Und wie gern wenden Menschen wie ich, die nicht viel von dieser Versüßung des Lebens abbekommen haben, uns mit neuerwachter Zärtlichkeit dem Menschen zu, der uns die Herzensstärkung verabreicht!

Marguerite Blessington

Erinnern Sie sich noch an die Kinderlieder, die von Wiegen erzählen, in denen Babys sanft in den Schlaf geschaukelt werden? Für mich hatte die Vorstellung einer Wiege als Kind immer etwas Tröstendes, obwohl ich selbst nie in einer gelegen habe. Wie die meisten von Ihnen wohl auch, schlief ich in einem feststehenden Bett, das Gitterbett genannt wurde. Wo sind all die Wiegen mit ihrem sanften, wohltuenden Schaukeln geblieben?

Ob Sie's glauben oder nicht – im späten 19. Jahrhundert riet ein Professor den Eltern, die Wiegen abzuschaffen, weil er der Ansicht war, daß Babys nicht körperlich stimuliert werden sollten! Babys sollten nur zum Füttern aus ihrem Bettchen geholt werden (natürlich nach einem festen Zeitplan, der sich nicht danach richtete, wann ein Baby hungrig war). Also wurde in den amerikanischen Familien die Wiege abgeschafft und die Babys in Gitterbettchen gelegt, die keinerlei körperliche Stimulation boten.

Brauchen Sie heute ein bißchen Zuwendung, wollen Sie ein bißchen gewiegt werden? Schlingen Sie die Arme um Ihren Oberkörper, und wiegen Sie sich vor und zurück. So vermitteln Sie sich ein Gefühl von Liebe und Zuwendung, das Sie als Kind vielleicht nicht bekommen haben.

KOOPERIEREN SIE MIT DER NATUR

Nicht alle Menschen verstehen, was für die Gesundheit von grundlegender Bedeutung ist … und – leider! – auch nicht alle unsere Ärzte, denen als Regel beigebracht wurde, Krankheiten zu heilen, und nicht, ihnen vorzubeugen.

Ellen Swallow

Ebenso wie vor hundert Jahren konzentriert sich auch unser heutiges Gesundheitssystem eher auf die Heilung von Krankheiten als auf deren Vorbeugung. Jeder, der von einem schweren Leiden wie Krebs, einer Herzerkrankung, Arthritis oder einem Schlaganfall betroffen ist, kann Ihnen sagen, daß es sich lohnt, etwas zur Vorbeugung solcher Krankheiten zu tun.

Wir können uns nicht vor jeder möglichen Erkrankung schützen, aber wir können das Risiko einer Erkrankung verringern, indem wir unser Immunsystem stärken. Hier ist eine kurze Liste von Dingen, durch die wir unser Immunsystem dabei unterstützen, Krankheiten abzuwehren:

- Sagen Sie aufrichtig, was Sie fühlen und denken.
- Sagen Sie beim nächsten Mal „nein", wenn Sie etwas nicht tun wollen, worum man Sie bittet.
- Nehmen Sie Ihre Mahlzeiten an einem angenehmen, ruhigen Ort zu sich.
- Bringen Sie dreimal wöchentlich Ihr Herz-Kreislauf-System auf Hochtouren.
- Trinken Sie täglich frisches Wasser.

Führen Sie in Ihrem Körpertagebuch diese Liste weiter. Schreiben Sie fünf weitere Möglichkeiten auf, wie Sie persönlich mit Ihrem Körper zusammenarbeiten und Ihr Immunsystem stärken können. Setzen Sie die ersten fünf Punkte noch heute in die Tat um.

UNWICHTIGE DINGE KANN MAN IGNORIEREN

Weise zu sein besteht darin, daß man weiß,
worüber man hinwegsehen kann.
William James

Machen Sie mal einen Moment Pause und achten auf das, was Sie hören. Was haben Sie *nicht* gehört? Das Geräusch des Straßenverkehrs von draußen, das Pfeifen der Vögel in den Bäumen. Unser Nervensystem wird jeden Augenblick mit winzigen Stückchen Information bombardiert. Wenn unser Körper nicht in der Lage wäre, die meisten dieser Reize auszublenden, wären wir durch die Fülle an Sinnesreizen völlig überlastet und funktionsunfähig.

Folgen Sie den Eingebungen Ihres Körpers, wenn Sie entscheiden, was Sie überfordern könnte und was Sie dann nicht wahrnehmen möchten.

Achten Sie
- auf die Menschen, die wirklich das Beste für Sie wollen,
- auf Aktivitäten, die Ihnen neue Energie vermitteln,
- auf Gelegenheiten, kreativ zu sein oder jemandem nahe zu sein.

Blenden Sie Folgendes aus:
- Menschen, die versuchen, Sie zu kontrollieren,
- Aktivitäten, die Sie frustrieren und erschöpfen,
- alles, was Sie im Moment davon abhält, Freude an sich selbst zu haben.

Öffnen Sie Ihr Herz den sanften, liebevollen Stimmen, die Sie auffordern, ein ausgeglichenes Körper-Leben zu leben. Wenn Sie schrille Töne der Kritik hören, machen Sie es wie Ihr Körper. Blenden Sie sie aus. Ignorieren Sie sie. Folgen Sie Ihrem Weg.

ANGST GIBT AUCH KRAFT

Wir können der Angst nicht entkommen.
Wir können sie lediglich zu einer Kameradin machen,
die uns bei all unseren aufregenden Abenteuern begleitet.
Susan Jeffers

Haben Sie schon einmal von jemandem gelesen, der nie etwas Neues ausprobierte? Ich auch nicht – so etwas würde nämlich nie veröffentlicht werden.

Was uns interessiert, sind Geschichten von Menschen, die sich Herausforderungen gegenüber sahen, die kaum zu bewältigen schienen. Zur Konfrontation mit neuen, uns manchmal überfordernden Situationen gehört die Notwendigkeit, mit unserer Angst zurechtzukommen.

Wenn wir zulassen, daß die Angst völlig von unserem Körper Besitz ergreift, werden wir kaum wirkungsvoll auf die Herausforderungen reagieren können. Wenn wir jedoch die körperliche Energie willkommen heißen, die uns die Angst verleiht, dann kann Angst in energisches, schützendes Handeln umgewandelt werden.

Das Adrenalin der Angst verleiht uns die Fähigkeit, unsere Meinung zu sagen, obwohl es vielleicht einfacher wäre, den Mund zu halten, und es ermöglicht uns, Grenzen zu setzen, die wir auf andere Weise vielleicht nicht verteidigen könnten.

Denken Sie darüber nach, wie Sie Angst wirksam in nützliche Energie umwandeln können. Beschreiben Sie eine Situation, in der die Energie der Angst Ihnen dazu verholfen hat, notwendige Veränderungen in Ihrem Leben vorzunehmen. Nehmen Sie sich einen Moment Zeit. Genießen Sie Ihren Stolz darüber, mit Ihrem Körper zusammengearbeitet zu haben, um sich vor potentiellem Schaden zu schützen.

SEIEN SIE DURCHSCHNITTLICH

Oft denke ich, meine Liebe, daß es ein Jammer ist,
daß du eine so rege Vorstellungsgabe besitzt, und
ein noch größerer Jammer, daß du so anspruchsvoll bist.
Du wärst glücklicher, wenn du ebenso stumpfsinnig
und bodenständig wärst wie ich.

Emily Eden

Wir leben in einer Kultur, die überdurchschnittliche Leistungen und besondere Fähigkeiten belohnt. Normal sein zu wollen heißt vor diesem Hintergrund fast soviel wie unakzeptabel, untalentiert, faul oder unliebenswert sein zu wollen. Aber schauen Sie sich den „normalen" Menschen doch einmal etwas genauer an.

Jeder Durchschnittsmensch hat annähernd 206 Knochen, von denen jeder einem Druck von 24 000 Pfund auf einer Fläche von ca. 6,5 Quadratzentimetern standhalten kann. Dieses komplizierte und doch bewegliche Gerüst wird von Muskeln zusammengehalten, von denen die stärksten eine Kraft von zweihundert Pfund auf 6,5 Quadratzentimeter haben. Die Muskeln sind von zigtausenden Quadratzentimetern Haut umgeben, die drei Millionen Schweißdrüsen beherbergt, welche unsere Körpertemperatur regulieren. Das durchschnittliche Blutkreislauf-System transportiert Blut (das wiederum 25 Billionen roter Blutkörperchen enthält) durch Arterien, Venen und Kapillargefäße welche eine Gesamtstrecke von ca. 96 560 Kilometern umfassen. Wenn ein Durchschnittsmensch sich schneidet, bringen die Blutplättchen das Blut in fünfzehn Sekunden zum Gerinnen. Das ist doch bewundernswert, oder?

Los, seien Sie normal. Seien Sie durchschnittlich. Seien Sie bewundernswert.

AUCH UNSER MAGEN BRAUCHT UNSERE AUFMERKSAMKEIT

Irgend jemand hat mal gesagt,
die Hauptursache für Magengeschwüre sei,
daß man versuche, aus Mücken
Elefanten zu machen.

Maxwell Maltz

Ich bin fest davon überzeugt, daß mein Magen und meine Gefühle direkt miteinander verbunden sind. Seit ich meinem Körper mehr Aufmerksamkeit schenke, kann ich tatsächlich immer besser sagen, wie ich mich gefühlsmäßig fühle, allein indem ich darauf achte, wie mein Magen reagiert. Zieht er sich zusammen, so bedeutet das Angst. Appetitverlust bedeutet, daß ich traurig bin. Wenn ich Hunger habe, weiß ich, daß ich entspannt und glücklich bin.

Magenprobleme, besonders Magengeschwüre, verschlimmern sich oft durch emotionale Belastungen. Die Magensäure brennt Wunden in die Schleimhaut des Magens und des Zwölffingerdarms. Das kann zu einem echten Problem werden, wenn die Magensäure sich durch die Schleimhäute hindurchbrennt und sie durchlöchert. Ihr Magen läßt Sie wissen, wenn Sie zuviel arbeiten, einen Verlust betrauern oder sich ganz toll fühlen.

Ihr Magen arbeitet hart. Schenken Sie ihm genügend Beachtung, und achten Sie auf seine Bedürfnisse. Schreiben Sie das Gespräch mit Ihrem Magen in Ihr Körpertagebuch. Falls sich Ihr Magen heute nicht gut anfühlen sollte, fragen Sie ihn nach den Gründen. Und wenn Sie sich prima fühlen, verwöhnen Sie Ihren Magen mit etwas Leckerem.

SIE GEHÖREN SICH SELBST

Gestern abend sprachen wir über die Angemessenheit, Frauen nur nach ihrer Geschlechtszugehörigkeit zu benennen. Die Angewohnheit, eine Frau als „Mrs. John Sowieso" oder „Mrs. Tom Dingsda" zu bezeichnen und Farbige „Sambo" zu nennen, gründet auf der Annahme, daß weiße Männer die Herren der Welt sind. Ich kann dieses Prinzip nicht als gerecht anerkennen; ich kann daher auch nicht den Namen eines anderen Menschen tragen.

Elizabeth Cady Stanton

Wenn ich anderen Menschen erzähle, womit ich meinen Lebensunterhalt verdiene, bekomme ich ziemlich oft hochgezogene Augenbrauen zu sehen, die zu besagen scheinen: „Was soll das heißen – Körperarbeit, die anderen Frauen helfen soll, zu ihrem Körper zurückzufinden?"

Es ist etwas Ungewöhnliches, vielleicht sogar Beängstigendes daran, Frauen zu einem guten Körpergefühl zu verhelfen. Aus irgendeinem Grund wird davon ausgegangen, daß unser Körper anderen gehört – unserem Partner, unseren Eltern, unserem Vaterland oder Gott. Wenn wir unseren Körper jedoch offen als unser Eigentum beanspruchen und zudem auch die spirituelle Seite in ihm wahrnehmen, dann stößt dies auf Sorge oder sogar offene Ablehnung.

Widerstehen Sie dem Druck, Ihre persönliche Macht an jemand anderen abzugeben. Schreiben Sie eine Deklaration in Ihr Körpertagebuch. Erklären Sie, daß Sie vom heutigen Tage an die Verantwortung für Ihren Körper wieder selbst übernehmen, und zwar mit der Absicht, sich vor den negativen Ansichten oder körperlichen Übergriffen anderer zu schützen. Alle, die Ihnen nahekommen, werden Sie fortan wissen lassen, daß Sie ein selbstverantwortliches Lebewesen sind.

SIE SIND AM ZUG!

Liebe ist wie Damespielen. Man muß wissen, welchen Stein man bewegen darf.

Jackie „Moms" Mabley

Männern wird nachgesagt, daß sie Frauen nach ihrer Figur und ihren Maßen beurteilen. Warum also nicht den Spieß umdrehen und die Männer bewerten – nicht nach ihrer Figur, sondern danach, wie sehr sie Ihren Körper akzeptieren? Ein Mann, der Ihre Liebe und Ihr Vertrauen wert ist, respektiert und achtet Ihren Körper.

Machen Sie keine abfälligen Bemerkungen über Ihre Oberschenkel, Ihr Gewicht oder Ihre Schuhgröße. Machen Sie Ihrem Partner deutlich, daß Sie Ihren Körper lieben und dasselbe auch von ihm erwarten. Wenn er nicht in der Lage ist, Sie so zu lieben, wie Sie sind, dann wird seine negative Einstellung wahrscheinlich einen Keil zwischen Sie und Ihren Körper treiben.

Schaffen Sie in Ihrem Leben Raum für Männer, die Ihnen dabei helfen, Frieden mit Ihrem Körper zu schließen. Und weisen Sie jedem Mann die Tür, der Ihren Körper kritisiert und unakzeptabel findet. Sie sind am Zug!

KÖNNEN SIE IHRE SCHMERZEN BESCHREIBEN?

Sogar Schmerz
macht das Leben lebendiger.
Amy Lowell

Kennen Sie das, wenn ein kleines Kind zu Ihnen sagt: „Mir tut der Bauch weh“? Das kann alles bedeuten, eine Magenverstimmung durch zuviel Eis, Blähungen, eine Blinddarmentzündung. Die meisten von uns haben kein sehr detailliertes Vokabular, um Schmerzen zu beschreiben.

Schmerz ist eine der Möglichkeiten unseres Körpers, uns etwas mitzuteilen. Um aus dem Schmerz lernen zu können und die Dinge zu tun, die unser Leben gesünder und ausgeglichener machen, muß man lernen, wie unser Körper Schmerz empfindet.

Wenn Ihnen das nächste Mal etwas wehtut, nehmen Sie sich die Zeit, den Schmerz genauer zu beschreiben. Die folgende Liste kann Ihnen dabei helfen:

- pochend
- plötzlich
- stechend
- wandernd
- drückend
- taub
- anhaltend
- dumpf
- grimmig
- kribbelnd
- schneidend
- bohrend
- brennend
- krampfartig

LEHNEN SIE SICH AUF

Gerne allein zu leben ist bei einer Frau so etwas wie Verrat, eine Untreue, die als viel bedrohlicher empfunden wird als Ehebruch.

Molly Haskell

Manche Menschen finden es verdächtig, wenn man das Alleinsein sucht. „Warum ist sie allein? Kann sie sich mit niemandem vertragen? Was ist los mit ihr – hat sie vielleicht Depressionen? Sie hat mir wahrhaftig erklärt, sie hätte keine Lust mitzukommen, weil sie etwas Zeit für sich bräuchte. Wie rücksichtslos von ihr!"

In Frieden mit sich selbst zu leben ist fast ebenso unbekannt wie im Frieden mit seinem Körper zu leben. Für mich gehört beides zusammen. Wenn ich erschöpft bin, kann ich meine Batterie am besten wieder aufladen, wenn ich allein bin – allein mit meinen Gedanken, Gefühlen und mit meinem Körper. Jeder Teil von mir trägt dazu bei, daß ich mich erhole, während ich mir Zeit lasse, mich im Schlaf von meinen Träumen leiten zu lassen, meine Gedanken beim Spazierengehen schweifen zu lassen und meine Seele horchen zu lassen, während ich ganz still dasitze.

Lehnen Sie sich gegen die Erwartung auf, eine vielbeschäftigte Frau sein zu müssen. Nehmen Sie statt dessen für die nächsten paar Minuten Ihr Telefon nicht ab, und hören Sie auf das, was Ihr Körper zu sagen hat. Hören Sie auf Ihre pochenden Füße, auf den Schmerz im unteren Teil Ihres Rückens, das Kribbeln unter der Kopfhaut. Achten Sie darauf, wie sich Ihre Beckenmuskeln entspannen und wie das Geräusch Ihres Atems Sie beruhigt. Je mehr Sie auf die Stimme Ihres Körpers hören, desto mehr werden Sie ihn lieben lernen, und desto mehr werden Sie sich in ihm zu Hause fühlen.

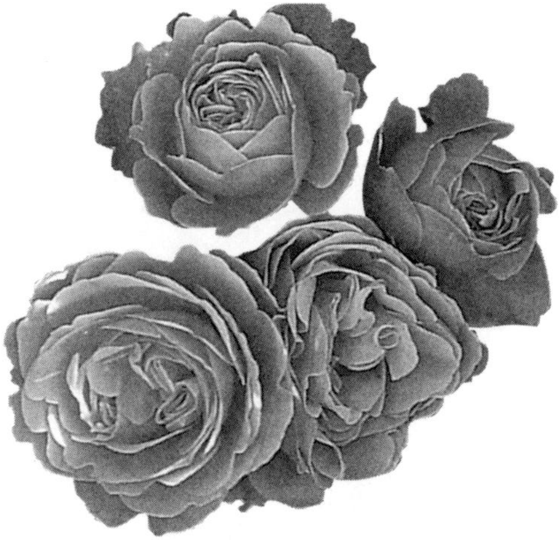

JULI

Körperarbeit

Mein Körper ist
ein Arbeitspferd.

Er hat Erinnerungen
an Schmerzen von gestern,
an die sich mein Geist zu erinnern
weigert.

Auf den Schultern
lastet das Gewicht
der täglichen Bürden,
die sich mein Herz anzuerkennen
weigert.

Gebunden an das Versprechen
an den unvermeidlichen Tod
morgen,
den kein Teil von mir
verstehen kann.

Mein Körper
ist ein Arbeitspferd,
das eine schwere Last zieht.

SEIEN SIE VERGNÜGT

Jeder hat eine Liste von sorgenvollen persönlichen Fragen: Habe ich Freude an den richtigen Dingen? Habe ich so viel Spaß, wie ich sollte oder könnte? Habe ich mir das genommen, worauf ich im Leben – in meinem Leben – ein Recht habe?

Lionel Tiger

Niemand in Hörweite zweifelte daran, daß die Zwillinge Nicholas und Alexander unglücklich waren. Nachdem die Eltern versucht hatten, den Grund ihres Geschreis herauszufinden, wurde der eine an Connies Brust gelegt und trank glücklich von der Muttermilch, und der andere wurde frisch gewickelt und gluckste bald voller Zufriedenheit in den Armen seines Vaters.

Kinder können viel weiser sein als Erwachsene: Es zieht sie hin zu angenehmen Erfahrungen, wie z. B. trockene Windeln, warme Milch, und Schlaf, wenn sie müde sind. Kinder widersetzen sich, manchmal unter lautem Protest, jeder Form von Schmerz. Das Prinzip von Schmerz und Lust ist für die Kleinen klar: Suche Vergnügen. Vermeide Schmerz.

Wir leben in einer Gesellschaft, die Probleme mit Lust und Vergnügen hat. Manche Menschen fürchten sich vor Vergnügen, weil sie diese Erfahrung mit unangemessener sexueller Aktivität verknüpfen. Viele meiner Klienten haben mich gefragt, wie ich reagieren würde, wenn sie während einer Massage sexuell erregt würden. Ich antworte ihnen, daß alle ihrer Gefühle in unseren Sitzungen willkommen seien. Jede Art von Vergnügen – auch das erotische – ist eine positive und stärkende Erfahrung. Ein bestimmtes Gefühl zieht jedoch nicht zwingend eine bestimmte Handlung nach sich. Jemandem, der wütend ist, würde ich ja auch nicht erlauben, mich zu schlagen.

Eine zweite Reaktion, wenn es um das Vergnügen geht, ist Verwirrung darüber, wer eine positive Erfahrung haben „sollte" oder „nicht haben sollte". Einige Menschen sehen Vergnügen als Belohnung für harte Arbeit oder für das Leiden, das sie ertragen haben. Ihnen ist nicht wohl bei dem Gedanken, Vergnügen zu empfinden, ohne zuvor ausreichend gelitten zu haben. Diese Haltung kann dazu führen, daß Menschen großen Groll gegen jemanden hegen, der glaubt, ein Recht auf Vergnügen zu haben, während sie selbst so viel Leid erfahren haben.

Ich habe leider feststellen müssen, daß einige Menschen die Fähigkeit zur Freude gänzlich verloren haben. Ihre Körper schmerzen bei der kleinsten Berührung oder haben jegliches Empfindungsvermögen verloren, sie leiden unter Herzschmerzen, und ihr Denken wird nur noch von Sorgen bestimmt. Bei diesen Menschen ist die Lebenslust vollkommen von einem Schmerz verdrängt worden, der beständig einen tiefen und bedrohlichen Schatten auf ihr Leben wirft.

Vergnügen ist kein Luxus, sondern eine notwendige Voraussetzung für unser Überleben. Wir alle haben das Recht, uns zu vergnügen, genauso, wie ein Kleinkind das Recht hat, Milch zu trinken oder wie die Blume ein Recht auf Sonnenlicht hat. Uns ist ein Körper voller feinster Sensoren gegeben, mit denen wir Lust empfinden können. Wir brauchen uns nicht vor dem Vergnügen zu fürchten, und wir müssen es uns nicht erst verdienen. Wir brauchen es nur zu empfangen.

BRINGEN SIE IHR LEBEN INS GLEICHGEWICHT

Frieden ist das Ergebnis eines maßvollen Lebens … Meine Beziehungen sind nicht das Resultat dessen, was ich mache, wenn ich nach der Arbeit noch Zeit übrig habe … Ich lese nicht nur dann, wenn das Leben gerade in ruhigen Bahnen verläuft. Ich bete nicht nur dann, wenn ich gerade Lust dazu habe. Alle diese Dinge bedeuten für mich Hoffnung und bieten mir die Chance zu wachsen. Ihnen allen muß gebührend Rechnung getragen werden.

Joan D. Chittister

Ausgeglichenheit ist kein Ort, an dem man eines Tages ankommt, wenn sich die Stürme des Lebens gelegt haben. Ausgeglichenheit ist der Weg, auf dem wir diese Reise beschreiben.

Gibt es nicht immer irgend etwas, wenn nicht gar mehrere Verpflichtungen, was uns daran hindert, das nötige innere Gleichgewicht herzustellen?

Ich warte noch damit, meine Familie zu besuchen, bis ich abgenommen habe.

Ich warte noch damit, mich bewußter zu ernähren, bis ich mir eine Saftmaschine leisten kann.

Ich warte noch …

Listen Sie in Ihrem Körpertagebuch fünf Aktivitäten auf, die Sie in letzter Zeit vernachlässigt haben – Aktivitäten, die wieder mehr Gleichgewicht in Ihr Leben bringen werden. Einige Ideen dazu: einen Schrank aufräumen, regelmäßig frisches Obst und Gemüse essen, einen Termin zur Maniküre vereinbaren, einen Nachmittag lang nichts tun oder durch die Stadt bummeln. Machen Sie mit dabei, Ihr Leben wieder ins Gleichgewicht zu bringen, und wenn Sie mich jetzt bitte entschuldigen möchten, ich werde ein kleines Nickerchen machen.

FEIERN SIE SICH

Sich zu hegen und zu pflegen bedeutet sich zu feiern.
Es bedeutet, sich die Zeit zu nehmen, um zu genießen, daß man lebt, daß man unverwechselbar man selbst und niemand sonst ist.
Jennifer Louden

Wie können Sie es nur ertragen, mich zu berühren?

Viele meiner Klientinnen stellen mir diese Frage.

Einige Frauen erwarten, daß ich beim Anblick ihrer Körper zurückschrecke. Wir glauben oft, daß unser Körper nichts als Spott oder Mißachtung verdiente.

Ich weiß, wie es ist, wenn ich mich meines Körpers schäme. Um mich vor etwaigen Beurteilungen zu schützen, habe ich früher einfach so getan, als hätte ich gar keinen Körper. Nach einem durch Überanstrengung verursachten totalen emotionalen und körperlichen Zusammenbruch landete ich bei einer Körpertherapeutin. Ich hoffte, daß sie mir helfen und sich nicht von meinen wabbeligen Oberschenkeln abgestoßen fühlen würde.

Sie wandte sich nicht von mir ab, sondern behandelte meinen Körper mit einem Respekt, den ich damals selbst nicht vor mir hatte. Ihre Augen sahen das Wunder und die Weisheit meines Körpers. Sie war der Anfang meiner Reise zu meinem Körper, und jetzt kann ich den Respekt für meinen Körper wiederum mit anderen teilen.

Machen Sie Ihren Körper zu einem wichtigen Teil Ihrer täglichen Erfahrungen. Versprechen Sie sich, Ihren Körper auf vielfältige Weise zu feiern. Feiern Sie Ihre Füße, indem Sie auf Ihren Zehen tanzen, Ihre Zunge, indem Sie sie im Sommer Regentropfen auffangen lassen, und Ihre Haut, indem Sie sich von jemandem umarmen lassen. Seien Sie voller Bewunderung für sich. Bitten Sie Ihre „Körper-Gefährtin", Ihrem Körper Beifallsovationen darzubringen.

STIMMEN SIE FÜR IHREN KÖRPER

Die Machtbefugnis jeder Regierungsbehörde muß haltmachen vor der Haut ihrer Bürger.

Gloria Steinem

Im Jahre 1777 schrieb Abigail Adams, eine Frau mit prophetischer Klarsicht, einen Brief an John Adams, ihren Ehemann und Mitverfasser der Unabhängigkeitserklärung der Vereinigten Staaten. Sie sagte: „Ich wünsche, daß Du Dich an die Damen erinnerst und ihnen gegenüber großzügiger und wohlgesonnener sein wirst als Deine Vorfahren. Gib nicht so grenzenlose Macht in die Hände der Ehemänner." Leider stießen Abigails Worte bei ihrem Mann auf taube Ohren. Zu jener Zeit hatten Frauen noch kein Wahlrecht. Ehefrauen wurden weniger als Partnerinnen denn als Besitz der männlichen Familienmitglieder betrachtet. Väter, nicht die Mütter waren die rechtlichen Vormünder ihrer Kinder. Vieles hat sich seit dieser Zeit geändert.

Wir haben das Wahlrecht, verdienen unser eigenes Geld, ziehen unsere Kinder auf und haben Möglichkeiten, in unserem Leben unabhängige Entscheidungen zu treffen. Wir Frauen, mit unserer besonderen Beziehung zu unserem Körper, haben eine einzigartige und unverzichtbare Sichtweise auf die Bedürfnisse unserer Nation. Wenn es darum geht, bei der nächsten Wahl Ihre Stimme abzugeben, bringen Sie die Bedürfnisse Ihres Körpers und dessen Weisheit in die Diskussion ein. Welche Gesetzgebung schützt die Erde, auf der wir mit unseren Füßen stehen, verteidigt unsere Körper gegen Gewalttaten und Vergewaltigung und sorgt für frauenfreundliche Gesundheitsfürsorge? Denken Sie am heutigen Tag einmal darüber nach, wie Sie Ihren Körper stärker in Ihre politische Entscheidungsfindung miteinbeziehen könnten. Überlegen Sie gut, wem Sie in der nächsten Wahl Ihre Stimme geben. Stimmen Sie für Ihren Körper.

VERGESSENES ZU TAGE FÖRDERN

Sie müssen sich die Ereignisse in Ihrem Leben aneignen, damit Sie sich selbst gehören.

Anne Wilson Schaef

Eine meiner Klientinnen erzählte mir während einer Sitzung: „Ich möchte vergessen, was damals passiert ist! Ich weiß genau, daß es mir viel besser ginge, wenn ich doch nur den Unfall aus meiner Erinnerung streichen könnte."

Es ist nur natürlich, daß man Schmerz vermeiden möchte, besonders Erinnerungen an Ereignisse oder Beziehungen, die uns emotional und körperlich verletzt haben. Aber der Weg, um den Schmerz zu überwinden, führt nicht durch das Land des Vergessens. Erst wenn wir unsere Erfahrungen annehmen und uns ihrer bemächtigen, ganz gleich, ob wir uns ihnen bewußt annähern oder sie sich uns aufdrängen, können wir geistigen und körperlichen Frieden finden.

Schildern Sie in Ihrem Körpertagebuch ein Ereignis, das Sie lieber vergessen würden. Beschreiben Sie diese Erfahrung so detailliert wie möglich, und erklären Sie, wie dieses Ereignis Sie aus dem Gleichgewicht mit Ihrem Körper gebracht hat. Akzeptieren Sie die Tatsache, daß dieses Ereignis tatsächlich stattgefunden hat und daß Sie darunter gelitten haben. Das ist alles, was Sie tun müssen, um es als zu Ihnen gehörig zu akzeptieren. Wenn Sie Anspruch auf Ihr eigenes Leben erheben, auf das Schmerzhafte und das Schöne, werden Sie den Weg zurück zu Ihrem Körper finden, dorthin zurück, wo Sie hingehören.

VERWÖHNEN SIE SICH, WENN SIE IHRE MENSTRUATION HABEN

Die Tatsache, daß die Mehrheit der Frauen in unserer Gesellschaft während ihrer Periode unter Bauchkrämpfen leidet, deutet eindeutig darauf hin, daß irgend etwas in unseren Beziehungen zu unseren Körpern nicht stimmt.

Christiane Northrup

Scheußlich ... die Krämpfe, der aufgedunsene Bauch, Sie wissen schon, worüber ich rede. Viele von uns Frauen haben zu irgendeinem Zeitpunkt unseres Lebens zu Beginn unserer Periode Bauchkrämpfe gehabt.

Eine Fülle von Heilmitteln ist über die Jahre hin angepriesen worden. Christiane Northrup behauptet, daß die Bauchkrämpfe durch eine Vielzahl von Faktoren ausgelöst werden. Wenn man also die Dauer oder Intensität eines Krampfes vermindern möchte, sollte man das Problem möglichst vielseitig angehen, indem man auf seine Ernährung achtet, sportlich aktiv wird und das Streßniveau zu reduzieren versucht.

Ich persönlich helfe mir am besten gegen die Krämpfe, indem ich langsamer mache und den Streß durch Massage reduziere. Ich lasse jemanden reiben, glätten, kneten und auf meinen schmerzenden, gereizten Körper sanft eintrommeln. Oft werden Menstruationsbeschwerden noch verstärkt durch Wassereinlagerungen im Körper und angespannte Muskeln. Beides kann durch Bewegung abgebaut werden. Es beruhigt die angespannten Nerven. So kann ich mich emotional entspannen und dadurch die körperliche Spannung in meinem Beckenbereich abbauen. Reagieren Sie offen auf Ihre Krämpfe. Sie sind ein Signal für notwendige Veränderung und erinnern Sie daran, herunterzuschalten und sich etwas Schönes zu gönnen.

VERTRAUEN IN DEN EIGENEN KÖRPER

Haben Sie Vertrauen zu sich. Ihre Wahrnehmungen sind oft viel zutreffender, als Sie es glauben.

Claudia Black

Als mein Leben 1985 durch einen kompletten Burnout aus den Fugen geriet, wußte ich nicht, was ich noch glauben oder wem ich noch vertrauen konnte. Auch mein Vertrauen in Gott war ernsthaft erschüttert, da ich fälschlicherweise angenommen hatte, daß Gott mich segnen würde und mein Leben erfolgreich verlaufen ließe, wenn ich anderen nur Gutes täte. Als diese Gleichung nicht aufging, begann ich, an meinem Glauben an Gott zu zweifeln.

Anfangs dachte ich, ich gäbe meinen Glauben an Gott auf, indem ich mich neuen Ideen öffnete, wie z. B. Körperarbeit. Aber als ich weiter in diese Richtung ging, wurde mir klar, daß Gott mich, über meine neue Beziehung zu meinem Körper zu einem Ort spiritueller Weisheit führte.

Jetzt, über ein Jahrzehnt später, habe ich festes Vertrauen zu meinem Körper, nicht anstelle des Vertrauens zu Gott, sondern als eine Art von Kanal, über den Gott mit mir kommuniziert. Ich kann meinem Körper vertrauen, weil Gott meinen Körper geschaffen hat und weil mein Körper seine vertrauensvolle, lebensbejahende Liebe widerspiegelt.

Wem vertrauen Sie? Gott? Sich selbst? Ihrem Körper? Nehmen Sie sich heute Zeit, um über Ihre Spiritualität nachzudenken.

KIND-SEIN

Das Großartige am Altern ist,
daß man all die früheren Altersstufen,
die man durchlebt hat, nicht verliert.
Madelaine L'Engle

Sind Sie es manchmal auch leid, immerzu wie eine Erwachsene zu handeln?

Ich schon. Und so geht es auch einigen meiner Freundinnen. Vor einiger Zeit machte ich mich mit drei Freundinnen auf den Weg zum Strand, wo wir einen Tag lang spielen wollten. Auf allen vieren buddelten wir im Sand, formten hohe Burgtürme, von tiefen Gräben umgeben, die vor einem feindlichen Angriff schützen sollten.

Allein hätte ich so etwas niemals gemacht, aber zusammen mit drei anderen Frauen war es irgendwie in Ordnung, meinen Körper noch einmal so zu erleben, wie ich es als Mädchen getan hatte.

Trommeln Sie Ihre Freundinnen zusammen, und unternehmen Sie etwas Spaßiges und Spielerisches, so, wie Sie es vor Jahren getan haben. Malen Sie mit den Fingern, spielen Sie mit Sandförmchen, formen Sie Tonfiguren, spielen Sie Verstecken. Erinnern Sie sich an Ihren Körper wie er früher war, und holen Sie diese Freude in die Gegenwart hinein.

WO VERSPÜREN SIE IN IHREM KÖRPER EIFERSUCHT?

Eifersucht, so dachte er, war genauso körperlich wie Angst; der gleiche trockene Mund, das gleiche wild klopfende Herz, die gleiche Unruhe, die den Appetit verdarb und den Seelenfrieden störte.

P. D. James

Ich erinnere mich daran, wie ich das letzte Mal furchtbar eifersüchtig war. Das war vor einigen Jahren, als sich herausstellte, daß der Mann, mit dem ich zusammen war, gleichzeitig eine gemeinsame Freundin traf. Obwohl er jedes Recht dazu hatte, andere Frauen zu treffen, zuckte Eifersucht wie ein Blitzstrahl durch meinen Körper. Meine Augen wurden klein und eng, und ich mußte nach Luft schnappen. Ich hatte das Gefühl, den Boden unter den Füßen zu verlieren und gleichzeitig am Boden zerstört zu sein.

Wie drückt Ihr Körper Eifersucht aus? Sind diese harten Knoten in Ihrem Unterarmen ein verstecktes Zeichen dafür, daß sie am liebsten jemandem den Hals umdrehen würden? Deutet das Rumoren in ihrem Darm darauf hin, daß Sie voller giftiger Gedanken an eine Rivalin sind? Beißen Sie die Zähne zusammen, statt Ihre Ängste hinauszuschreien?

Achten Sie sorgfältig auf Ihre Eifersucht. Wenn ein solch intensives Gefühl sich in Ihrem Körper über einen längeren Zeitraum hinweg anstaut, so kann dies nicht nur Ihre Beziehungen untergraben, sondern auch ein Gesundheitsrisiko darstellen. Lassen Sie Ihre intensiven Gefühle heraus, indem Sie sich mit einem Kissen austoben. Dann benutzen Sie die Energie, die aufgrund Ihrer Eifersucht in Ihrem Körper entsteht, um sich selbst ein Sicherheitsnetz zu knüpfen und eine Liebesbeziehung anzustreben, die so sicher ist, wie Sie sie wirklich verdient haben.

FEIERN SIE IHRE ATMUNG

Ich fühle Unruhe inmitten einer Stille,
inmitten einer Unruhe.
Dodie Smith

Wie kann Ihnen Ihre Atmung heute helfen?

Aufgrund eines Mißverständnisses hatte ich vor kurzem ein unangenehmes Zusammentreffen mit einem Bekannten, der mich anschrie und mir dann die Tür vor der Nase zuknallte. Danach sackte ich in meinem Stuhl zusammen. Mein Herz pochte wild vor Wut.

Ich kenne mich, und ich habe gelernt, daß es viel besser für mich ist, mich erst zu beruhigen, bevor ich wütend drauflos rede. Als mir klar wurde, daß ich mich in einem emotional überfluteten Zustand befand, nutzte ich meinen Atem, um mich zu beruhigen. Ich schloß meine Augen und atmete mehrere Male ein und aus. Die ersten Atemzüge waren schnell und ziemlich flach geatmet, weil ich so außer mir war. Aber als ich weitermachte, wurde mein Atmen langsamer und tiefer. Als sich mein Atem wieder normalisiert hatte, war mein Ärger auch weniger stark. Ich war jetzt in der Lage, einen Brief zu schreiben, in dem ich freundlich, aber bestimmt meine Sicht des Problems schilderte.

Sie können eine emotional aufgeladene Situation wieder unter Kontrolle bekommen, indem Sie Ihren Körper einladen, Ihnen dabei zu helfen, sich zu beruhigen. Feiern Sie Ihre Atmung heute, indem Sie auf Zeichen von Aufgeregtheit und emotionaler Überflutung achten.

Atmen Sie tief und entspannt ein und wieder aus, so daß Sie zu einem wachen Zustand zurückfinden. In diesem beruhigteren Zustand sind Sie in der Lage, alle Ihre Problemlösungsstrategien einzusetzen und haben offenen Zugang zu Ihren Gefühlen und zu Ihrer Beziehungsfähigkeit.

WIE REAGIERT IHR KÖRPER AUF STRESS?

Alles hat seine Stunde. Für jedes Geschehen unter dem Himmel gibt es eine bestimmte Zeit.

Kohelet

Finden Sie es schwierig, für all die anstehenden Erledigungen Zeit zu finden? Fühlen Sie sich für Ihre Mühe belohnt, oder frustrieren Sie die Hindernisse, die sich Ihnen in den Weg stellen? Sie können diese Frage beantworten, indem Sie Ihren Streß bewerten.

Nehmen Sie Ihr Körpertagebuch zur Hand. Zeichnen Sie einen Umriß Ihres Körpers, und malen Sie dann die verspannten oder verkrampften Stellen Ihres Körpers bunt aus, ebenso die Körperzonen, die Sie als besonders gereizt empfinden. Vielleicht haben Sie einen Ausschlag an den Oberschenkeln. Erholen Sie sich nur schwer von einem Husten? Möglicherweise leiden Sie unter einer Pilzerkrankung der Vagina? All dies sind Signale dafür, daß der Streß in Ihrem Leben Ihr Immunsystem geschwächt hat. Geben Sie acht auf sich.

Vergleichen Sie die Einträge dieses Monats mit jenen der vorangegangen Monate, damit Sie sehen, welche Muster oder Veränderungen Sie feststellen können. Haben Sie die Tendenz, Streß Monat für Monat in ähnlichen Bereichen Ihres Körpers auszudrücken? Stellen sich Streßsymptome an neuen Körperstellen und auf neue Weise ein? Ein Bewußtsein dafür zu entwickeln, wie Ihr Körper auf Streß reagiert, ist eine notwendige Voraussetzung, um diese Spannungen abzubauen und eine gesunde Entspannung einzuläuten.

IDENTIFIZIEREN SIE SICH MIT FRAUEN

Die Kunst, eine Frau zu sein, kann niemals darin bestehen, eine schlechte Imitation eines Mannes zu sein.

Olga Knopf

Noch in den letzten Jahren dienten mir Männer als Orientierungshilfe für meine Weiblichkeit. Ich glaubte, daß mein Frau-Sein dadurch definiert würde, wie sehr ich den Männern in meinem Leben gefiel.

Dann erlebte ich die Männerbewegung und hörte, wie die Männer in meinem Leben sagten: „Wir Männer müssen uns in Gruppen treffen um herauszufinden, wer wir als Männer sind. Wir können uns nicht an euch Frauen orientieren, wenn wir auf der Suche nach unserer männlichen Identität sind." Ich begriff, daß dies ebenso für Frauen gilt.

Im nachhinein erinnere ich mich, wie mich Frauen zu Gruppentreffen eingeladen hatten, ich damals aber keinen Anlaß sah, an solch einer Veranstaltung teilzunehmen. Kein Wunder, denn damals dachte ich noch, alles was ich bräuchte, bekäme ich von Männern. Aber jetzt lerne ich, mein Selbstbild als Frau auf meinen Beziehungen zu anderen Frauen aufzubauen. Jetzt bestimme ich die Regeln des Umgangs mit den Männern in meiner Umgebung und bin für meine Selbstachtung nicht mehr von ihrer Zustimmung abhängig.

Wenden Sie sich heute einer anderen Frau zu, einer Frau, die Sie dafür bewundern, wie sie sich gibt und wie sie ihre Weiblichkeit ausdrückt. Nehmen Sie sich Zeit, diese Frau besser kennenzulernen. So werden Sie eine noch tiefere Beziehung zu Ihrem weiblichen Körper aufbauen.

VERLEIHEN SIE SICH SELBST KRAFT UND STÄRKE

Tragen Sie ein, ob die folgenden Aussagen auf Sie zutreffen. Formulieren Sie um, was nicht auf Sie zutrifft.

1 = nie, 2 = manchmal, 3 = immer

___ Ich erlebe mich als eigenständig und im Einklang mit meinem Körper.
___ Ich fordere das, was ich brauche, auf wirkungsvolle, respektvolle Weise.
___ Ich bestehe darauf, mich in jeder Beziehung sicher zu fühlen.
___ Ich halte keine Beziehungen aufrecht, in denen ich mich unterlegen fühle.
___ Ich meide Menschen, die sich als ohnmächtig erleben.
___ In Krisenzeiten helfen mir meine Freunde, mein Gleichgewicht wiederzufinden.
___ Ich atme tief ein und aus und spüre bei jedem Atemzug meine Stärke.
___ Meine Körperhaltung ist Ausdruck meiner persönlichen Kraft und Stärke.
___ Selten versuche ich Dinge zu ändern, die außerhalb meiner Kontrolle liegen.
___ Ich fühle mich wohl, wenn ich meine Sexualität ausdrücke.
___ Ich schiebe Dinge selten auf und schaffe es, meine Ziele zu erreichen.
___ Ich benutze meine persönliche Kraft, um meinen Körper zu schützen.
___ Ich arbeite mit meinem Körper, um meine Stärke zu erhalten.
___ Ich erlebe mich als kreativ und werde dementsprechend belohnt.
___ Ich habe eine Gruppe von selbstbewußten Frauen um mich.

Auswertung

37–45 Punkte: Sie sind voller Kraft und Energie.
26–36 Punkte: Sie nutzen Ihre persönliche Kraft nicht ausreichend.
0–25 Punkte: Evtl. begeben Sie sich in eine gefährliche Situation.

NIE MEHR „WENN DOCH NUR"

Etwas zu bedauern ist eine furchtbare Energieverschwendung,
denn darauf kann nichts Neues aufbauen;
in Bedauern kann man höchstens selbstmitleidig baden.

Katherine Mansfield

Wenn doch nur ...

Was für ein grauenhafter Satzanfang. Wenn jemand einen Satz mit diesen Worten beginnt, dann spricht daraus ein Gefühl von Ohnmacht und Unterlegenheit und verurteilt den Sprechenden zum Scheitern und Bedauern.

Wenn ich doch nur größer wäre, dann wäre ich glücklich.

Wenn doch nur meine Beine dünner wären, dann würde er mich lieben.

Wenn mein Busen doch größer wäre, dann wäre ich sexy.

Wenn ich doch nur glattere Haut hätte, wäre ich schön.

Wenn ich doch nur einen perfekten Körper hätte, dann würde ich mich selbst mögen.

Gibt es ein „Wenn doch nur" in Ihrem Leben, das bei Ihnen dazu führt, daß Sie Ihren Körper nicht mögen? Hören Sie auf damit, und fragen Sie lieber: „Wie kann ich jetzt und hier mit meinem Körper zufrieden und glücklich sein?"

Wenn Sie das tun, werden Ihnen überraschend wunderbare Antworten einfallen – eine freundliche Geste von Körper und Geist.

GÖNNEN SIE SICH EINEN LECKEREN SNACK

Essen ist ein wichtiger Teil einer ausgewogenen Ernährung.

Fran Lebowitz

Oft sind wir so besessen vom Diät halten, daß wir das Essen gar nicht mehr genießen. Wir müssen uns klarmachen, daß Essen Spaß machen kann und gleichzeitig nahrhaft sein kann. Die heutige Übung besteht darin, ein kalorienarmes Essen mit ein bißchen Spaß zu verbinden. Ich habe eine Liste mit zehn leckeren Snacks zusammengestellt, die Sie heute essen können, und jeder Snack hat weniger als hundert Kalorien:

1.) 2 Riegel Kinderschokolade (99 Kalorien)
2.) ½ Tasse fettarmen Naturjoghurt mit einer halben Tasse frischen Erdbeeren (86 Kalorien)
3.) 1 Tasse frische Ananas (77 Kalorien)
4.) 1 Scheibe Rosinenbrot (70 Kalorien)
5.) 10 Gummibärchen (ca. 60 Kalorien)
6.) 2 Cracker (60 Kalorien)
7.) 2 Tassen ungesüßtes Popcorn (50 Kalorien) (Das mag ich besonders gerne.)
8.) 3 Ingwerwaffeln (50 Kalorien)
9.) 1 Tasse frische Erdbeeren (45 Kalorien)
10.) ¼ Honigmelone (40 Kalorien)

Verschlingen Sie nicht einfach nur einen dieser leckeren Snacks, sondern lassen Sie sich jeden einzelnen Bissen auf der Zunge zergehen!

VERLASSEN SIE IHREN KÖRPER NICHT

Ihr Körper wird geformt,
diszipliniert, geehrt,
und Sie vertrauen ihm mit der Zeit.
Martha Graham

Leben Sie manchmal so, als ob Sie keinen Körper hätten? Ich kenne dieses Gefühl. Allzuoft verliere ich die Verbindung zu meinem Körper und schweife ab. Ich treffe Entscheidungen mit meinem Kopf und richte mich nach dem, was ich tun „sollte" oder mal dem, was andere meiner Meinung nach von mir erwarten. Ohne die Weisheit meines Körpers werde ich „abhängig" von zu viel Arbeit und enthalte mir Aufmerksamkeit und Liebe vor. Mein Körper ist ziemlich geduldig, zumindest für eine Zeitlang, aber dann plötzlich bekomme ich Kopfschmerzen, mir ist übel, ich habe eine schlaflose Nacht, oder ich führe ein unangenehmes Gespräch mit einer Freundin. Mein Körper sendet Signale, um von mir wahrgenommen zu werden, und plötzlich merke ich: „Oh je, schon wieder. Schon wieder habe ich meinen Körper vergessen."

So geht es vielen von uns, wir tun so, als könnten wir unsere Körper aus unseren Leben heraushalten. Denken Sie über folgende Frage nach: „Wie vernachlässige ich meinen Körper?" Schreiben Sie die Antwort in Ihr Körpertagebuch. Vielleicht sind Sie manchmal so beschäftigt, daß sie erst um drei Uhr zu Mittag essen oder daß Sie es ganz vergessen. Oder Sie rasen von einer Besprechung zur nächsten und ignorieren, daß Ihr Körper Wasser lassen will, bis Ihre Blase sich schmerzhaft verkrampft. Arbeiten Sie manchmal rund um die Uhr, um eine Arbeit termingerecht abzugeben, nur um danach zusammenzuklappen und sich drei Tage lang im Bett erholen zu müssen? Nehmen Sie heute Ihren Körper mit, und vertrauen Sie ihm, und spüren Sie den Unterschied.

IHRE NASE IN EHREN

Duft ist ein mächtiger Zauberer,
der uns Tausende von Meilen weit
bis in unsere Kindheit zurückführt.

Helen Keller

Rufen Sie sich einige der wunderbaren Gerüche und Düfte ihrer Kindheit in Erinnerung. Es ist komisch, aber ich nehme voller Freude den Geruch von frischer, feuchter Erde wahr, weil er mich daran erinnert, wie ich im Sommer neben dem Haus in der Sonne mit meinen Sandförmchen gespielt habe. Automatisch kommt ein Lächeln auf meine Lippen, wenn ich den Geruch von frischer Erde spüre.

Der Geruch von Chlorwasser läßt mich zurückkehren zu jenen gemütlichen Nachmittagen, die ich mit meinen Freunden am Swimming-Pool meiner Eltern verbracht habe. Eines meiner liebsten Wasserspiele war Marco Polo, ein Versteckspiel, das mit beliebig vielen Kindern gespielt werden konnte. Ich erinnere mich, wie der Geruch von gegrilltem Mais über das Wasser schwebte, wenn meine Mutter für mich und meine Freunde das Abendessen zubereitete.

Ehren Sie heute Ihre Nase, indem Sie in Ihrem Körpertagebuch aufschreiben, wie Ihr Geruchssinn Sie immer wieder an schöne Dinge aus der Vergangenheit erinnert hat. Benennen Sie spezifische Gerüche, Düfte und Aromen, die zu diesem schönen Erlebnis beigetragen haben.

SETZEN SIE SICH MIT GEFAHR AUSEINANDER

Wenn Sie Ihren Überlebenswillen anerkennen und fest an ihn glauben, dann können Sie sich dem Vergnügen hingeben, ohne Angst vor Verletzung zu leben.

Carol C. Well

Bereits vor unserer Geburt empfinden wir Vergnügen und schützen uns vor schädlichen Einflüssen. Per Ultraschall hat man herausgefunden, daß sieben Monate alte Föten auf Klang und Licht reagieren, mit dem der Bauch einer Mutter beschallt bzw. bestrahlt wird.

Stellen Sie sich alle Geräusche vor, die Ihre Mutter umgeben haben – bellende Hunde, kreischende Geschwister, ein wütend schreiender Erwachsener, eine laut zugeknallte Autotür, explodierende Feuerwerke, das Geplärre aus dem Fernseher. Noch bevor Sie geboren wurden, ging eine Lawine von Geräuschen nieder und fand den Weg in die fließende Lagune des Schoßes Ihrer Mutter. Höchstwahrscheinlich reagiert Ihr Körper heute auf Furcht genauso, wie Ihr Körper damals auf Furcht reagierte – Sie kugeln sich zusammen, ziehen Ihre Schultern ein, Ihr Kiefer verspannt sich, Sie weichen zurück. Sie hätten tatsächlich mit einem verspannten Nacken geboren werden können!

Ab dem Zeitpunkt unserer Zeugung müssen wir uns ein ganzes Leben lang mit der Aufgabe auseinandersetzen, auf Bedrohungen in passender Weise zu reagieren. Danken Sie heute Ihrem Körper, daß er für Sie da ist, indem er Sie wie selbstverständlich zu Vergnügen führt und Sie vor Gefahren warnt – und das schon zu einer Zeit, an die Sie sich nicht bewußt erinnern können, damals, als Sie noch in Ihrem persönlichen Meer dahintrieben.

EIN GEHEIMNIS TEILEN

Sie schaffen das nicht allein. Und warum auch? Alle Menschen, die Sie kennen, haben eine eigene Magie, und diese Magie erhöht sich um ein Vielfaches durch die Menschen, die diese Menschen wiederum kennen (und so weiter). Diese Magie wartet nur darauf, daß man sie nutzt, um das Leben aufblühen zu lassen und die eigenen Träume zu erfüllen.

Jennifer Louden

Streuselkuchen. So wurde ich als Teenager von boshaften Mitschülern genannt, die sich über die Akne in meinem Gesicht lustig machten. Obwohl die Pickel inzwischen verschwunden sind, glaube ich immer noch, einen furchtbaren Teint zu haben.

Niemand von uns hat sich selbst beigebracht, seinen Köper abzulehnen. Sich selbst im Stich zu lassen ist eine angelernte Fähigkeit, die durch Traumata, Kritik, Enttäuschung und Ablehnung vermittelt wird. So wie wir von anderen verletzt worden sind, brauchen wir jetzt Menschen, die uns zur Heilung verhelfen.

Wie möchten Sie sich gerne in bezug auf Ihren Körper fühlen? Beschreiben Sie in Ihrem Körpertagebuch die Gefühle und Denkweisen, die Sie gerne mit sich in Verbindung bringen würden. Teilen Sie diese Gedanken mit Ihrer „Körper-Gefährtin". Seien Sie mutig genug, diesen Traum mit ihr zu teilen, und bitten Sie sie, ihn Wirklichkeit werden zu lassen. Sie werden vielleicht feststellen, daß sie eine viel positivere Einstellung Ihrem Körper gegenüber hat als Sie. Ihre Bestätigung kann Ihre eigene Meinung über Ihren Körper positiv verändern. Mit ihrer Unterstützung, Akzeptanz und Liebe können Sie zu Ihrem Körper zurückkehren und die gekappte Verbindung zwischen Ihrem Bewußtsein und Ihrem körperlichen Ich wiederherstellen.

„ESSEN“ SIE ETWAS WASSER

Wasser ist das Beste aller Dinge.

Pindar

Sind Sie es leid, ein Glas Wasser nach dem anderen zu trinken? Mit ein bißchen Phantasie kann es viel mehr Spaß machen, das von Ihrem Körper benötigte Wasser aufzunehmen.

Manchmal kann ich es einfach nicht ertragen, Wasser zu trinken – langweiliges, fades Wasser. Schrecklich! Obwohl ich weiß, daß es gut für mich ist, kann ich es manchmal nicht mehr sehen, und dürste nach Limonade und Kaffee und nach anderen, weniger gesunden Getränken.

Nun, wer sagt Ihnen, daß Sie das Wasser, das Ihr Körper braucht, „trinken“ müssen? Wußten Sie schon, daß es Nahrungsmittel gibt, die überwiegend aus Wasser bestehen und dann die benötigte Flüssigkeit erhalten?

Probieren Sie es mal mit einer Karotte, die zu 88 Prozent aus Wasser besteht.

Oder mit einer Honigmelone mit 91 Prozent Wasseranteil.

Ein großer Favorit, was Flüssigkeit angeht, ist Eisbergsalat mit 95 Prozent Wasseranteil.

Sind Sie es leid, immerzu Wasser zu trinken? Dann kauen und knabbern Sie all die Flüssigkeit, die Sie benötigen.

LEBEN SIE IN DER GEGENWART

Die Gegenwart ist der Ort der Macht!
Kate Green

Wieviel Ihrer Zeit leben Sie im Jetzt? Verfolgen Sie zurück, worüber Sie heute nachgedacht haben … über einen Streit, den Sie gestern hatten? An das Gemüse, das Sie morgen kaufen werden? An den Urlaub im letzten Sommer? An die Beförderung, die Sie sich für das nächste Jahr wünschen?

Atmen Sie tief durch, und kommen Sie zurück ins Jetzt. Alles, was Ihnen zur Verfügung steht, ist die Gegenwart. Die Vergangenheit und die Zukunft liegen außerhalb Ihres Einflußbereichs, aber die Gegenwart steht Ihnen vollständig zur Verfügung. Nutzen Sie die Kraft, die in der Gegenwart steckt, indem Sie mit Leib und Seele ganz im Hier und Jetzt leben.

MACHEN SIE MAL PAUSE

Jeder intellektuelle Fortschritt
ist nur durch Muße möglich.
Samuel Johnson

Immer, wenn ich an einem Manuskript arbeite, vergesse ich, daß ich ohne die Mitarbeit meines Körpers nicht kreativ sein kann. Wenn ich versuche, mein Manuskript termingerecht abzugeben, zwinge ich mich, so schnell wie möglich zu schreiben. Aber dann bekomme ich einen Krampf im Bein, Rückenschmerzen oder leichtes Fieber. Mein Körper erinnert mich daran, daß ich ihn schon wieder vernachlässigt habe.

Also mache ich eine Pause. Ich gehe spazieren. Stöbere in einem Second-Hand-Buchladen. Gönne mir ein Eis. Schmuse mit meinen Katzen. Dehne meine Rückenmuskeln. Höre Musik. Gehe für zehn Minuten auf das Trimm-Dich-Rad. Entspanne mich und lasse meine Gedanken dahin wandern, wohin mein Körper mich führt. Dann – zackbum – habe ich plötzlich eine neue Idee und schreibe begeistert am nächsten Kapitel.

Wenn Sie bei einem Projekt nicht weiterkommen und das Gefühl haben, in einer Sackgasse zu stecken, dann machen Sie eine Pause. Das ist besonders dann wichtig, wenn Sie eigentlich keine Zeit haben. In dieser Situation haben Sie Ihre kreative Energie besonders nötig. Nehmen Sie sich ein paar Minuten Zeit, kehren Sie zurück zu Ihrem Körper, und Sie werden eine Welle von Enthusiasmus und neuen Ideen verspüren.

WO VERSPÜREN SIE IN IHREM KÖRPER UNGEDULD?

Seit jeher hat eine unheilbare und brennende Ungeduld mein Leben dominiert: und bis heute empfinde ich alle Reden, Biographien, Opernaufführungen, Filme, Theaterstücke, Bücher und Menschen als zu lang.

Margot Asquith

Tapp, tapp, tapp ... seufz, seufz, seufz ... Wippen und Hin- und Herrutschen. All dies sind äußere Anzeichen von Ungeduld.

Den Körper stillzuhalten ist schwierig, fast unmöglich, wenn Sie ungeduldig sind. Eher wird Ihr Körper diese Anspannung ausdrücken, noch bevor Ihnen die seelische Belastung bewußt wird. Ich habe selbst erlebt, wie ich vor Ungeduld mit den Füßen auf den Boden klopfe, mir mein Atem stockt oder mein Körper sich hin und her wiegt. Das heißt dann: „Also, ich habe keine Lust mehr zu warten. Laßt uns voranmachen!"

Wie drückt Ihr Körper Ungeduld aus? Dieses Gefühl ist oft von Anspannung begleitet und kommt häufig in sich wiederholenden Bewegungen zum Ausdruck. Nehmen Sie Ihr Körpertagebuch zur Hand, und schreiben Sie auf, wie Ihr Körper auf ganz individuelle Weise Ungeduld ausdrückt. Nachdem Ihnen das bewußt geworden ist, leben Sie dieses energiegeladene Gefühl aus, statt es zu unterdrücken. Bleiben Sie nicht zappelnd auf Ihrem Stuhl sitzen, sondern stehen Sie auf! Statt unruhig mit Ihrem Fuß hin und her zu wippen, nutzen Sie diese Energie, um Dinge in Ihrem Leben zu verändern. Vergeuden Sie nicht Ihre Zeit damit, zu stöhnen. Sagen Sie laut und deutlich, wie Sie sich wirklich fühlen. Nehmen Sie Ihre Ungeduld als Signal Ihres Körpers, und gehen Sie weiter auf Ihrem Weg.

FEIERN SIE IHRE SEXUALITÄT

Wir alle, Kinder und Erwachsene, sind wie schöne Blumen. Unsere Augenlider sind wie Rosenblätter, besonders dann, wenn unsere Augen geschlossen sind. Unsere Ohren sind wie Winden, die dem Gezwitscher der Vögel lauschen. Jedesmal, wenn wir lächeln, formen unsere Lippen eine schöne Blume. Und unsere beiden Hände sind wie eine Lotusblume mit fünf Stempeln. Wir sollten unsere „Blumigkeit" lebendig und wach halten, nicht nur zu unserem eigenen Nutzen, sondern auch, um zum Glück anderer beizutragen.

Thich Nhat Hanh

Ich muß manchmal wirklich in mich hineinkichern, wenn ich sehe, wie großzügig wir Blumen zur Schau stellen oder Blumenmuster für die Kleidung oder als Dekoration verwenden. Ich lache deshalb, weil in der Blüte das Sexualorgan der Pflanze verborgen ist. Unsere ganze Gesellschaft liegt in Konflikt mit der Sexualität. Die rohe Abbildung von Vagina und Penis findet auch der liberalste Mensch peinlich und geschmacklos. Doch welch wundervolle Art, zu unserer Erotik zu stehen, ist es, auf unseren Kleidern Blumen zu tragen, unsere Räume damit zu schmücken oder sie zu züchten.

Feiern Sie heute Ihre Sexualität, indem Sie eine Blume im Haar tragen oder indem Sie sich eine Blume auf den Tisch stellen. Niemand braucht zu wissen (wenn Sie es nicht erzählen), daß Ihre Blume für all die Schönheit, Sanftheit und den Duft Ihrer eigenen Erotik steht.

WERFEN SIE EINEN SCHATTEN

Unnötiges Diäthalten resultiert daraus, daß uns Frauen übers Fernsehen bis hin zur Modewerbung die Botschaft vermittelt wird, daß es schlimm sei, einen Schatten zu werfen.

Peg Bracken

Die Botschaft der Bilder ist eindeutig – sei dünn, sei klein, sei schwach. Was immer Sie tun, verkörpern Sie nur keine Kraft, mit der sich die Gesellschaft auseinandersetzen müßte. Um mit Peg Bracken zu sprechen, lassen Sie Ihren Körper nicht so kräftig sein, daß er einen Schatten werfen könnte.

Lassen Sie die Launen der Werbung nicht Ihre Ansichten über Ihren Körper bestimmen, entwickeln Sie lieber eigene Maßstäbe, was Gesundheit und Vitalität angeht. Statt Gewicht zu verlieren, um ein bestimmtes Idealgewicht zu erreichen, achten Sie auf gesunde, kalorienarme Nahrung. So wird Ihr Körper auf ganz natürliche Weise überflüssige Pfunde verlieren. Statt Ihre Muskeln zu überanstrengen, um sich eine ideale Körperfigur anzutrainieren, treiben Sie gemäßigt, aber regelmäßig Sport. Ihr Körper wird seine natürliche Form annehmen, voller kräftiger Muskeln, straffer Haut und vitaler Energie. Statt dem „dünnen Ideal" nachzueifern in der irrigen Annahme, dann begehrenswert zu sein, lassen Sie die natürlichen Kurven Ihres Körpers wirken. Sie werden Menschen anziehen, die Sie um Ihrer selbst willen lieben und nicht für das, was Sie zu sein versuchen.

Lassen Sie Ihren Körper eine kraftvolle Macht in ihrem Leben sein, der Sie zu Eß- und Sportgewohnheiten führt, die Ihrem Körper eine gesunde, volle Figur verleihen. Ein geliebter und kraftvoller Körper wird genau den richtigen Schatten werfen. Ihr Schatten wird Ihr starkes Ich widerspiegeln.

ÜBERLEBEN SIE ABLEHNUNG

Wenn wir uns zur Heilung entschließen, treffen wir auf einige große Widerstände. Der erste und stärkste besteht darin, daß unsere Eltern Sex meistens nicht mögen. Wir glauben dann, wenn wir uns selbst heilen und anfangen, Spaß an unserer Sexualität zu haben, daß sie uns nicht mehr lieben.

Margo Woods

Die Lebensgrundsätze unserer Vorfahren beeinflussen uns, manchmal auf positive, manchmal auf negative Weise. Die meisten werden zustimmen, daß die Haltung gegenüber der Sexualität in der Vergangenheit nicht besonders hilfreich gewesen ist. Es scheint so, als ob wir wählen müßten zwischen der Rolle der Madonna, die zwar respektiert wird, aber nicht sexuell aktiv ist, oder der Hure, die zwar sexuell aktiv ist, aber nicht respektiert wird. Die Entscheidung für eine der beiden Rollen ist äußerst schwierig, deshalb würde ich sagen, wir sollten sie überhaupt nicht treffen. Wir sollten eine grundsätzlich andere Wahl treffen, eine Wahl nämlich, die einer verantwortlichen Sexualität entspricht – würdevoll und leidenschaftlich zugleich.

Um dieses Ziel zu verfolgen, brauchen Sie die Unterstützung von mindestens einer Person, der Sie vertrauen und die Ihre Sichtweise teilt.

Einige Menschen werden Ihren selbstbestimmten Umgang mit Ihrer Sexualität nicht gutheißen. Aber Sie werden deren Ablehnung mit Hilfe der Unterstützung jener Menschen, die Ihren Weg teilen, ertragen. Erforschen Sie Ihre Sexualität, handeln Sie verantwortungsbewußt und sorgen Sie dafür, daß Ihnen Achtung und Respekt von denjenigen Menschen entgegengebracht wird, deren Meinung Ihnen wichtig ist.

NICKERCHEN

Ruhe hat mehr Leute geheilt
als all die Medizin der ganzen Welt.

Harold J. Reilly

Eine gute Freundin erzählte mir, als sie noch im Büro arbeitete, sei sie regelmäßig mitten am Nachmittag furchtbar müde geworden. Sie entschied sich nicht zum Kaffeeautomaten zu gehen und ihren Körper mit ungesundem Koffein vollzuschütten und hielt ein kleines Nickerchen auf der Toilette. Sie fand eine Toilette, die nicht besonders stark frequentiert wurde, schloß sich in eine der Kabinen ein und nickte einige Minuten lang ein. Die Toilettenpapierrolle diente ihr als Kopfkissen! Ziemlich originell, wenn Sie mich fragen.

Wenn Sie müde sind, brauchen Sie vermutlich etwas Ruhe. Seien Sie so erfinderisch wie meine Freundin, und suchen Sie nach einer Möglichkeit, ein zehn- oder fünfzehnminütiges Nickerchen zu halten, selbst wenn Sie bei der Arbeit sind. Im Gegensatz zum Kaffeeschlürfen steht ein Nickerchen im Einklang mit den natürlichen Methoden, wie sich Ihr Körper erholen kann.

GOTT ERÖFFNET SICH IM ALLTÄGLICHEN

Die große Erkenntnis der Mystiker ... ist, daß das Heilige im Gewöhnlichen liegt, daß es im alltäglichen Leben zu finden ist, in den Nachbarn, Freunden und in der Familie, im eigenen Hinterhof.

Abraham Maslow

Machen Sie einen Spaziergang (es muß nicht der Hinterhof sein), und versuchen Sie Ihre Umgebung wahrzunehmen. Nehmen Sie einfach nur wahr.

Benutzen Sie Ihren Sehsinn, und sehen Sie die Farben, die Formen, die Schönheit. Benutzen Sie Ihren Hörsinn, um das Lachen von Kindern zu hören, das Geräusch vorbeidonnernder Autos und das leise Hauchen Ihres eigenen Atmens. Nehmen Sie den Boden, auf dem Ihre Füße gehen, wahr. Er gibt Ihnen Halt. Nehmen Sie den Geschmack in Ihrem Mund wahr und wie sich die Luft anfühlt, wenn Sie einatmen.

Hier, in diesem wachen Zustand, liegt der Keim zu neuem Leben, die Verbindung zum Heiligen, das nicht im Spektakulären oder Außergewöhnlichen gefunden werden kann. Sie sind in Ihrem Körper. Und Gott ist nah.

SEIEN SIE BEGEISTERUNGSFÄHIG

Wir tun so, als ob Komfort und Luxus die wichtigsten Ziele im Leben wären. Dabei ist alles, was wir zu unserem Glück brauchen, etwas, worüber wir uns begeistern können.

Charles Kingsley

Stud, mein wilder, waghalsiger Kater, stürzt sich wortwörtlich auf alles, was ihn interessiert. Neulich war eine Fliege in unserem Wohnzimmer. Stud machte es sich zur Aufgabe, diesen Eindringling zu fangen. Ohne auf Lampen, Fenster oder Nippes zu achten, sprang er mehrere Male in die Luft, um die Fliege zu fangen. Die Fliege war auf dem Weg zum Fenster, also flog Stud wie ein geölter Blitz durch die Luft und stieß mit seinem Kopf ans Fensterglas, während seine in alle vier Himmelsrichtungen ausgestreckten Pfoten sich irgendwie an einem offenen Fensterladen festkrallen konnten. Während mein Kater so gut wie in der Luft hing, verschlang er die Fliege mit seinem kleinen Maul. Er wirbelte in der Luft herum, landete auf allen vieren auf dem weichen Teppich und war vollkommen zufrieden mit sich.

Ich muß immer noch lächeln, wenn ich an seinen Enthusiasmus denke, an den geschickten Umgang mit seinem Körper und an seinen unerschütterlichen Glauben an sich selbst. Manchmal macht er sich durch solche Aktionen zum Narren. Aber was soll's? Ihm macht das bestimmt nichts aus.

Gut, Sie müssen nun nicht an Fensterscheiben, Lampen oder gegen andere Gegenstände springen, aber folgen Sie doch Studs Beispiel, und seien Sie heute enthusiastisch. Riskieren Sie es, kindisch, lächerlich oder naiv zu wirken. Aber springen Sie und Ihr Körper doch mit Spaß und Freude in den heutigen Tag. Vielleicht treffen Sie dabei jemanden, den Sie am liebsten auffressen würden. (Was halten Sie von dieser Art von Motivation?)

LERNEN SIE AUS IHREN FEHLERN

Es nicht schlimm, Fehler zu machen.
Aber geben Sie bloß keine Zugaben.

Anonym

Oh nein ... Schon wieder! Schon wieder habe ich meinen Körper vernachlässigt, schon wieder habe ich mich zu sehr gestreßt. Und zackbum! Wieder Migräne.

Was kann ich jetzt bloß machen? Mich ins Bett legen und wütend auf mich sein? Nein, das führt zu nichts. Es ist wichtig, die Tatsache zu akzeptieren, daß ich einen Fehler gemacht habe und daraus eine Lehre zu ziehen. Offensichtlich muß ich noch etwas Wichtiges dazulernen, sonst würde mich der Schmerz nicht aus meiner normalen Alltagsroutine herausreißen.

Ist in der letzten Zeit vieles bei Ihnen schiefgelaufen? Haben Sie eine Kiste getragen, von der Sie genau wußten, daß sie zu schwer ist? Die Ihren Rücken überstrapaziert hat? Sind Sie der Versuchung erlegen, zuckerhaltige Nahrungsmittel zu essen, als Ihre Tante mit einem Tablett voller leckerer Kekse zu Besuch kam? Waren Sie letzte Woche so beschäftigt, daß Sie vergessen haben, regelmäßig Sport zu treiben? Das ist in Ordnung. Wir alle machen Fehler. Verschwenden Sie nicht Ihre Zeit mit Schuldgefühlen. Nutzen Sie statt dessen die Gelegenheit, aus Ihren Fehlern zu lernen. Lernen Sie, um Hilfe zu bitten, wenn die Kiste zu schwer für Sie allein ist. Seien Sie ehrlich zu Ihrer Tante, und erklären Sie ihr Ihre Sucht auf Süßes. Bitten Sie sie, ihre Liebe zu Ihnen auf andere Weise auszudrücken. Machen Sie diese Woche eine klare Zeitplanung, und gestehen Sie dabei Ihrem körperlichen Wohlergehen höhere Priorität zu. Wenn wir aus unseren Fehlern lernen, dann verwandeln wir sie in Erfolge.

FEIERN SIE IHRE ARME

Ihre Stacheln sind der beste Teil von Ihnen.

Marianne Moore

Als ich ein Teenager war, hörte ich zufällig mit an, wie ein anderes Mädchen sich über mich lustig machte, indem sie wie ein Schimpanse schrie und ihre Arme wie ein Affe vor sich baumeln ließ. Meine Arme sind knapp drei Zentimeter länger als normal, und es ist deshalb unmöglich, langärmelige Blusen zu finden, die mir passen.

Einige Frauen fühlen sich minderwertig, weil sie stark behaarte Arme haben. Weil der ideale Frauenkörper wenig oder gar kein Körperhaar hat, fühlen wir uns manchmal minderwertig, wenn Härchen auf unseren Armen wachsen. Andere Frauen finden es peinlich, wenn ihre Haut Sommersprossen hat, faltig oder fleckig ist. Einige meiner Klientinnen hatten schwere Autounfälle, bei denen ihre Arme tiefe Wunden oder Verbrennungen erlitten haben. Jahre nach dem Unfall erinnern diese Narben an das Trauma und sind der Grund einer tiefen Verunsicherung bei den Frauen, was die Annehmbarkeit und Schönheit ihrer Arme angeht.

Egal, wie haarig oder lang oder fleckig unsere Arme sind, sie sind ein wesentlicher Teil von uns. Mit unseren Armen umarmen wir unsere Kinder, tragen unsere Einkäufe heim, umarmen unsere Partner, schützen uns vor Angriffen und geben unseren Händen Halt.

Feiern Sie heute Ihre Arme. Nehmen Sie Ihr Körpertagebuch zur Hand, und fertigen Sie eine Skizze Ihrer Arme an. Sprechen Sie mit Ihren Armen, indem Sie sowohl Ihre positiven wie auch Ihre negativen Gefühle ihnen gegenüber zur Sprache bringen. Danken Sie Ihren Armen für all die wunderbaren Dinge im Leben, die Sie mit ihrer Hilfe tun und genießen können.

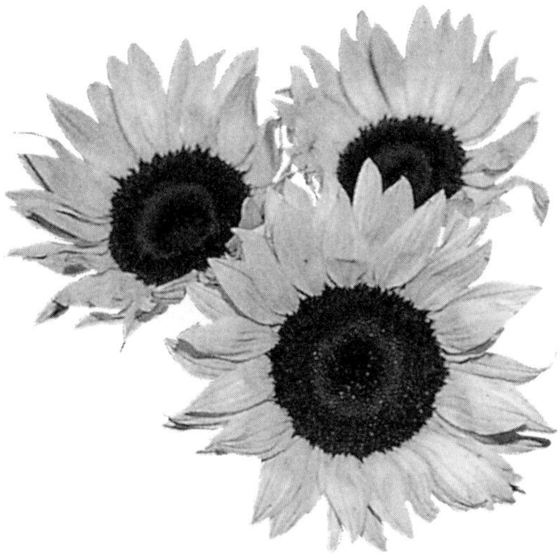

AUGUST

Archäologin

Sand aus der Sahara
wehte über
Risse und Spalten:
machte das Terrain flacher;
bedeckte Wut, Scham,
Sehnsucht und Hoffnung.
Ließ nichts zurück als
sanften Wüstentod.

Es ist an der Zeit
erneut
darunter zu graben.

VERSETZEN SIE SICH NICHT SELBST IN ANGST UND SCHRECKEN

Viele der Männer, die nicht
im Traum daran denken würden,
ihre Autoreifen zu großem
Druck auszusetzen, belasten
ihre Herzen und Arterien
mit einem konstanten Überdruck.

Bruce Barton

Da es in dieser Welt bereits eine Vielzahl von Dingen gibt, die uns in Angst und Schrecken versetzen können – Kriminalität, Krankheit, wirtschaftliche Instabilität, Krieg –, warum sollten wir also alles noch schlimmer machen, indem wir uns selbst ängstigen. Ich bin sehr begabt darin, mich selbst über die kleinste Angelegenheit furchtbar aufzuregen. Niemand kann mich so gut in Aufruhr versetzen wie ich mich selbst.

Wenn ich mich nicht wohl fühle in meinem Körper, dann vergesse ich prompt, mich auf Aktivitäten oder Erfahrungen zu konzentrieren, die mich beruhigen. Ich tendiere dann dazu, Dinge zu tun, die mich nur noch stärker aufregen. Dann nehme ich z. B. meine Termine viel zu wichtig, rege mich über den Zeitdruck auf, sage Treffen mit Freunden ab, bei denen ich eigentlich neue Kraft und Energie tanken könnte. Eine andere Weise, wie ich mich selbst in Unruhe versetze, besteht darin, daß ich mich mit Männern einlasse, die ein bißchen „gefährlich" und undurchsichtig sind. Meine Adrenalinpumpe bringe ich auch gerne damit auf Hochtouren, daß ich mir selbst einrede, ich würde bald bankrott gehen und auf der Straße landen. Diese aufwühlenden Gedanken können mich so sehr beherrschen, daß ich meine eigentlichen Bedürfnisse vergesse. Sie lenken mich davon ab, mein Leben möglichst gut und genußvoll zu leben.

Welche einschüchternden Dinge reden Sie sich ein? Nehmen Sie Ihr Körpertagebuch zur Hand, und notieren Sie die entsprechenden Sätze. Vielleicht möchten Sie diese Sätze mit Ihrer „Körper-Gefährtin" besprechen, um sich Klarheit darüber zu verschaffen, wie hilfreich oder schädlich diese Sie in Angst und Schrecken versetzenden Selbstgespräche sind. Versprechen Sie sich, freundlich mit sich zu reden, indem Sie sich mit Aussagen bestärken, die Sie beruhigen und die zu einem besseren Lebensgefühl beitragen.

SEIEN SIE EHRLICH

Ich gebe gern mehr, als ich verspreche, anstatt mehr zu versprechen, als ich gebe. Dies ist eines meiner zahlreichen Betriebsgeheimnisse.

Dorothy Uhnak

Ich möchte vor mir selbst als eine aufrichtige Frau dastehen, als eine, die die Wahrheit sagt und der man vertrauen kann, wenn sie ihr Wort gibt. Aber manchmal gibt es Ärger in meinen Beziehungen, weil ich mehr versprochen habe, als ich tatsächlich halten kann. Obwohl ich meinen Versprechen gerne nachkommen würde, kommt es oft vor, daß ich den Zeitaufwand für eine Aufgabe unterschätze. Meine guten Absichten verhindern nicht, daß meine Freunde enttäuscht sind, wenn ich ihnen absage.

Unehrlichkeit wird jeder unserer Beziehungen, sei es die zu unseren Freundinnen, unserem Ehemann, zu unseren Kindern oder Kollegen, Schaden zufügen. Vielleicht ist die Beziehung zu unseren Körpern diejenige, die am häufigsten Schaden nimmt. Ich habe vergessen, wie oft ich meinem Körper schon versprochen habe, mir mehr Ruhe zu gönnen, wie oft ich schon ein Fitneßprogramm begonnen und es einige Wochen später wieder abgebrochen habe. Ich wollte die Versprechen, die ich meinem Körper gegeben hatte, halten. Wirklich. Aber immer wieder ist er von mir enttäuscht worden.

Wenn Sie Ihrem Körper gegenüber wortbrüchig geworden sind, schreiben Sie einen Entschuldigungsbrief in Ihr Körpertagebuch. Lesen Sie den Brief laut vor, so daß Sie und Ihr Körper ihn hören können. Fragen Sie Ihren Körper, wie Sie es wieder gutmachen können, daß Sie unzuverlässig gewesen sind. Und bevor Sie Ihrem Körper erneut etwas versprechen, vergewissern Sie sich, daß Sie dieses Mal wirklich in der Lage und willens sind, Ihr Wort zu halten.

UNTERSUCHEN SIE IHREN KÖRPER

Kein Material ist so anpassungsfähig wie unsere Haut. Von ihrer straffen Samtigkeit beim Kind bis hin zum trockenen und faltigen Pergament im hohen Alter unterliegt sie ständiger Veränderung, was ihren Umfang, ihre Beschaffenheit und ihre Funktionen angeht.

Deane Juhan

Hin und wieder ziehe ich mich nackt aus und beobachte mich im Spiegel. Das mag merkwürdig klingen, aber ich suche meine Haut nach Veränderungen ab. Ich habe helle Haut, und deshalb ist das Risiko im Vergleich zu anderen Hauttypen höher, daß ich an Hautkrebs erkranken könnte. Es ist wichtig, daß ich über die Beschaffenheit meiner Haut genauestens Bescheid weiß.

Ich achte besonders auf meine Muttermale, insbesondere auf jene, die regelmäßig mit meiner Kleidung in Reibung kommen (wie z. B. dasjenige unter meinem BH-Träger), oder jene, die besonders viel Sonne abbekommen (wie das Muttermal, das sich an meinem Hals befindet und das permanent der Sonneneinstrahlung ausgesetzt ist). Mehrere Male hat sich ein Muttermal schwarz verfärbt, oder es wurde an den Rändern rot, und diese mußten entfernt werden. Zum Glück waren sie gutartig. Aber wie mit jeder Form von Krebs bedeutet das frühzeitige Erkennen die besten Heilungsvoraussetzungen.

Untersuchen Sie heute Ihren Körper genau, um sich selbst zu bestätigen, und tragen Sie zu Ihrer Gesundheit bei.

SCHÖNSEIN

*Schönheit ist überall. Sie umfaßt uns alle ohne Unterschied …
Schönheit hat keine Grenzen für einen Menschen, der wach ist.
Sogar die Risse neben dem Bürgersteig weisen geometrische Muster von erstaunlicher Schönheit auf. Wenn wir sie photographieren und die Abzüge vergrößern, erkennen wir, daß wir jeden Tag auf Schönheit gehen, sogar, wenn die Dinge um uns herum häßlich erscheinen.*

Matthew Fox

Schönheit ist normalerweise ein Begriff, der einigen wenigen Auserwählten vorbehalten ist – den Supermodels oder Filmstars – Frauen also, zu deren Kreis wir wohl nie zählen werden. Schönheit wird als Werbemittel benutzt, und sie wird als ein Ziel propagiert, das durch den Erwerb teurer Cremes und das Auflegen eines bestimmten Makeups erreicht werden kann oder etwa, indem man auf genau dem richtigen Sportgerät Übungen macht. Warum lassen wir es zu, daß wir so stark von denjenigen beeinflußt werden, die uns Dinge verkaufen wollen, indem sie uns suggerieren, daß wir so, wie wir sind, inakzeptabel und un-schön sind.

Schönheit ist nicht etwas, was von der Masse der Menschen käuflich erworben werden kann oder mit dem nur einige wenige gesegnet sind. Schönheit ist überall um uns herum. Schönheit ist in uns. Wir sind Schönheit. Wir müssen uns nur mit neuen Augen betrachten, indem wir uns weigern, die oberflächlichen Definitionen der Medien auf uns zu beziehen. Öffnen Sie sich einem neuen Gedanken – daß Sie schön sind. Kein Grund mehr, sich abzustrampeln. Kein Schnaufen und Keuchen. Seien Sie einfach schön. Seien Sie, einfach so.

RISIKEN EINGEHEN

Gehen Sie jeden Tag ein Risiko ein –
ein kleines oder ein größeres, eines,
das Ihnen ein tolles Gefühl gibt,
wenn Sie es erst eingegangen sind.

Susan Jeffers

Stud, mein schwarzer Kater mit dem weißen Schnurrbart, steht am späten Nachmittag an der Tür und miaut. Zu dieser Zeit hat er gewöhnlich schon alle meine Unterlagen (zumindest die wichtigsten), die er in meinem Büro finden konnte, zerrissen. Er hat sein Nickerchen im Bad im oberen Stockwerk des Hauses gehalten, und zwar im Waschbecken des Badezimmers, wo es schön und kühl ist. Am späten Nachmittag ist es Stud deshalb etwas langweilig, und er miaut, um in den Hof hinausgelassen zu werden, wo neue Abenteuer auf ihn warten.

Wir alle haben ein bißchen von Stud in uns, jenen Teil, den es nach Abenteuern dürstet und neuer Aufregung. Damit sich unser Körper voll entwickelt, brauchen wir ein gewisses Maß an Streß – und natürlich die Chance, diesen zu bewältigen. Abenteuer erhalten uns gesund und glücklich.

Also hören Sie darauf, wenn Ihr Körper sich nach etwas Neuem sehnt. Schenken Sie jenem Teil von Ihnen, der wie Stud vor der Haustür sitzt und nach ein bißchen Abwechslung verlangt, ausreichend Beachtung. Es ist in Ordnung, wenn Sie „sichere" Risiken eingehen. Behalten Sie nur Ihre Haustür im Auge, wenn Sie sich nach draußen in das aufregende Neuland wagen, voller Bäume, Eichhörnchen, Käfer und Hunde aus der Nachbarschaft. Suchen Sie sich Ihre Abenteuer sorgfältig aus, genauso, wie ich es mit meinem kleinen Stud mache.

MACHEN SIE URLAUB MIT IHREM KÖRPER

Ich will Ihnen sagen, was ich für mich gelernt habe.
Mir hilft ein langer fünf oder sechs Meilen weiter Spaziergang.
Und man muß allein und täglich gehen.

Brenda Ueland

Beziehen Sie Ihren Körper ein, wenn Sie sich zurückziehen und sich erholen? Ich habe so viel mehr von meiner Zeit für mich, wenn ich etwas unternehme, was mit meinem Körper zu tun hat.

Eine meiner Lieblingsbeschäftigungen ist es, durch einen großen Park in meiner Nähe zu spazieren. Er ist groß und voller üppiger Pflanzen und Blumen und mit verschiedenen Gartenanlagen. Ich spüre, wie meine Füße eine Verbindung zum Boden herstellen, ich atme den süßen Duft der Blumen tief in meine Lungen ein, ich lausche den Vögeln und dem Wind, ich lasse meine Augen sich sattsehen an der mich umgebenden Schönheit. Diese Form des Alleinseins gibt mir nicht nur neue körperliche Energie, sondern sie belebt auch meinen Geist, besänftigt all meine verletzten Gefühle und regt meine Kreativität an.

Alleinsein ist einer der vielen Wege, um Frieden mit dem eigenen Körper zu schließen. Wenn Sie das nächste Mal etwas freie Zeit zur Verfügung haben, dann machen Sie einen Spaziergang – mit Ihrem Körper. Sie und Ihr Körper werden in größerer Harmonie und mit ein bißchen weniger gegenseitigem Mißtrauen nach Hause zurückkehren.

SINNESVERGNÜGEN

Zuviel von einer guten Sache kann wunderschön sein.

Mae West

Geht es Ihnen manchmal auch so, daß Sie sich ein Vergnügen, etwas Wohltuendes, Verrücktes oder Wildes verbieten? Stürzen Sie sich kopfüber ins Vergnügen, leben Sie wie Gott in Frankreich, trinken Sie, bis Ihr Durst gestillt ist, und nehmen Sie all das Schöne in sich auf, das das Leben zu bieten hat. Denken Sie heute darüber nach, wie Sie all die aufregenden, bezaubernden und berauschenden Erfahrungen, die sich Ihnen bieten, noch besser in sich aufnehmen können.

Was kann ich heute tun,
um meine Haut zu verwöhnen?
um vor Vergnügen mit meiner Zunge zu schnalzen?
um mit gespitzten Ohren zuzuhören?
um meine Augen zum Strahlen zu bringen?
um meine Nase vor Glück zum Wackeln zu bringen?

BEWERTEN SIE IHREN STRESS

Manchmal wünschte ich,
daß ich Saugköpfe hätte,
die mich am Boden hielten.
Anne Wilson Schaef

Manchmal wünsche ich mir, daß mich eine stärkere Macht dazu zwingen würde, besser auf meinen Körper zu achten. Besonders dann, wenn ich auf Entscheidungen zurückblicke und merke, daß ich – wieder einmal – vom richtigen Wege abgekommen bin.

Nehmen Sie Ihr Körpertagebuch zur Hand, und suchen Sie eine leere Seite. Zeichnen Sie einen Umriß Ihres Körpers, und malen Sie dann diejenigen Stellen Ihres Körpers farbig aus, die unter Streß leiden. Vielleicht schmerzen Ihre Armgelenke, Ihre Haut juckt vielleicht, möglicherweise verkrampfen sich Ihre Oberschenkel. Markieren Sie alle Bereiche, die Ihnen auffallen.

Vergleichen Sie jetzt die aktuelle Zeichnung dieses Monats mit der, die Sie im letzten Monat angefertigt haben. Treten die Streßsymptome in ähnlichen Bereichen Ihres Körpers auf? Gibt es neue Beschwerden? Sind irgendwelche Teile Ihres Körpers entspannter als das letzte Mal? Heben Sie Ihre Zeichnung auf, damit Sie beobachten können, wie sich der Streß langfristig auswirkt.

NEHMEN SIE BERÜHRUNG WAHR

Wir berühren den Himmel, wenn wir mit unseren Händen den Körper eines anderen Menschen berühren.

Novalis

Als meine Urgroßmutter um 1800 herum geboren wurde, lagen die Chancen bei nur 50 Prozent, daß sie ihr zweites Lebensjahr überstehen würde. Warum war die Kindersterblichkeitsrate damals so hoch?

Die Mediziner empfahlen zu jener Zeit strenge Hygiene, um Bakterien zu vermeiden. Die religiöse Gemeinde predigte äußerste Disziplin, um die Kinder zu streng moralischen Bürgern zu erziehen. Es wurde strikt davon abgeraten, Kinder zuviel zu berühren, denn man glaubte, daß solch eine Zuwendung emotionale Probleme nach sich ziehen würde. Als Folge davon starben viele Kinder an einer Krankheit, die man Marasmus nennt, was soviel bedeutet wie „dahinschwinden“. Sie starben aus Mangel an körperlicher Zuwendung.

Jene von uns, die das Erwachsenenalter erreicht haben, haben genug körperliche Zuwendung erfahren, um das Kleinkindalter zu überstehen. Aber wir haben vielleicht nicht alle so viele Streicheleinheiten bekommen, wie wir brauchen. Haben Sie als Kind genügend körperliche Zuwendung erfahren?

Sehen Sie sich alte Familienphotos an, und überprüfen Sie, wie Sie als Kind berührt wurden. Schmust jemand zärtlich mit Ihnen, oder werden Sie lieblos von jemandem gehalten, der auf dem Photo desinteressiert wirkt oder so aussieht, als fühle er sich nicht wohl? Wie war es, als Sie älter wurden? Sprechen Sie über die wohltuenden Berührungen, die Sie als Kind empfangen oder auch nicht empfangen haben, und überlegen Sie, wie Sie dies heute noch betrifft.

SELBSTHEILUNG

Jedes Lebewesen hat eine Lebenskraft, Energie oder „Seele", die man unmöglich einfangen oder sehen kann. Es ist diese Lebensenergie, die auch dann noch wirkt, wenn der gesundheitliche Zustand unserer Körper schlecht ist, und sie gibt uns die Kraft zu versuchen, unsere Gesundheit wiederzuerlangen.

Shirley Rice

Vor kurzem habe ich mir eine Stirnhöhlenentzündung zugezogen, die mich ans Bett fesselte. Normalerweise dauern diese Beschwerden eine Woche oder sogar noch länger, manchmal legen sie mich für drei Wochen lahm. Aber dieses Mal fühlte ich mich schon nach drei Tagen wieder so fit, daß ich aufstehen konnte. Ganz einfach, weil ich meine Einstellung der Krankheit gegenüber verändert habe.

Statt so zu tun, als ob ich gar nicht krank wäre, akzeptierte ich meinen Zustand. Ich verschob Termine, so daß ich mich nicht unter Druck fühlte, den normalen Arbeitsanforderungen gerecht werden zu müssen. Und dann legte ich mich ins Bett.

Befreit von jeglichem Streß hörte ich zu, was mir mein Körper zu sagen hatte. Ich entschloß mich, meinen Arbeitsalltag gründlich zu verändern. Innerhalb von drei Tagen war ich wieder bei der Arbeit; mit einer neuen Einstellung, die mir im Gespräch mit meinem Körper vermittelt worden war, ohne mich während der Genesung über ihn zu beschweren.

Wir alle tragen eine Lebenskraft in uns, ganz gleich, ob wir krank oder gesund sind. Sie versucht, uns zu Heilung und Verständnis zu führen. Ich bin zwar nicht dankbar dafür, krank geworden zu sein, aber ich bin dankbar dafür, Weisheit erfahren zu haben, als ich im Bett lag.

VERGNÜGEN BIS ZUR ERSCHÖPFUNG

In freudiger Hochstimmung im und für den Moment zu leben, ist eine todernste Aufgabe, ein Vergnügen, das mit zu den anstrengendsten gehört.

Barbara Grizutti Harrison

Vieles in der heutigen Gesellschaft verleitet uns zu Zynismus und Verzweiflung. Um sich diesem Trend zu widersetzen, muß man eine bewußte Entscheidung gegen diese Tendenzen treffen und eine Menge Kraft aufbieten. Es erfordert Charakterstärke, sich allem Neuen gegenüber aufgeschlossen zu zeigen, wenn viele Menschen diese Haltung nur naiv finden. Es verlangt großen Mut, sich dem Spiel hinzugeben, wenn die anderen um Sie herum in depressive Stimmungen versinken.

Nehmen Sie Ihr Körpertagebuch zur Hand, und schreiben Sie auf, was Sie schon immer Wagemutiges tun wollten, sich aber nie umzusetzen trauten. Vielleicht wollten Sie immer schon Ballettunterricht nehmen, hatten aber Angst kritisiert zu werden, weil Sie erst so spät damit anfangen. Vielleicht wollten Sie schon immer eine ganz andere Frisur tragen oder Ihre Haare färben, aber sind aus Angst vor der Reaktion Ihrer Mitmenschen davor zurückgeschreckt. Wollten Sie immer schon mal Sporttauchen ausprobieren? Einen vegetarischen Kochkurs besuchen?

Bitten Sie Ihren Körper, Ihnen dabei zu helfen, mit der Kritik anderer Leute fertig zu werden. Um noch mehr Unterstützung zu bekommen, teilen Sie Ihre Träume mit Ihrer „Körper-Gefährtin". Wagen Sie mehr, als es die meisten Leute tun. Denken und leben Sie positiv, leben Sie in Ihrem Körper, vergnügen Sie sich bis zur Erschöpfung.

BADEN SIE IN EISTEE

Die schlimmste Sünde – vielleicht die einzige Sünde –,
die die Leidenschaft begehen kann, ist, freudlos zu sein.

Dorothy L. Sayers

Bereiten Sie sich auf eine heiße Sommernacht vor, indem Sie eine Kanne Kamillentee aufbrühen und den Inhalt in eine leere Eiswürfelform gießen. Lassen Sie den Tee gefrieren. Wenn die Abendluft noch vor Hitze steht, nehmen Sie die gefrorenen Eiswürfel, und lassen Sie ein heißes Bad ein. Fügen Sie einen Spritzer Ihres Lieblingsbadeschaums hinzu, und sehen Sie, wie die Wanne sich mit Schaum füllt.

Lassen Sie sich ins heiße Wasser und in den Schaum gleiten. Sie merken, es wird Ihnen noch wärmer. Nehmen Sie jetzt einen Eiswürfel, und reiben Sie Ihren Körper damit ein, über und unter Wasser. Es wird nicht lange dauern, bis alle Eiswürfel geschmolzen sind, und Ihr Körper wird wohlig kribbeln. Wenn Sie es noch leidenschaftlicher mögen, dann laden Sie Ihren Partner ein, Ihnen beim Baden Gesellschaft zu leisten. Eine schöne Art, einen heißen Sommerabend zu verbringen.

VERTRAUEN GIBT MUT

Ich bin voller Zuversicht, nicht, daß ich hier auf Erden großen Erfolg haben werde, sondern, daß ich das Leben selbst dann noch gut und lebenswert finden werde, wenn die Dinge für mich schlecht laufen.

Etty Hillesum

Vertrauen gibt uns den Mut, uns mit dem Gefühl ins Unbekannte vorzuwagen, daß wir mit dem fertig werden, was uns über den Weg laufen wird. Diese Sicherheit kann man leicht an der Körperhaltung erkennen, denn Vertrauen zeigt sich an der Neigung des Kinns, am Leuchten der Augen, an unserem aufrechten Gang und an unserem festen Schritt.

Nehmen Sie Ihr Körpertagebuch zur Hand, und schildern Sie, wie Ihr Körper Vertrauen ausdrückt. Atmen Sie mit Begeisterung Luft in Ihre Lungen ein? Ist Ihr Rückgrat gerade und aufrecht? Tragen Sie ein Lächeln auf Ihren Lippen? Schauen Sie sich im Spiegel an, und sehen Sie das Vertrauen, das Ihr Körper ausdrückt. Sie werden begreifen, warum andere an Sie glauben, wenn Sie sich Ihrer selbst sicher sind.

DIE WUNDE STELLE HEILEN

Weil wir ahnen, welche Verwandlungskraft der Liebe innewohnt, versuchen wir ständig, von Liebe umgeben zu sein, um an dem reichen Segen teilzuhaben, den sie verleihen kann.

Daphne Rose Kingma

Ich war einmal mit einem Mann zusammen, der mir sagte, er glaube nicht, daß unsere Beziehung auf Dauer funktionieren könne, da ich zu dicke Waden hätte. Ich versuchte, mich gegen diesen grausamen Angriff zu wehren, aber um ehrlich zu sein, sah ich meine Waden nach dem Ende dieser Beziehung mit anderen Augen. Ich akzeptierte sie nicht mehr so, wie ich es früher getan hatte.

Ich war dann mit einem anderen Mann zusammen, der meine Beine liebte und der stolz war, an meiner Seite gesehen zu werden. Seine Güte und Liebe halfen mir dabei, die Beziehung zu meinen Waden zu verbessern. Ich versteckte sie nicht mehr und war jetzt wieder in der Lage, ihnen zu danken für die mannigfache Weise, auf die Sie zu meinem Leben beitragen.

Die Moral von der Geschichte? Feiern Sie einen Teil Ihres Körpers, der von jemandem kritisiert worden ist. Öffnen Sie sich Komplimenten, die gerade diesen Körperteil betreffen. Lassen Sie es zu, daß die Liebe Ihre Beziehung zu Ihrem eigenen Körper verwandelt und heilen läßt. (Und achten Sie darauf, mit wem Sie zusammen sind.)

VERBANNEN SIE FURCHT DURCH RITUALE

Mit Pflanzen zu arbeiten: was für eine beruhigende, erfrischende, lebensbejahende Weise, um es sich selbst gutgehen zu lassen.

Jennifer Louden

Als ich eines abends auf meine Haustür zuging, sah ich plötzlich den Lauf einer Pistole auf mich gerichtet. Ein mit einer Skimütze maskierter Mann verlangte mein Portemonnaie. Ich gab es ihm. Zum Glück war das alles, was er wollte. Die Polizei nahm die Sache ernst. Meine Nachbarn waren sehr fürsorglich, meine Freunde waren für mich da, meine Eltern waren bestürzt. Und ich? Ich war kühl, ruhig und gesammelt – weigerte mich aber zwei Wochen lang, aus dem Haus zu gehen.

Um meinen körperlichen und emotionalen Heilungsprozeß zu unterstützen, vollzogen drei meiner Freundinnen und ich folgendes Ritual. Wir verbrannten Salbei entlang des Weges, den ich vor dem Überfall gegangen war, um symbolisch meinen Raum zurückzuerobern. Um zu zeigen, daß Angst und Wut überwunden waren, nahmen wir einen Reinigungstrunk zu uns (ich wollte eigentlich Kamillentee nehmen, wurde aber zu Cola Light überredet). Das Ritual endete damit, daß jede der drei Frauen mir eine Pflanze schenkte, welche neues Leben in mein Zuhause brachten.

Die Pflanzen, die mir als Teil des Rituals geschenkt wurden, sind für mich eine sinnliche Vergegenwärtigung dafür, daß ich geliebt werde und daß ich ein furchtbares Ereignis überlebt habe.

Wir alle erleben furchtbare Dinge. Bitten Sie Freunde, Ihnen dabei zu helfen, das Gefühl von persönlicher Kraft und Stärke wiederzuerlangen. Vollziehen Sie gemeinsam ein Ritual, in das Sie Pflanzen einbeziehen. Pflanzen sind wohltuend für Ihre Sinne, sie helfen Ihnen zu heilen, und sie feiern Ihren Heilungsprozeß.

NEHMEN SIE SICH ZEIT FÜR EIN EINFACHES VERGNÜGEN

Zeit für eine Kleinigkeit!

A. A. Milne

Einfache Vergnügen sind oft die besten, besonders dann, wenn Sie sie mit jemandem teilen, den Sie lieben. Laden Sie einen von Ihnen geliebten Menschen ein, mit Ihnen ein einfaches und sinnliches Vergnügen zu teilen. Hier sind einige Ideen:

- Sonnen Sie sich am Swimming-Pool, während Sie mit Ihrem Geliebten einen leckeren Fruchtsaft trinken und ihm tief in die Augen schauen.
- Wandern Sie einen Bergpfad entlang, unterhalten Sie sich mit Ihrem Partner, und bewundern Sie die Aussicht.
- Tanzen Sie Wange an Wange zu Ihrer liebsten romantischen Musik.
- Essen Sie eine Mango zusammen.
- Essen sie gemeinsam einen Topf frische Gemüsesuppe.

Teilen Sie ein einfaches Vergnügen durch das Wunder Ihrer Sinne.

ENTSPANNUNG FÜR IHRE AUGEN

Unsere Augen brauchen Licht, um sehen zu können.
Aber gesunde Augen sind abhängig von einem offenem Geist,
um klar sehen zu können ... Vielleicht besteht eine Möglichkeit,
die ganze Welt mit neuen Augen zu sehen, darin, daß wir anfangen,
uns über unser Augenlicht zu wundern.

Carl Koch und Joyce Heil

Ich erinnere mich noch gut an den Computerkurs, den ich damals an der Uni belegt hatte. Der Professor, der den Kurs leitete, sagte uns voraus, daß die meisten Haushalte bald einen Computer besitzen würden. Schrecklich, dachte ich, ich könnte niemals an einem Computer arbeiten. Und nun sitze ich hier, hämmere auf die Tastatur meines Computers ein und erfülle die Prophezeiung meines Professors.

Immer mehr Menschen benutzen einen Computer. Das hat zur Folge, daß auch immer mehr Menschen an Überanstrengung der Augen leiden, weil sie stundenlang auf den Bildschirm starren.

Nehmen Sie zur Kenntnis, daß Ihre Augen Schwerstarbeit für Sie leisten. Danken Sie ihnen, indem Sie Ihre Augen entspannen: Reduzieren Sie den grellen Schein des Monitors auf ein Mindestmaß, indem Sie den Monitor nicht am Fenster aufstellen. Legen Sie Ihre Arbeitspapiere neben den Computer und möglichst auf gleiche Höhe mit dem Bildschirm. Blinzeln Sie regelmäßig mit Ihren Augen, so daß sie feucht und sauber bleiben. Gönnen Sie Ihren Augen eine Pause: Schauen Sie regelmäßig vom Bildschirm und Ihren Arbeitspapieren auf und in die Ferne.

Achten Sie Ihre Augen, indem Sie sich vernünftig und freundlich um sie kümmern.

MACHEN SIE SICH EINMAL AM TAG SORGEN

Die Forderung, sich keine Sorgen zu machen,
ist vielleicht die am wenigsten beruhigende Äußerung,
zu der der Mensch in der Lage ist.

Mignon C. Eberhart

Regen Sie sich nicht auch furchtbar auf, wenn Ihnen jemand sagt, Sie sollten sich nicht sorgen? Wenn mir nur jemand sagt, ich solle mir keine Sorgen machen, sorge ich mich schon. Wenn es nichts gäbe, worüber es sich zu sorgen lohnte, warum sollte mich dann jemand davon abhalten wollen? Sosehr ich mich auch bemühe, ich glaube, ich werde mir immer Sorgen machen.

Ich habe eine Möglichkeit gefunden, wie ich meinen sorgenvollen Gedanken eine Grenze setzen und damit den Streß reduzieren kann, den diese überflüssige Aktivität in meinem Körper hervorruft. Ich gebe mir selbst jeden Tag eine Viertelstunde, die ausschließlich dazu da ist, mir Sorgen zu machen.

Und dann höre ich auf. Wenn mir immer noch sorgenvolle Gedanken in den Kopf schießen, sage ich mir: „Warte bis morgen, und dann kannst du dir darüber Sorgen machen." Es ist komisch, aber meistens reicht die Aussicht darauf, die Sorgen in naher Zukunft überdenken zu können, um meinen Kopf von all den bedrückenden Gedanken freizuhalten.

Also, wenn die Sorgen in Ihrem Leben die Oberhand gewonnen haben (das werden Sie spüren, denn Ihr Körper verrät es Ihnen), dann geben Sie sich jeden Tag eine ganz bestimmte Zeit, in der Sie sich so richtig Sorgen machen. Den restlichen Tag über können Sie ihren Kopf dann dazu benutzen, um nach Lösungen für Ihre Probleme zu suchen, um Dinge zu erledigen und um das Leben zu genießen.

LASSEN SIE IHRER KREATIVEN ADER FREIEN LAUF

Kunst ist ein Geheimnis. Wenn ich anfange,
ein Bild zu malen, dann weiß ich genausowenig wie Sie,
was ich malen werde.

Minnie Joens Evens

Manchmal lege ich morgens inspirierende Musik auf und tanze ein Morgengebet. Ohne vorher trainiert zu haben oder ein Konzept einstudiert zu haben, bewegt mein Körper sich in meinem Wohnzimmer leicht und frei zur Musik. Er drückt Gefühle aus, die mehr als Wörter sagen. Kreative Bewegung befreit mich einen Moment lang vom Streß des Alltags. Wenn ich mein Gebet damit aufgehört habe, fühle ich mich erfrischt und spirituell verbunden.

Wenn wir der kreativen Energie unseres Körpers freien Lauf lassen, so führt sie uns auf einen Weg, den die meisten Menschen in unserer Gesellschaft nicht teilen. Einige glauben nicht daran, daß dem Körper Weisheit innewohnt, statt dessen sehen sie den Körper als einen zu kontrollierenden Mechanismus. Andere Leute fürchten sich vor diesem Verständnis unseres Körpers, weil sie es für mysteriös und unkontrollierbar halten. In der Tat, der Körper ist nicht kontrollierbar.

Statt zu versuchen, Ihren Körper zu kontrollieren, lassen Sie es zu, daß Ihre Beziehung zu ihm vom Geheimnis der Kreativität bestimmt wird. Behandeln Sie Ihren Körper so, als sei er ein Kunstwerk, und lassen Sie es zu, daß Sie sich auf dem Weg der Kreativität entdecken.

TRÄUME VERWIRKLICHEN

Wer hindert Sie daran?

Alexandra Stoddard

Wenn Sie sich als Individuum vollständig verwirklichten, würden Sie dann so leben, wie Sie es jetzt tun? Würden Sie der gleichen Arbeit nachgehen? Würde Ihr Tagesplan genauso aussehen? Wenn Sie mit „ja" antworten, dann kann ich Ihnen meine Glückwünsche aussprechen! Sie sind einer der wenigen Menschen, die sich selbst in ihrer Lebensweise und in ihren Träumen treu geblieben sind.

Wenn Sie mit „nein" geantwortet haben, dann lautet die nächste Frage: „Warum nicht?" Viele werden bei ihrer Antwort entschuldigend auf Hindernisse hinweisen, wie z. B.: zu wenig Geld zu haben, Familienverpflichtungen nachkommen zu müssen, eine schlechte Kindheit gehabt zu haben oder keine ausreichende Schulbildung vorweisen zu können, nicht intelligent oder selbstdiszipliniert genug zu sein. Sie können andere Menschen oder die Umstände dafür verantwortlich machen, aber Sie können auch selbstkritisch mit dem Finger auf sich selbst zeigen.

Denken Sie nicht länger darüber nach, wer oder was verantwortlich ist, sondern stellen Sie sich folgende Frage. Sie wird Ihnen Kraft geben: Wie kann ich mich selbst vollständig verwirklichen? Machen Sie heute etwas, das ganz authentisch ist. Ein kleiner Schritt genügt schon; bestehen Sie darauf, Sie selbst zu sein. Kochen Sie sich Ihr Lieblingsessen, melden Sie sich für einen Kurs an, der Sie interessiert, ziehen Sie sich den schwingenden Rock an, den Sie so gerne um Ihr Beine tanzen fühlen, genießen Sie ein warmes Bad umgeben von Kerzenschein. Wer hindert Sie daran? Absolut niemand.

EINE MASSAGE FÜR DIE OHREN

Gott hat es so eingerichtet,
daß alles Vergnügen unschuldig ist.

Caroline Sheridan Norton

Es macht mir immer einen Riesenspaß, wenn ich sehe, wie meine Klienten und Klientinnen auf eine Massage ihrer Ohren reagieren.

Überraschenderweise können Ohren sehr viel Anspannung auf sich konzentrieren. Manche Ärzte glauben, daß das Ohr Akupressur-Punkte hat, die den gesamten Körper beeinflussen. Ich weiß nur, daß die meisten meiner Klienten und Klientinnen lächeln, manche aufseufzen, sich jedenfalls alle entspannen, wenn ich ihre Ohren massiere.

Beginnen Sie Ihre Ohrenmassage damit, Ohrringe, die Sie vielleicht tragen, abzunehmen. Das allein kann Ihnen schon ein wohliges Gefühl bereiten. Üben Sie nun sanften Druck auf Ihre beiden Ohrläppchen aus, indem Sie sie vorsichtig zwischen Ihren Daumen und Ihren Zeigefingern hin- und herkneten. Seien Sie vorsichtig, und zwicken oder verletzen Sie sich nicht.

Setzen Sie diese massierenden Bewegungen als nächstes an den äußeren Ohrrändern fort bis hin zu der Stelle, wo Ihre Ohren am Kopf angewachsen sind. Arbeiten Sie sich von dieser Stelle aus langsam zurück zu den Ohrläppchen.

Stecken Sie Ihren Zeigefinger in Ihre Ohrmuschel (aber nicht in den Ohrkanal) und massieren Sie mit dem Daumen hinter Ihrem Ohr vorsichtig die Haut und die Knorpel.

Legen Sie Ihren Zeigefinger zum Schluß hinter Ihr Ohrläppchen, an die Stelle, wo Ihr Kiefer und Ihr Hals aufeinandertreffen. Lassen Sie Ihren Finger nun langsam auf der Hinterseite Ihres Ohres entlang der Furche emporfahren, indem Sie das Ohr vom Kopf weg nach außen drücken. Diese Bewegung löst Spannungen und regt Ihr Immunsystem an.

SPRECHEN SIE IHRE WAHRHEIT AUS

Manchmal bekomme ich plötzliche Anfälle,
mich wie eine feine Dame zu benehmen, aber meistens
hält das nicht lange an.

Shelly Winters

Als ich noch klein war, habe ich oft den folgenden Satz gehört: „Wenn du nichts Nettes zu sagen hast, dann sag gefälligst gar nichts." Weil ich eine vornehme Dame sein wollte, versuchte ich, nur „nette" Dinge zu sagen, egal, ob sie der Wahrheit entsprachen oder nicht.

Ich hatte keine Ahnung, wie verbreitet diese Ansicht unter Frauen ist, bis ich meine Körperarbeitspraxis eröffnete. Selbst wenn ich direkt frage: „Wie fühlt sich das an?" oder „Tut das weh?" haben viele Menschen Probleme damit, mir eine ehrliche Antwort darauf zu geben, wie sie sich fühlen oder was sie erleben.

Obgleich wir dazu erzogen worden sind, feine Damen zu sein, spielen unsere Körper nicht mit. Eine Klientin sagt z. B. „Nein, das tut nicht weh", während sich ihre Füße bei meiner Berührung verkrampfen. Immer, wenn sich ein Widerspruch auftut zwischen dem, was jemand sagt, und dem, was mir sein Körper verrät, habe ich gelernt, eher dem Körper als den Worten zu vertrauen.

Wenn auch andere Menschen in Ihrem Leben aufmerksam sind, werden sie die Diskrepanz feststellen, die zwischen dem liegt, was Sie sagen und was Ihr Körper verrät. Also können Sie auch gleich die Wahrheit sagen. Sprechen Sie es aus, wenn Sie Schmerzen haben, wenn Sie sich unwohl fühlen, wenn Sie Angst haben oder Sie sonst unter einer unerfreulichen Situation leiden. Sie werden sich aus der befangenen Rolle der feinen Dame befreien und die positive Erfahrung machen, eine Frau zu sein, die in ihrem Körper zu Hause ist.

LIEBEVOLLE BERÜHRUNGEN, NICHT KRIEG

Wenn Frauen die Welt beherrschten und wir alle regelmäßig eine Massage bekämen, dann gäbe es keinen Krieg mehr.

Carrie Snow

Ich weiß nicht, ob es tatsächlich keinen Krieg mehr geben würde, wenn Frauen an der Macht wären, aber ich vermute, daß die Erde ein friedvollerer, weniger gewalttätiger Ort wäre, wenn jeder hier auf unserem Planeten, besonders diejenigen, die die Macht in ihren Händen halten, regelmäßig eine Massage bekämen. Tatsächlich ist es so, daß das Ausmaß an Berührungen, die wir als Kinder erhalten, darüber bestimmt, wie emotional gesund bzw. körperlich aggressiv wir später werden.

In einer wissenschaftlichen Untersuchung hat man Affenmüttern ihre Babys weggenommen, wodurch den Kleinen die natürliche, fürsorgliche körperliche Zuwendung entzogen wurde. Während alle anderen Bedürfnisse der Affenbabys befriedigt wurden, wurde das nach Berührung vollständig ignoriert. Als die Affenbabys erwachsen wurden und eigene Babys bekamen, mußten die Forscher die Neugeborenen aus dem Käfig nehmen, um die Affenmütter daran zu hindern, ihre Kleinen zu töten. Obwohl alle anderen Bedürfnisse der Affenbabys befriedigt worden waren, führte der Mangel an Berührung dazu, daß sie aggressiv, gefährlich und nicht in der Lage waren, als erwachsene Affen zu ihren eigenen Babys eine schützende, liebevolle Beziehung aufzubauen.

Berührung ist eine wesentliche Voraussetzung für uns, um freundliche, liebevolle Frauen zu sein. Lassen Sie sich von jemandem, den Sie lieben, eine Massage geben.

DEHNEN SIE IHR BECKEN

Wir können nicht alles sofort tun,
aber etwas können wir schon sofort tun.
Calvin Coolidge

Nutzen sie die Zeit, wenn Sie sich Ihre Lieblingssendungen im Fernsehen anschauen und dehnen Sie Ihr Becken. Legen Sie sich auf den Rücken, und atmen Sie tief ein. Ziehen Sie vorsichtig Ihr rechtes Knie an Ihre Brust heran, legen Sie Ihre Arme um das Knie, und spüren Sie, wie Ihre Hüftmuskeln sich dehnen. Überdehnen Sie Ihre Muskeln nicht. Was wir hier machen ist Dehnung, eine sinnliche, entspannende Dehnung Ihrer Muskeln. Legen Sie Ihr rechtes Bein nach ungefähr einer Minute ab, und wiederholen Sie die Übung mit Ihrem linken Bein. Vollziehen Sie die Übung langsam und vorsichtig. Legen Sie Ihr linkes Bein zurück auf den Boden. Ziehen Sie dann beide Knie an Ihre Brust heran, und dehnen Sie gleichzeitig beide Seiten Ihres Beckens. War das nicht besser, als auf die Werbung zu achten? (Wenn Sie irgendwelche Rücken- oder Wirbelsäulenprobleme haben sollten, dann fragen Sie Ihren Arzt, bevor Sie diese Übung machen. Und natürlich sollte niemand mit der Übung fortfahren, wenn sie Beschwerden verursacht.)

WIRKEN SIE MIT AN GOTTES SCHÖPFUNG

Wenn wir unseren Körper pflegen und uns in ihm wohl fühlen, wenn wir ihn zum Wohle der Menschheit einsetzen, dann arbeiten wir mit an Gottes Schöpfung.

Carol Koch and Joyce Heil

Vor einiger Zeit wurde ich eingeladen, einen Vortrag auf einer großen Tagung der Hungerhilfe zu halten. Offensichtlich war einem der Organisatoren dieser Konferenz nicht ganz klar, was das Thema meines Vortrags sein würde. Als ich es ihm nannte und sagte, ich würde darüber sprechen, wie wir Frieden mit unseren Körpern schließen könnten, wurde sein Gesicht vor Schreck ganz weiß. Ich lächelte und sagte: „Vertrauen Sie mir. Der Vortrag wird gut werden." Er nickte mit dem Kopf, schien aber nicht in der Lage zu sein, mir zu antworten. Nach meinem Vortrag kam er mir mit einem großen Lächeln auf den Lippen entgegen. „Sie hatten recht", sagte er. „Sie haben eine wichtige Botschaft zu vermitteln. Ich konnte mir vorhin bloß überhaupt nicht vorstellen, was Sie wohl Passendes über den Körper zu sagen hätten!"

So viele Menschen in unserer Gesellschaft, selbst jene, die es gut meinen und die sich für andere einsetzen, haben Angst vor dem Körper (als Thema) und vor ihren eigenen Körpern (im besonderen). Wurde Ihnen beigebracht, sich vor Ihrem Körper zu fürchten? Mir schon. Als Folge davon erlebte ich mich vollkommen abgeschnitten von Gottes Schöpfung und meiner Kreativität. Wenn wir unsere Sinne nicht benutzten, wären wir nicht in der Lage, neue Rezepte zu erfinden, Musik zu komponieren oder das Bild eines geliebten Menschen auf Video festzuhalten.

Seien Sie heute wie Gott. Freuen Sie sich in und über Ihren Körper, und wirken Sie mit an Gottes Schöpfung.

SICH SATT ESSEN

Das Leben selbst ist das beste Freßgelage.
Julia Child

Viele von uns, die Probleme mit ihren Körpern haben, sind auf irgendeine Weise abhängig vom Essen. Ich kombiniere Arbeitssucht mit zuwenig Essen. Je mehr Streß ich habe, um so weniger fühle ich mich mit meinem Körper verbunden. Je weniger ich die Verbindung zu meinem Körper fühle, desto mehr leide ich unter Streß. Dann esse ich kaum etwas, weil ich keinen Hunger verspüre. Mein Magen will nicht, vor lauter Sorgen und Streß.

Ich habe festgestellt, daß es fast unmöglich ist, mich zum Essen zu zwingen. Mein Magen ist wie zugeschnürt, weil ich überanstrengt bin, nicht, weil ich undiszipliniert wäre. Ich versuche, mich nicht schuldig zu fühlen und meinen Mangel an Appetit als ein Zeichen dafür zu sehen, daß ich Dinge in meinem Leben ändern muß. Vielleicht muß ich eines der Projekte, an denen ich arbeite, an den Nagel hängen oder mir ein langes Wochenende gönnen, um mich vom Streß der Woche zu erholen. Vielleicht habe ich jemanden, der für mich gefährlich ist, in mein Leben geholt, und mein Körper versucht mich zu warnen. Oder vielleicht brauche ich eine wohltuende Massage, die meinen Körper und meine Seele beruhigt und erfrischt.

Gibt es etwas in Ihrem Leben, das Ihnen schwer im Magen liegt? Lassen Sie zu, daß Ihr Körper Sie zu notwendigen Veränderungen führt.

HEISSEN SIE IHREN KÖRPER WILLKOMMEN

Es ist einfacher für uns, von der „Persönlichkeit" als mit dem Selbst identisch zu sprechen als von der Einheit von Körper und Selbst. „Ich bin eine Persönlichkeit" klingt einfach viel natürlicher als „Ich bin ein Körper."

James Nelson

Sind Sie ein Körper, oder haben Sie einen Körper?

Vor meinem Burnout vor zehn Jahren betrachtete ich meinen Körper als ein Besitzstück, ein „Ding", mit dem ich oft Krieg führte. Ich betrachtete meinen Körper als einen aufsässigen Sklaven, dem ich nur dann meine Aufmerksamkeit schenkte, wenn er mich im Stich ließ.

Ich lerne langsam, daß mein Körper und ich in einem Boot sitzen. Wir gehören zusammen. Je mehr ich mich als Körper betrachte, um so gesünder und glücklicher fühle ich mich.

Wie sehen Sie Ihren Körper? Als Sie verkörpernd oder als „Ding"? Es ist an der Zeit, daß Sie Ihren Körper personalisieren und aufhören, ihn als ein Objekt zu betrachten, als Besitzstück. Heißen Sie Ihren Körper statt dessen als integralen Bestandteil Ihrer selbst willkommen.

WISSEN SIE, WIE GUT IHR VERDAUUNGSSYSTEM ARBEITET?

Und es ist gut, langsam zu essen:
Das Essen scheint reichhaltiger zu sein,
vermutlich, weil es länger dauert,
bis alles aufgegessen ist.

M. F. K. Fisher

Wir benötigen Nahrung, um den Motoren in unserem Körper Brennstoff zu liefern – eine Aufgabe, für die unser Verdauungstrakt auf wunderbare Weise geschaffen ist und die er energiesparend erfüllt. Carl Koch und Joyce Heil bemerken: „Um sich eine Vorstellung von der Effektivität unseres Verdauungssystems zu machen, führen Sie sich folgendes vor Augen: Die Energie aus knapp 100 Gramm Kohlenhydraten (das entspricht ungefähr 40 Gramm Sprit) reicht aus, damit jemand eine Stunde lang mit einer Geschwindigkeit von zehn Meilen pro Stunde radfahren kann. Wenn unsere Körper statt Essen Sprit benutzten, könnten wir über neunhundert Kilometer lang mit 4,5 Litern Sprit fahren. Ist das nicht beeindruckend?"

Ziemlich beeindruckend, würde ich sagen. Wir können unserem Verdauungssystem nicht genug Dank sagen. Machen Sie in Ihrem Körpertagebuch eine Liste mit all den Gründen für Ihre Dankbarkeit.

SICHERHEITSVORKEHRUNGEN

Nein zu sagen kann das Wichtigste in der Selbstfürsorge sein.

Claudia Black

Furcht ist mehr als nur ein unangenehmes Gefühl. Damit bringt unser Körper zum Ausdruck, wie wichtig wir sind. So wertvoll sind wir, so wichtig ist unser Überleben, daß unser Körper, wenn wir auf irgendeine Weise bedroht werden, uns sofort Extraenergie zur Verfügung stellt, damit wir uns schützen können. Er löst Generalalarm aus – im Atmungssystem, im Herzmuskelsystem, im Muskelsystem, im endokrinen System, im Lymph-, Verdauungs-, ja sogar im Harnsystem. Furcht bestätigt unseren Wert, indem sie darauf besteht, unsere volle Aufmerksamkeit auf unser Schutzbedürfnis zu lenken.

Jede Bedrohung verdient ein „Nein" als Antwort. Ein ruhiges, bestimmtes „Nein" zu ungeschütztem Geschlechtsverkehr, ein unausgesprochenes „Nein", wenn Sie sich weigern, eine bedrohlich wirkende Straße entlangzugehen, ein entschiedenes „Nein", wenn Sie konkreter Gefahr begegnen.

Üben Sie das. Richten Sie Ihre Energien auf die Bedrohung. Pressen Sie die Luft aus Ihren Lungen, durch Ihre Stimmbänder hindurch und hinaus in die Luft. Markieren Sie Ihre Grenzen mit einem lauten „Nein, nein, nein!".

Holen Sie dann tief Atem, und lassen Sie Ihre Angst los, lassen Sie sie los, lassen Sie sie los. Atmen Sie tief ein und aus, und sagen Sie „ja" zur Sicherheit.

BESTÄRKEN SIE SICH IN IHRER SEXUALITÄT

Tragen Sie ein, in welchem Maß die folgenden Aussagen auf Sie zutreffen. Formulieren Sie um, was nicht auf Sie zutrifft.

1 = nie, 2 = manchmal, 3 = immer

___ Ich bin fähig, mich auf sexuelle Beziehungen einzulassen.
___ Ich halte mich für attraktiv und sexuell begehrenswert.
___ Ich fühle mich wohl in meiner Haut, wenn ich meine Sexualität ausdrücke.
___ Ich bin ausreichend aufgeklärt.
___ Meine Beziehungen zu Frauen bestätigen meine Weiblichkeit.
___ Meine Beziehungen zu Männern bestätigen meine Weiblichkeit.
___ Ich schütze mich vor sexuell übertragbaren Krankheiten.
___ Ich sage „nein" zu Berührungen, bei denen ich mich nicht wohl fühle.
___ Beim Sex bekomme ich regelmäßig einen Orgasmus.
___ Ich fühle mich wohl dabei, mich selbst zu befriedigen und tue das auch.
___ Ich diskutiere und löse Probleme zur Sexualität mit meinem Partner.
___ Wenn mein Partner und ich längere Zeit sexuelle Schwierigkeiten haben, suchen wir professionelle Hilfe auf.
___ Ich spreche offen mit meinen Freundinnen über sexuelle Themen.
___ Ich bin mir über meine sexuelle Orientierung im klaren.

Auswertung

37–45 Punkte: Sie fühlen sich mit Ihrer Sexualität wohl.
26–36 Punkte: Sie nutzen Ihr Potential an sexueller Erfüllung nicht ausreichend.
0–25 Punkte: Achten Sie mehr auf Ihre sexuellen Bedürfnisse.

VERMINDERN SIE DAS RISIKO, AN BRUSTKREBS ZU ERKRANKEN

Im Moment ist die Situation in den USA so, daß eine von neun Frauen (einige Studien sagen sogar eine von acht) im Alter zwischen 1 und 85 Jahren an Brustkrebs erkrankt. Dies bedeutet nicht, daß eine von neun Frauen im Alter von 45 Jahren Brustkrebs bekommt. Aber Brustkrebs ist die Haupttodesursache von Frauen zwischen 40 und 45 Jahren.

Christiane Northrup

I*ch habe einen Knoten in meiner Brust entdeckt.*

Diese Worte lassen jede Frau vor Angst erschaudern. Während es keine zuverlässige Methode gibt, um Brustkrebs zu vermeiden, so behaupten einige Studien, daß wir dennoch etwas tun können, um das Risiko, an Brustkrebs zu erkranken, zu reduzieren.

Schränken Sie erstens Ihren Fettkonsum ein. Lassen Sie die saftigen Steaks, die sahnigen Nachtische und die Milchprodukte mit vollem Fettgehalt links liegen.

Halten Sie zweitens Ihr Gewicht auf einem gesunden Niveau. Wenn Sie sowieso schon auf das Fett in Ihrer Nahrung achten, dann werden Sie vermutlich automatisch an Gewicht verlieren.

Trinken Sie drittens weniger Alkohol, nicht mehr als zwei Gläser pro Woche. Einige Studien belegen, daß Frauen, die drei oder noch mehr alkoholische Getränke pro Woche zu sich nehmen, erhöht der Gefahr unterliegen, an Brustkrebs zu erkranken.

Untersuchen Sie viertens jeden Monat Ihre Brust. Lassen Sie entsprechend den Empfehlungen Ihres Arztes regelmäßig eine Mammographie machen. Für den Fall, daß Sie an Krebs erkranken, kann ein frühzeitiges Erkennen Ihnen das Leben retten. Ihr Leben ist es wert, gerettet zu werden.

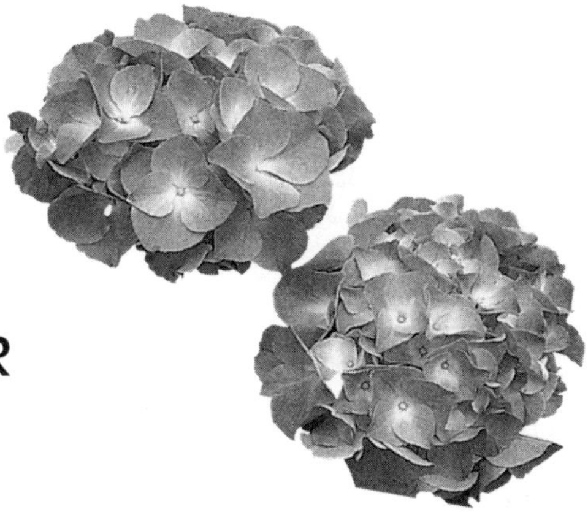

SEPTEMBER

Worthüllen

Ich möchte Wörter
wie einen weichen Frotteebademantel
um meine von Makeln behaftetete
nackte Haut hüllen,
um meine Scham
schützend zu bedecken.

Aber Wörter
können nicht
von einem Badezimmerhaken
genommen werden
oder dazu benutzt werden,
unterkühlte Haut
zu umhüllen und zu bedecken.

Auf diese Weise
wird meine Menschlichkeit
betrogen
bleiben.

1. SEPTEMBER

ACHTEN SIE AUF IHRE KÖRPERHALTUNG

Alle geistige Gesundheit hängt hiervon ab:
daß es als Vergnügen empfunden wird, wenn
die Haut von warmer Luft umgeben ist und
man aufrecht steht, wohlwissend, daß die Knochen
sich geschmeidig unter der Haut bewegen.

Doris Lessing

Mein Vater hat vor kurzem ein altes Video von unserer Familie gezeigt. Meine liebste Filmsequenz zeigte meine Familie im Hinterhof jenes Hauses, in dem ich als Kind mit meinen Eltern gewohnt habe, und wie ich und mein Hund Poochie um die Füße der Erwachsenen herumlaufen und miteinander herumtollen. Wie natürlich ich damals mit meinem Körper umgegangen bin. Meine langen rotbraunen Haare flogen mir um den Kopf, als ich mit Poochie herumtobte, als wir uns gegenseitig jagten und voller Unbefangenheit miteinander spielten. Ich konnte nicht umhin festzustellen, wie anders ich mich heute bewege, wieviel vorsichtiger und mit wieviel größerer Angst davor, kritisiert zu werden.

Unsere Körper speichern alle Erfahrungen, die wir vom Zeitpunkt unserer Zeugung bis hin zu unserem Tod machen. Wir wissen jetzt, daß Babys sogar schon im Mutterleib auf Geräusche, Licht, Bewegung und andere Faktoren reagieren, die ihre Entwicklung einschließlich ihrer Haltung und Körperbewegungen beeinflussen. Wenn wir den Mutterleib verlassen, werden unsere Körper weiterhin von äußeren Faktoren geformt. Wenn man sich gut um uns kümmert, werden wir aufrecht gehen, unsere Haut wird sich über Berührung freuen, unsere Augen werden all die Pracht und Schönheit um uns herum aufnehmen. All unsere Sinne werden dem Leben gegenüber wach und aufmerksam sein, und wir werden gut leben.

Wenn unsere Bedürfnisse jedoch nicht befriedigt werden oder wir Traumata erleiden, wird unsere Körperentwicklung negativ beeinflußt.

Carolyn Braddock beschreibt in ihrem Buch *„Body Voices"*, wie traumatisierte Frauen mit ihrem Körper umgehen. Sie unterscheidet den steifen, den in sich zusammengesunken und den leblosen Körper.

Frauen mit steifem Körper wirken nach außen unerschütterlich. Sie ballen Ihre Hände zu Fäusten zusammen und beißen die Zähne aufeinander, sie ziehen ihre Schultern ein und atmen flach. Diese Frauen verstecken ihre Verwundbarkeit unter einem gepanzerten Körper und hoffen, sich dadurch vor weiteren Verletzungen schützen zu können.

Frauen, die sich als Verliererinnen erleben, haben einen in sich zusammengesunkenen Körper. Sie lassen ihren Kopf und ihre Schultern hängen und atmen nur schwach. Diese Frauen hoffen, übersehen zu werden und schrecken vor jeder Konfrontation zurück. Häufig leiden sie unter Depressionen und einem Gefühl von Ohnmacht.

Frauen mit einem leblosen Körper scheinen über ihrem Körper zu schweben. Ihre Füße berühren kaum den Boden, und ihre Blicke sind distanziert. Frauen dieses Körpertyps (mein persönlicher Favorit) glauben irrtümlich, daß Schmerz vermieden werden kann, wenn sie den Körper ignorieren.

Traurig genug, daß keine dieser Körperhaltungen die Schmerzen aus der Vergangenheit lindert oder dazu beiträgt, sich in der Gegenwart wirkungsvoll vor Gefahren zu schützen.

Was sagt Ihnen Ihr Körper über Ihre Vergangenheit? Erkennen Sie sich in einer der drei beschriebenen Körperhaltungen wieder? Vielleicht möchten Sie mit anderen Frauen darüber sprechen. Fragen Sie nach, wie andere Ihre Körperhaltung und den Schmerz, den Sie auf diese Weise ausdrücken, beurteilen. Hören Sie auf Ihren Körper, weil Wahrheit in Ihrem Gewebe steckt, Wahrheit, die Sie frei machen wird, vorausgesetzt, daß Sie sich ihr öffnen.

2. SEPTEMBER

KEHREN SIE ZURÜCK INS RUNDUM-WOHLFÜHLLAND

Wünschen Sie sich nicht, jemand anderes als Sie selbst zu sein, und versuchen Sie, möglichst ganz Sie selbst zu sein.

St. Francis De Sales

Sind Sie bereit, noch einmal eine Reise in das Rundum-Wohlfühlland zu unternehmen? Schnappen Sie sich die Liste mit den Dingen, die Sie an sich mögen und die Sie auf Ihrer ersten Reise am 8. April angefertigt haben. Besorgen Sie sich eine Leerkassette, und legen Sie sie in Ihren Kassettenrekorder ein. Sprechen Sie besagte Liste mit Ihrer klarsten, enthusiastischsten, kraftvollsten Stimme auf Kassette. Einige Minuten später haben Sie schon Ihre ganz persönliche Rundum-Wohlfühl-Kassette.

Wenn Sie nun zu Hause oder unterwegs sind, können Sie sich die Kassette immer wieder anhören. Sie werden sich selbst hören, wie Sie all die Gründe nennen, wieso Sie sich toll finden. Hören Sie zu, wie Sie all die Personen aufzählen, die Ihnen in Ihrem Leben ganz besonders wichtig sind. Die Unterstützung, die Sie von Ihrer Schwester bekommen, die spontanen, lustigen Telefonanrufe, die Sie von Ihrer besten Freundin erhalten. Sie werden lächeln, wenn Sie über Ihr Interesse für jemanden nachdenken und an die Zeit, die Sie mit ihm verbringen (oder verbringen werden). Allein der Gedanke an diese Personen bewirkt, daß es Ihnen rundherum gut geht.

Sie werden sich daran gewöhnen, sich als fähig zu erleben und sich zufrieden zu fühlen, wenn Sie sich selbst all Ihre positiven Qualitäten in Erinnerung rufen. Ihre Intelligenz, Ihre Ausdauer, Ihr Mut, Ihre Freundlichkeit. Denken Sie an jene Körperteile, die Sie an sich mögen.

Schön, daß Sie wieder ins Rundum-Wohlfühlland gekommen sind.

ÄNDERN SIE IHRE GEFÜHLE, INDEM SIE IHREN KÖRPER VERÄNDERN

Wir stellen fest, daß der Körper wie ein Fluß voller Informationen und Energie ist, und all seine Teile stehen miteinander in einem dynamischen Austausch.

Christiane Northrup

Im letzten Sommer fiel plötzlich die Klimaanlage in meinem Auto aus, und das während einer der Hitzewellen, die für Südkalifornien so typisch sind. Der Schweiß lief mir den Rücken hinunter und meine Bluse klebte am Autositz fest. Ich wollte nur noch so schnell wie möglich nach Hause.

Als ich endlich zuhause war, warf ich meinen Geldbeutel auf den Boden, riß mir die Bluse vom Leib und steuerte direkt auf den Eisschrank zu. Nachdem ich meinen Kopf ein paar Minuten lang an das Eisfach gelehnt hatte, war ich einigermaßen abgekühlt, und ich füllte einen großen Krug mit kühlem Wasser, Zitronenscheiben und Gurkenstückchen.

In nur wenigen Minuten hatte ich mich von der gereizten Frau im Auto in ein entspanntes, vernünftiges Wesen verwandelt. Wie war diese Verwandlung zustande gekommen? Indem ich auf meinen Körper hörte. Ich sorgte für die nötige Abkühlung, indem ich ein kühles Getränk zu mir nahm. Als ich die kühle Luft des Eisfaches einatmete, belebte dies nicht nur meinen Körper, sondern es veränderte auch radikal meine Stimmung.

Wenn Sie gereizt sind, versuchen Sie, den Zustand Ihres Körpers zu verändern, entweder, indem Sie Ihre Körpertemperatur erhöhen oder reduzieren (indem Sie etwas Heißes oder Kaltes trinken) oder indem Sie Ihre Körperhaltung verändern. Oft kann bereits eine kleine Veränderung Ihres Körper auch Ihre Gefühle verändern.

DIE HÄNDE VERWÖHNEN

Die Hände bilden eine der komplexesten Strukturen in unserem Körper: von den 30 Knochen in den oberen Gliedmaßen befinden sich 27 in der Hand.

Robert Thé

Lassen Sie uns unseren Händen danken, indem wir sie mit einer Massage verwöhnen. Sie benötigen dazu Massageöl, eine Kassette mit entspannender Musik, einen großen Krug mit Wasser und Eiswürfeln, den Sie mit Früchten garnieren, und ein kleines Handtuch.

Schalten Sie die Musik ein. Strecken Sie Ihre Finger für ein paar Sekunden in der Luft aus, und fühlen Sie, wie Sie sich anfühlen. Öffnen Sie die Flasche mit dem Massageöl vorsichtig, so daß Ihnen der Duft des Öls in die Nase steigt. Atmen Sie tief ein und aus.

Geben Sie etwas Öl auf Ihre Handflächen, und reiben Sie sich die Hände, so daß das Öl warm wird. Massieren Sie mit Ihrer rechten Hand sanft Ihr linkes Handgelenk. Geben Sie dann etwas Öl zunächst auf Ihre Handoberfläche, und reiben Sie anschließend auch Ihre Handinnenflächen damit ein. Massieren Sie sanft alle Verspannung aus Ihrer linken Hand. Nehmen Sie sich jeden einzelnen Finger der Reihe nach vor.

Gehen Sie schließlich zur anderen Hand über. Wenn die Schmerzen abklingen, sagen Sie Ihren Händen, wie dankbar Sie ihnen dafür sind, daß sie jeden Tag eine Fülle von Aufgaben für Sie erledigen. Versprechen Sie ihnen, daß Sie die Arbeit Ihrer Hände in Zukunft nicht mehr als selbstverständlich betrachten werden. Nehmen Sie noch einen Schluck Wasser, und genießen Sie den wunderbaren Geschmack. Atmen Sie langsam ein und aus. Suchen Sie Ihren persönlichen Badekurort regelmäßig auf.

BEWERTEN SIE IHREN STRESS

Wir haben heute weniger Freizeit als die Menschen im Mittelalter, wo ein Drittel des Jahres aus Urlaub und Festlichkeiten bestand.

Ralph Borsodi

Haben Sie diesen Sommer Urlaub gemacht? Ist Ihr Leben im Moment eher voller Streß, oder verläuft es eher in ruhigen Bahnen?

Lassen Sie uns diese Fragen beantworten, indem wir Ihren Körper befragen. Nehmen Sie Ihr Körpertagebuch zur Hand, und zeichnen Sie den Umriß Ihres Körpers. Markieren Sie diejenigen Körperstellen bunt, die unter Streß leiden. Achten Sie darauf, auch die Stellen farbig zu markieren, die angespannt sind oder sich merkwürdig anfühlen. Leiden Sie unter einem nervösen Magen? Haben Sie vielleicht ein nervöses Zucken in Ihrem linken Augenlid? Schmerzen Ihre Oberschenkel? All dies könnten Anzeichen für Streß sein.

Vergleichen Sie jetzt die neue Zeichnung mit denen, die Sie früher angefertigt haben. Welche Bereiche Ihres Körpers sind am häufigsten betroffen? Fragen Sie Ihren Körper, ob er Urlaub braucht. Wenn Sie gerade einen Urlaub hinter sich haben, fragen Sie sich, ob Ihr Körper entspannen konnte? Berücksichtigen Sie den Streß, der nach dem Ende eines Urlaubs auftreten kann. Mit Ihrer Selbsthilfegruppe, Ihrer „Körper-Gefährtin" oder einer Freundin, die das Bedürfnis Ihres Körpers nach Ruhe und Erholung unterstützt, können Sie über Ihre Zeichnungen sprechen.

SEIEN SIE STARK

Es gibt zwei Sorten von Frauen:
solche, die Macht in der Welt wollen,
und solche, die Macht im Bett wollen.

Jacqueline Kennedy Onassis

Viele Frauen glauben, daß persönliche Kraft und Stärke aus Ihren Beziehungen zu Männern resultiert. Entweder wir gefallen Männern als Ehefrau, Liebhaberin und Erzieherin, oder wir konkurrieren mit Männern in der Rolle der Kollegin oder Geschäftspartnerin. Ich glaube, daß wir nicht in Einklang mit uns und unseren Körpern leben werden, solange wir unser Gefühl von Kraft und Stärke von Männern abhängig machen. Wie sollte es auch anders sein, wenn wir Männern die Macht darüber geben, uns sowohl im Bett wie auch im Beruf zu bewerten.

Weibliche Stärke stellt ein wirklich mächtiges, aber allzuoft ungenutztes Potential im Leben von uns Frauen dar. Wir entdecken weibliche Stärke nicht etwa in Beziehungen zu Männern, sondern in Beziehungen zu Frauen und unseren Körpern. Wir lernen von anderen starken Frauen, selbst starke und selbstbewußte Frauen zu sein. Wir lernen auch von der Weisheit unseres Körpers und unseren Instinkten, die aus unserer tiefen Beziehung zu unseren Körpern hervorgehen. Einige gehen davon aus, daß männliche Kraft durch den Körper hinunter in den Boden fließt, während weibliche Kraft ihre Energie aus der Erde herauszieht, die dann durch den Körper wirbelt und durch die Stimme nach außen dringt.

Seien Sie stark in Ihrem eigenen Körper. Ziehen Sie Ihre Schuhe aus, und lassen Sie Ihre Füße den Boden unter sich fühlen. Ziehen Sie Kraft aus dem Weiblichen, aus Ihrem weiblichen Körper, der physischen Quelle Ihrer Macht.

KREISEN SIE MIT IHREN FUSSGELENKEN

Unsere Beine und Füße sind wahrscheinlich die am meisten belasteten und die am häufigsten vernachlässigten Teile unseres Körpers ... Wie jeder, der einmal einen verstauchten Knöchel gehabt hat, bestätigen kann, ist der Fußknöchel ein sehr wichtiger Teil unseres Körpers: eine kleine, flexible Körperzone, die den Fuß mit dem restlichen Körper verbindet, als Stoßdämpfer dient und unser ganzes Gewicht trägt.

Robert Thé

Wenn ich an einem Buch arbeite, tue ich dies normalerweise acht bis zehn Stunden am Stück. Das bedeutet viel Sitzen, was meinem Körper gar nicht gefällt. Ich rutsche auf meinem Stuhl hin und her, um es mir bequem zu machen, wenn mein Rücken, meine Schultern, meine Beine und Füße anfangen, sich zu beschweren.

Eine Methode, wie ich meine Füße bei Laune halte, besteht darin, von Zeit zu Zeit meine Fußgelenke kreisen zu lassen. Dies regt die Durchblutung in den Füßen, Waden und sogar in den Oberschenkeln an. Wenn ich auch noch meine Atmung auf die kreisenden Bewegungen einstelle, denn entspannt sich sogar mein Oberkörper. Und wenn ich meine Aufmerksamkeit nur für einige Sekunden auf meine Füße lenke, so kann ich mich von der extremen Konzentration, die ich für das Schreiben benötige, erholen und mich auch gedanklich entspannen. Ein paarmal mit meinen Füßen kreisen reicht oft schon, daß ich mich erholt genug fühle, um weitermachen zu können.

Probieren Sie diese Übung aus, wenn Sie das nächste Mal bei der Arbeit, im Auto, auf einem Flug oder beim Warten lange Zeit im Sitzen zubringen. Sie werden sich an Ihr Bedürfnis erinnern, mit Ihrem Körper verbunden zu sein, und Ihre ganze Person wird davon profitieren.

FURCHT AUSATMEN – MUT EINATMEN

Die Fähigkeit, es sich selbst gut gehen zu lassen, definiere ich als den Mut, die eigenen Bedürfnisse ernst zu nehmen.

Jennifer Louden

Ich legte mich behaglich hin, um mich auszuruhen, den Kopf noch voll der Dinge, die ich an diesem Tag erledigt hatte. Doch traten mir Tränen in die Augen, und mir schnürte sich der Hals zu.

Ich atmete tief durch und fragte mich: „Was hat das zu bedeuten?" „Du hast Angst", schoß es mir durch den Kopf.

„Wovor?" Ich atmete noch mal tief durch, versuchte, einen klaren Kopf zu behalten und wartete darauf, eine Antwort zu bekommen. Nach kurzer Zeit wußte ich, was los war.

Ich hatte Angst zu ruhen. „Was passiert, wenn ich mir Ruhe gönne?"

Im Rhythmus mit meinem Atem beantwortete ich die Frage:

„Wenn ich mir Ruhe gönne, bin ich egoistisch."

„Wenn ich mir Ruhe gönne, verschwende ich Zeit."

„Wenn ich mir Ruhe gönne, werde ich in finanzielle Not geraten."

Unseren Körper zu lieben, ist eine mutige Tat. Wenn wir auf die Weisheit unseres Körpers hören, so ruft dies all die „Regeln" auf den Plan, die Selbstfürsorge ablehnen und die wir unbewußt angenommen haben. Den Weg, auf dem Sie und ich uns befinden, wählen nicht viele Frauen. Manchmal ist es etwas unheimlich, auf einem anderen Weg als die meisten zu gehen.

Holen Sie tief Luft, so tief, daß Sie die Luft bis in Ihre Zehen hinein spüren. Atmen Sie Mut ein. Atmen Sie Furcht aus. Atmen Sie Mut ein. Atmen Sie Furcht aus. Machen Sie diese Übung ein paar Minuten lang, so lange, bis Ihr Körper und Ihr Mut frisch und vital sind.

TEETRINKEN UND ABSCHALTEN

Tee läßt Tränen versiegen und löscht Durst.

Jeanine Larmoth and Charlotte Turgeon

Tee kann Ihre Seele beruhigen und die Tränensäcke unter Ihren Augen verschwinden lassen. Füllen Sie einen großen Krug mit kaltem Kamillentee, und schenken Sie sich ein großes Glas Tee ein. Nachdem Sie ein paar Schlucke genommen haben, nehmen Sie sechs der benutzten Teebeutel (lassen Sie sie erst im Kühlschrank abkühlen). Legen Sie beruhigende Musik auf, und strecken Sie sich auf Ihrem Sofa aus. Legen Sie die Teebeutel um Ihre Augen herum, so daß sie Ihre Augenlider und die Haut um Ihre Augen herum vollständig abdecken. Die kalten Teebeutel und die Wirkstoffe der Kamille werden Ihren verschwollenen Augen guttun, Ihre müden Augen beruhigen und Ihnen dabei helfen, lebendiger auszusehen und sich lebendiger zu fühlen. Schalten Sie ab mit Tee, einem prima Heilmittel nach einem anstrengenden Tag.

WO SITZT DIE WUT IN IHREM KÖRPER?

Wut ist ein Signal, auf das man hören sollte.

Harriet Lerner

Eine Klientin erzählte mir neulich: „Ich könnte vor Wut in die Luft gehen." Und das tat sie dann auch. Ein Strom von Tränen lief über ihre Wangen, als sie von einem Gespräch mit einer engen Freundin berichtete, das sie sehr verletzt hatte. Ich hörte ihr zu und beobachtete gleichzeitig aufmerksam, wie ihr Körper die Wut ausdrückte. Zwischen ihrem Schluchzen schnappte sie nach Luft. Sie winkelte eines ihrer Bein an, ihre Hände ballten sich zu Fäusten und öffneten sich kaum wieder. Zusätzlich zu dem, was ich beobachten konnte, nehme ich an, daß sich die Wut in ihrem Körper auch durch schnelleren Pulsschlag, Verkrampfung ihres Unterleibs und durch andere organische Veränderungen bemerkbar machte.

Wie drückt Ihr Körper Wut aus? Welche Körperbereiche verkrampfen oder entspannen sich? Welche körperlichen Veränderungen können Sie an sich feststellen, wenn Sie wütend werden und wenn Sie sich anschließend wieder beruhigen? Schlägt ihr Puls schneller und atmen Sie schneller? Beißen Sie die Zähne zusammen, und spüren Sie Magenschmerzen? Bekommen Sie ganz plötzlich einen Wutanfall? Haben Sie Schmerzen auf Ihrer Kopfhaut? Nehmen Sie sich Zeit, um herauszufinden, wo Sie Wut in Ihrem Körper verspüren, und tragen Sie Ihre Ergebnisse in Ihrem Körpertagebuch zusammen. Sie können beschreiben, wie Ihr Körper Wut erlebt, oder Sie können den Umriß Ihres Körpers zeichnen und diejenigen Körperstellen, die sich bei Wut verändern, bunt ausmalen. Wählen Sie die Methode, die Ihnen am besten gefällt. Wut ist ein wichtiges und potentiell gefährliches Gefühl. Ihr Körper hilft Ihnen dabei, dieses Gefühl besser zu verstehen und auf sinnvolle Weise auszudrücken.

SCHÖNHEIT

Die Jagd nach Schönheit ist wie eine Jagd nach wilden Gänsen, nach einem Irrlicht, weil es zeigt, daß man nichts vom Wesen der Schönheit verstanden hat. Schönheit ist der normale Zustand einer Sache, so, wie sie sein sollte.

Ade Bethune

Was ist Schönheit?

Die Antwort auf diese Frage hängt ganz von der Person ab, die Sie befragen werden. Interkulturelle Studien belegen, daß Schönheit in verschiedenen Kulturen unterschiedlich definiert wird. Die Japaner finden den Halsrücken besonders anziehend, während westliche Nationen ihr Hauptaugenmerk auf die Größe des Busens richten. Oft wird Schönheit auch mit Anzeichen von Reichtum verbunden. Einige halten dünne Menschen für attraktiv, weil dies indirekt bedeutet, daß die Frau (oder ihr Mann) reich genug ist, um sich in ihrer Freizeit in die Sonne zu legen, Sport zu treiben und sich zu entspannen. In anderen Kulturen werden kräftigere Frauen für schön befunden, weil höheres Gewicht Reichtum signalisiert: Ausreichende Nahrung ist garantiert, ohne daß die Menschen schwere körperliche Arbeit verrichten müßten.

Um Frieden mit unseren Körpern zu schließen, können wir nicht fraglos akzeptieren, wie unsere Gesellschaft Schönheit definiert, weil diese Maßstäbe willkürlich und meist unerreichbar sind. Sie sollten nicht hinnehmen, daß jemand anderes bestimmt, was Schönheit ist. Nehmen Sie sich heute Zeit, und überlegen Sie, wie Sie ganz persönlich Schönheit definieren. Haben Sie diese Schönheit schon erreicht?

SELBSTVERTRAUEN AUSSTRAHLEN

Auf der Bühne ist es am besten, voller Zuversicht zu spielen, egal, ob Sie ein Recht dazu haben oder nicht.

Lillian Hellman

Vor Jahren habe ich inhaftierte Sexualstraftäter interviewt und sie gefragt, nach welchen Kriterien sie sich die Kinder aussuchten, die sie belästigt haben. Immer wieder bekam ich die gleiche Antwort: „Wir halten Ausschau nach denjenigen, die einsam sind, nach braven Kindern, nach denjenigen, die sich nicht wehren.“

Egal, ob es Sexualstraftäter auf ein Kind oder eine erwachsene Frau abgesehen haben, diese Gewalttäter suchen nach Menschen, die sie überwältigen, einschüchtern und ausnützen können. Oft beobachten die Täter die Körpersprache ihrer Opfer und suchen nach Anzeichen von Kraftlosigkeit, Schwäche, und Verletzbarkeit.

Obgleich es keinen hundertprozentig wirksamen Schutz gegen derartige Gewalttaten gibt, raten Kriminalpsychologen, daß sich Frauen selbstbewußt geben und, wenn es darauf ankommt, laut schreien und wegrennen sollen. Wenn Sie nach draußen gehen, gehen Sie mit festem Schritt, offenen Augen und einem wachen Blick für Ihre Umgebung. Gehen Sie erhobenen Hauptes die Straße entlang, und halten Sie Ihre Schultern gerade. Vielleicht fühlen Sie innerlich Furcht, aber wenn Sie Kraft und Stärke ausstrahlen, können Sie potentielle Angreifer vielleicht davon überzeugen, daß Sie eine Frau sind, von der sie besser die Finger lassen sollten.

SICH VERGNÜGEN LERNEN

Wenn Sie sich völlig in etwas hineinvertiefen, wenn Sie sich vollkommen den sich verflüchtigenden Momenten hingeben, dann leben Sie in diesen Momenten intensiver.

Anne Morrow Lindbergh

Haben Sie auch schon mal eine Party gegeben, von der Sie hofften, daß sie ein Erfolg würde, und dann waren Sie so mit den Vorbereitungen beschäftigt und so sehr um das Wohl Ihrer Gäste bemüht, daß Sie während der ganzen Feier angespannt und hinterher vollkommen erledigt waren?

Das habe ich schon x-mal erlebt. Jedes Jahr bin ich eine der Gastgeberinnen einer Kürbispasteten-Party, zu der ungefähr fünfzig bis fünfundsiebzig Gäste eingeladen werden und auf der wir dann zusammen Kürbispasteten backen. Wir machen einen Kürbiskopf-Wettbewerb, verspeisen Berge von leckeren Speisen und haben alle viel Spaß. Oder, ich sollte besser sagen, ich lerne es *langsam,* Spaß zu haben. Jedes Jahr versuche ich, meinen Körper etwas stärker miteinzubeziehen und etwas von dem Druck von mir zu nehmen. Ich schraube meine Ansprüche etwas zurück, fühle mich etwas weniger verantwortlich für das Wohlergehen meiner Gäste und achte mehr darauf, selbst Spaß zu haben. Je weniger Sorgen ich mir um Kleinigkeiten mache, und je mehr ich mich selbst auch wie ein Gast fühle, um so mehr Spaß habe ich.

Wie können Sie sich von angstmachenden Haltungen befreien, aufhören, sich hauptsächlich um die Bedürfnisse der anderen zu kümmern, und sich statt dessen dem Vergnügen des Moments hingeben?

VERZEIHEN SIE SICH

Manchmal müssen Sie in einem Kampf mehrmals antreten, um ihn zu gewinnen.

Margaret Thatcher

Wissen Sie, wie oft ich schon ein Fitneßprogramm angefangen habe? Ich auch nicht. Ich habe den Überblick verloren.

Ich fange mit einem Fitneßprogramm an und halte ein paar Tage durch, dann lasse ich mich ablenken und als nächstes merke ich, daß schon wieder eine Woche verstrichen ist und ich keinen Sport gemacht habe. Wie konnte das nur passieren?

Ich verzeihe mir, daß ich mein Versprechen mir gegenüber wieder einmal gebrochen habe, und versuche es noch einmal. Und noch einmal. Und noch einmal. Vielleicht bin ich nicht perfekt, aber ich bin hartnäckig. Vielleicht muß ich mich mit diesem Sieg zufriedengeben – daß ich es immer wieder versuche, selbst wenn ich diesen Teil meines Lebens nicht so richtig in den Griff bekomme.

Gibt es etwas in Ihrem Leben, das Ihnen das Gefühl gibt, ein Versager zu sein? Das geht uns allen so. Willkommen im Club. Gönnen Sie sich heute mal eine Pause. Wenn Ihre innere Stimme an Ihnen herumnörgelt, dann widersprechen Sie ihr. Machen Sie in Ihrem Körpertagebuch eine Liste all der Dinge, die Sie an sich mögen. Je mehr Sie sich mögen, um so wahrscheinlicher ist es, daß Sie Ihre Versprechen sich selbst gegenüber halten können. Je mehr Schuld, Scham und Verantwortung Sie auf sich laden, um so weniger werden Sie sich mögen und um so weniger werden Sie sich um sich kümmern. Sagen Sie der nörgelnden Stimme, sie soll zuhören, wenn Sie die Liste mit all Ihren wunderbaren Seiten laut vorlesen. Das hat mir dabei geholfen, die Fitneßkassette noch einmal anzustellen, statt in Verzweiflung auf das Sofa zu plumpsen.

ZEIGEN SIE IHRE SEELE

Das Herz ist nur eines der vielen Organe, aus deren Funktionen und Formen über die Zeit hin eine Fülle von metaphorischen Bildern erwachsen ist. Historisch betrachtet wird der Sitz der Seele in der Milz, der Leber, im Magen, in der Gallenblase, im Darm, in der Hirnanhangdrüse und in der Lunge gesehen … Ist dies dichterische Freiheit, oder zeigt sich hierin die Kraft des Körpers, mit seinen zahlreichen Körperteilen ein polyzentrisches Feld für die Seele zu schaffen?

Thomas Moore

Ich erinnere mich, wie ich als Schulmädchen jeden Morgen zusammen mit meinen Klassenkameradinnen meine Hand auf mein Herz legte. Im Chor leisteten wir den Treueeid auf die „Flagge der Vereinigten Staaten von Amerika". Die Wörter dieses Eides nachzusprechen war nicht ausreichend. Wir mußten mit der Hand auf unserem Herzen dastehen, damit er echt war.

Treue einem Land, einer Person oder einem spirituellen Weg gegenüber fordert mehr als ein Lippenbekenntnis. Unsere Körper und unsere Seelen müssen zusammenkommen. Wir werden von den Propheten aufgerufen, „Gott unseren Herrn mit ganzem Herzen, ganzer Seele und mit ganzer Kraft" zu lieben. Ihr restlicher Körper ist auch eingeladen, diese Liebe zum Ausdruck zu bringen. Lieben Sie Gott mit Ihren Füßen, indem Sie sich körperlich und geistig verbunden fühlen; mit Ihren Händen, indem Sie andere Menschen mit wohlwollender Güte berühren; mit Ihrem Lächeln, wenn Sie den Duft einer Rose einatmen.

Nehmen Sie Ihren Körper mit auf Ihre spirituelle Reise. Das innere Bewußtsein für die Existenz Gottes ist ein Anfang, aber es müssen Taten folgen, um sie zu vervollständigen. Zeigen Sie dies Ihrer Seele dadurch, wie Sie Ihren Körper behandeln, und durch die Taten, die Ihr Körper vollbringt.

HÖREN SIE AUF, NACH EINEM SCHULDIGEN ZU SUCHEN

Sie nehmen Ihr Leben selbst in die Hand, und was passiert? Etwas Furchtbares: Es gibt niemanden, dem Sie die Schuld zuschieben könnten.

Erica Jong

Als ich noch klein war, bin ich einmal von einem Baum gefallen und habe mir meinen rechten Ellbogen verrenkt. Meine Verletzung wurde als Verstauchung fehldiagnostiziert. Erst Jahre später haben wir festgestellt, daß ich meinen Arm nicht ganz ausstrecken kann.

Wem soll ich die Schuld für diese Mißbildung zuweisen? Niemandem. Der Arzt stellte eine falsche Diagnose, aber wenn ich jetzt auf ihn wütend bin, führt dies auch nicht dazu, daß mein Muskel sich nachträglich voll entwickelt. Im Gegenteil: Je länger ich darüber nachgrüble, welches Unrecht mir angetan wurde, um so ohnmächtiger fühle ich mich.

Die Sie selbst stärkende Frage lautet: „Wer ist verantwortlich?" Und die Antwort: „Ich selbst." Obwohl ich das ursprüngliche Problem nicht verursacht habe, so bin ich doch dafür verantwortlich, meine Muskeln so zu trainieren, daß sie annähernd normal funktionieren. Es liegt an mir, ob ich annehme, was mir mit auf den Weg gegeben worden ist.

Verschwenden Sie Ihre wertvolle Zeit und Energie damit, jemand anderen für etwas verantwortlich zu machen, das Ihrem Körper Schaden zugefügt hat? Verwandeln Sie diese Schuldzuweisung in Eigenverantwortung für Ihr jetziges Leben. Kehren Sie zurück zu Ihrem Körper, indem Sie aufhören, nach einem Schuldigen zu suchen.

VON DER MACHTLOSIGKEIT ZUR WEISHEIT

Etwas zu ertragen ist nur der Anfang. Akzeptanz und das Wissen darum,daß der Schmerz, nimmt man ihn vollständig an, ganz eigene Geschenke bereithält, müssen folgen. Denn es gibt Alchemie im Leiden. Es kann sich in Weisheit verwandeln.

Pearl S. Buck

Eine Freundin von mir beschrieb den furchtbaren Schrecken, der ihr in die Glieder fuhr, als sie eines Morgens nach dem Jogging einen Eindringling in Ihrem Haus vorfand. Weil er davonlief, als er sie kommen hörte, hatte diese Geschichte ein gutes Ende. Aber mir wurde ganz flau im Magen, als mir klar wurde, daß ich sie von einer Minute zur nächsten hätte verlieren können. Und es gab nichts, was ich hätte tun können, um diesen tragischen Verlust zu verhindern.

Es fällt mir schwer, die Grenzen meiner Macht anzuerkennen und die Tatsache zu akzeptieren, daß ich und all jene, die mir ans Herz gewachsen sind, nicht ewig auf dieser Erde bleiben können. Ich kann es nicht verhindern, daß mein Körper altert und mein Haar ergraut. Ich kann es nicht verhindern, daß meine Zähne nach jahrelanger Abnutzung Risse bekommen. Genausowenig kann ich Schokoeisbecher, Hamburger oder Tortilla-Chips in Essen verwandeln, das gut für meine Arterien ist.

Sicherlich ist es wichtig, dort, wo wir Einfluß nehmen können, Dinge zu verändern. Konzentrieren Sie sich heute jedoch auf solche, die außerhalb menschlicher Kontrolle liegen. Wenn Sie dann mit Furcht, Wut, Widerstand und Traurigkeit zu kämpfen haben, werden Sie nach und nach ein Gefühl von Weisheit in sich spüren. Weisheit ist kein Wissen, sondern eine ruhige Einsicht, daß bestimmte Dinge möglich sind und andere nicht.

18. SEPTEMBER

DÜFTE GENIESSEN

Nichts prägt sich so sehr ins Gedächtnis ein wie ein Geruch.

Diane Ackerman

Ich betrete den Massageraum und atme tief den Duft von Entspannung und Erholung ein – den Geruch von frischen Laken und Lavendelöl. Bevor mich die Masseurin berührt, fangen meine Muskeln schon an, sich zu entspannen, ausgelöst durch die Gerüche, die ich so gut kenne. Mein Körper weiß, was diese Düfte bedeuten – Zärtlichkeit, beruhigende Berührung, Erfrischung.

Widmen Sie sich heute Ihrer Nase, indem Sie in Ihrem Körpertagebuch aufschreiben, welches Ihre Lieblingsdüfte sind. Vielleicht mögen Sie den Geruch von Gardenien. Oder den Geruch eines frisch gebadeten Babys. Versetzt Sie der Geruch von einem Brot im Ofen in gespannte Erwartung? Oder der Geruch von frisch gemähtem Gras an einem warmen Herbstnachmittag? Spüren Sie heute einem Ihrer „Genießerdüfte" bewußt nach.

DRÄNGEN SIE SICH AUCH EINMAL IN DEN VORDERGRUND

Uns Frauen wird beigebracht, zunächst die Bedürfnisse anderer zu berücksichtigen, ehe wir für uns selbst sorgen.

Jennifer Louden

Hat Ihnen schon einmal jemand gesagt, daß Sie zu laut und aggressiv sind?

Manchmal werden wir in kleine, praktische Schubladen gesteckt, und uns wird befohlen, brav zu sein. Im allgemeinen wird die Meinung vertreten, daß Männer die einzigen Schuldigen für diese repressiven Strukturen sind. Doch wir Frauen können genauso starke Mißachtung gegenüber anderen Frauen ausdrücken, die Ihre Meinung sagen oder ein bißchen zu dominant auftreten.

Egal, ob es nun Männer oder Frauen sind, die uns dafür belohnen, unsere Individualität in den Schatten zu stellen, wir haben ein Recht auf unsere Gefühle, Empfindungen und Wünsche. Niemand hat das Recht, die Grenzen des anderen zu mißachten, aber wir brauchen andererseits auch nicht die Erwartungen der anderen erfüllen. Fragen Sie ihren Körper lediglich: „Was brauche ich?"

Brauchen Sie eine Pause? Drängen Sie auf einen Urlaub.

Brauchen Sie Geld für einige Dinge, die dem Körper guttun? Drängen Sie auf eine Gehaltserhöhung.

Brauchen Sie mehr Zeit für sich allein? Drängen Sie darauf, einen Babysitter für die Kinder zu bekommen.

Lassen Sie sich von Ihrem Körper dabei helfen herauszufinden, welche Bedürfnisse Sie haben und wann Sie auf deren Befriedigung drängen sollten.

LEHNEN SIE ABLEHNUNG AB

Von kreativen Köpfen hat man schon immer gewußt, daß sie jede Form von schlechter Ausbildung überleben.

Anna Freud

Ich ging zum Laden an der Ecke, um Müsli, Milch und Katzenfutter zu besorgen. Was ich mit nach Hause zurückbrachte, war ein bißchen mehr Selbsthaß. Unschuldig stand ich bei der Kasse und wollte nichts anderes, als meine Einkäufe bezahlen. Aber was ich kostenlos miterwarb war ein Bombardement aus Bildern, die zeigten, wie ich eigentlich aussehen sollte und wie die Frauen auf den Titelblättern der Zeitschriften aussahen.

Wir müssen uns vor diesen Bildern schützen und sie durch freundliche, realistische Äußerungen über das Frausein ersetzen.

Geben Sie heute acht auf die vielfachen Weisen, mit denen Ihnen in Wort und Bild vermittelt wird, daß Ihr Körper inakzeptabel ist. Schreiben Sie dies in Ihrem Körpertagebuch auf. Vielleicht macht jemand Witze über Ihre großen Füße oder Ohren. Eine Fernsehreklame suggeriert Ihnen vielleicht, daß Ihre Zähne nicht weiß genug sind. Ein Bild in einer Illustrierten vermittelt Ihnen vielleicht den Eindruck, daß Ihre Haut nicht braun genug ist oder daß Ihre Oberarm-Muskeln nicht straff genug sind. Machen Sie eine vollständige Liste all der Dinge, die Ihnen auffallen.

Schreiben Sie neben jeden Kritikpunkt eine positive Aussage über Ihren Körper. Bestärken Sie sich in der Ansicht, daß Ihr Füße genau die richtige Größe haben, um an ihr Ziel zu gelangen; Ihre Ohren hören gut; Sie haben kräftige, gesunde Zähne; Ihre Oberarm-Muskeln sind stark genug, um der unaufgeforderten Kritik an Ihnen den Riegel vorzuschieben. Wenden Sie Ihre zahllosen, weiblich kreativen Fähigkeiten an, um diese falschen und verletzenden Botschaften zurückzuweisen.

ESSEN SIE, WENN SIE HUNGER HABEN

Es ist nicht unmoralisch, nicht alles aufzuessen.
Vielmehr ist es moralisch fragwürdig,
sich selbst wie einen Abfalleimer zu behandeln.
Jane Brody

Als ich noch klein war, war Allen Sherman ein sehr bekannter Komiker, der erzählte, daß seine Mutter ihm immer befohlen habe, seinen Teller leer zu essen, weil die Kinder in Europa verhungern würden. Also aß er seinen Teller leer. Das Problem war nur, daß die Kinder in Europa weiterhin verhungerten und er zunahm.

Je nachdem, wie alt Sie sind (und welche Nation sich in besonders großer Notlage befand), haben Ihre Eltern vielleicht gesagt: „Iß Deinen Teller leer, die Kinder in Korea, (Bangladesch, Biafra, China, Bosnien) sterben vor Hunger." Oder Ihnen wurde das Gefühl vermittelt, daß Sie Ihrer Mutter oder einem anderen Angehörigen nicht genug Achtung entgegenbringen, wenn Sie Ihren Teller nicht leer essen.

Zusammen mit Kartoffelbrei und Soße wurden uns Schuldgefühle eingeflößt und dadurch unsere Eßgewohnheiten irgendwie mit den Katastrophen der Welt oder dem Maß unserer Zuneigung zu unseren Müttern verbunden. Auch als Erwachsene kann uns der Anblick eines nur halb leergegessenen Tellers – selbst wenn wir schon satt sind – Schuldgefühle machen.

Es ist an der Zeit, Mitleid mit den Hungernden von unseren Eßgewohnheiten zu trennen. Wenn Sie den Hungernden in der Welt wirklich helfen möchten, dann schicken Sie der Welthungerhilfe einen Scheck. Bekunden Sie Ihre Zuneigung Ihrer Mutter gegenüber auf andere Weise, z. B., indem Sie zusammen spazierengehen. Und fühlen Sie sich gut, wenn Sie aufhören zu essen, weil Ihr Magen voll ist.

VEREHREN SIE IHREN KÖRPER WIE EINEN HEILIGEN TEMPEL

Oder wißt ihr nicht, daß euer Leib ein Tempel des Heiligen Geistes ist ... Verherrlicht also Gott in eurem Leib!

I Korinther

Viele von uns sind in einer religiösen Tradition erzogen oder wenigstens von ihr beeinflußt worden, die den Körper geringschätzt. Die christliche Religion hat lange Zeit das „Fleisch" für alles inakzeptable Verhalten verantwortlich gemacht. Östliche Weisheitslehren haben uns gelehrt, unseren Körper und unser Verlangen zu „transzendieren", indem wir unsere körperlichen Bedürfnisse ignorieren oder noch nicht einmal wahrnehmen. Wenige der traditionellen Religionen bringen dem Körper den Respekt entgegen, den er verdient hat.

Auf drastische Weise antworten einige in unserer Gesellschaft auf diese negative Sicht des Körpers und verehren umgekehrt den Körper mit unterschiedlichen Sakramenten. Manche glauben an den Gott der Ernährung und zählen jedes kleinste Gramm Fett in ihrer Nahrung. Andere verbeugen sich vor dem muskulösen Körper-Gott, indem sie ihren Körper mit Sport stählen. Diätgottheiten treten in einer Talk-Show nach der anderen auf, um ihre besonderen Essensrituale anzupreisen und neue Anhänger zu werben.

Zwischen diesen ganzen Extremen, Grüppchen und Dogmen liegt eine sehr einfache Wahrheit: Unser Körper ist nach dem Ebenbild Gottes geschaffen und ist deshalb wertvoller als Gold, unermeßlich weise, er verdient unseren Respekt und unsere Fürsorge. Ihr Körper wurde von Gott geschaffen. Verehren Sie Ihren Körper wie einen Heiligen Tempel.

SEIEN SIE EGOISTISCH

Sich selbst immer nur schlecht zu machen, ist umgekehrter Narzißmus ... Das Heilen von Narzißmus, das Erfüllen seines symptomatischen Hungers, wird dadurch erreicht, daß man dem Ich das gibt, was es braucht. Das Geheimnis, Narzißmus zu heilen, besteht gar nicht darin, ihn zu heilen, sondern ihm zuzuhören.

Thomas Moore

Eine Klientin sagte zu mir: „Sie haben mir wirklich geholfen."

„Oh, das ist doch nicht der Rede wert", antwortete ich, und gleichzeitig spürte ich einen stechenden Schmerz in meiner Schulter und dem Oberarm. Ich ignorierte ihn und hoffte, er würde von selbst wieder vergehen. Später am Tag, als die Schmerzen unerträglich geworden waren, fing ich an, mich damit zu beschäftigen. Ich legte mich auf den Rücken, hob langsam meinen Arm in die Höhe und fragte mich: „Was bedeutet das?"

„Sag danke", war die Antwort.

„Was?" fragte ich den glühenden Schmerz in meiner Schulter.

„Sag danke", sagte meine Schulter. „Warum schätzt du deine Hilfe für andere so gering? Du tust ihnen Gutes durch die Körperarbeit, und sie tun dir Gutes, indem sie dir ihre Anerkennung schenken. Nimm das an."

„Aber das ist so egoistisch", sagte meine Schulter.

Meine Schulter litt unter dem Schmerz eines lieblosen Selbst, während ich mir Sorgen machte, zu eingebildet zu erscheinen. Seien Sie stolz auf Ihre Leistung! Sie haben alles Lob, das Sie bekommen, verdient. Wenn Sie sich die Anerkennung versagen, die Sie brauchen, werden Sie möglicherweise unter „vielsagenden" Schmerzen oder nervöser Anspannung leiden. Sie zeugen von der Weisheit, mit der meine Schulter zu mir sprach.

24. SEPTEMBER

NICHT ALLES WEGWERFEN!

Geben Sie acht, was Sie wegwerfen.

Eleanor McMillen Brown

Ich habe eine Freundin, die in ihrer Kindheit nicht das bekam, was sie brauchte. Sie wuchs in dem Glauben auf, daß sie schöne Dinge nicht verdiente, und fühlte sich schuldig, wann immer ihr jemand etwas Besonderes schenkte. In Anfällen von Selbsthaß raffte sie einen Großteil ihrer Kleidung zusammen, packte ihre Lieblingsbücher, ihren bequemsten Stuhl und andere gute Stücke zusammen und brachte sie zum Trödelhändler. Dieser selbst zugefügte Verlust resultierte nicht daraus, daß sie die Dinge nicht mehr brauchen konnte, sondern daraus, daß sie das Gefühl hatte, sie nicht länger zu verdienen.

Es ist eine Freude mitanzusehen, wie sich meine Freundin verändert hat, seit sie eine Therapie und Körperarbeit macht. Viel seltener versagt sie sich Schönheit und Komfort aufgrund unbegründeter Scham- und Schuldgefühle. Sie lernt langsam, mehr anzunehmen und Geschenke zu genießen.

Bevor Sie etwas wegwerfen, fragen Sie sich, warum Sie das tun. Wenn Sie etwas wirklich loswerden wollen, dann ist es an der Zeit, es abzugeben. Aber geben Sie acht, daß Sie sich dabei nicht unbewußt selbst strafen wollen. Gute Dinge sind gut! Also lassen Sie es zu, daß Sie (und Ihr Körper) diese Dinge genießen.

SEIEN SIE WILD

Manchmal kann ich der Versuchung widerstehen,
aber Dummheiten nie.
Joyce Rebeta-Burditt

Waren Sie in letzter Zeit vielleicht etwas zu brav? Das dachte ich mir. Es wird Zeit, daß Sie die wilde Frau in sich feiern.

Ihre „Körper-Gefährtin" und Sie sollten sich zurechtmachen, um eine wilde Nacht durchzufeiern. Machen Sie sich so zurecht, wie Sie es insgeheim immer an anderen bewundert haben, aber sich selbst nicht getraut haben. Vielleicht fangen Sie damit an, sich eine Perücke aufzusetzen. Vielleicht haben Sie braune Haare und wollten immer schon mal blond sein. Oder Sie sind blond und wollten immer schon mal eine lange, dunkle Mähne haben.

Dann wählen Sie Klamotten aus, die Sie schon immer mal anziehen wollten, allerdings nicht vor bekanntem Publikum. Hüte, Federn, enge Jeans, kurze Kleidchen, was immer Ihnen in den Sinn kommt.

Wenn Sie sich beide herausgeputzt haben, fahren Sie in die nächste Stadt (um zu vermeiden, daß Sie jemanden treffen, den Sie kennen), und gehen Sie tanzen. Wenn eine von Ihnen verheiratet ist, dann lassen Sie Ihre Ehemänner heute abend zu Hause. Versprechen Sie sich, daß keine von Ihnen die andere heute abend mit jemand anderem nach Hause gehen läßt (dies soll Spaß machen und nicht gefährlich sein). Amüsieren Sie sich.

Sie werden erfrischt nach Hause kommen, wieder von Ihrer Attraktivität überzeugt. In inniger Beziehung zu Ihrem Körper sind Sie dann auch wieder bereit, „brav" zu sein.

SCHÜTZEN SIE IHR ZUHAUSE

Unter all den Gefahren, die die Sicherheit unseres Zuhauses bedrohen, stellt der Einbrecher das häufigste Risiko dar. Die Wahrscheinlichkeit, daß jemand in das Heiligtum unseres Zuhauses eindringt und einen Teil oder gar unseren ganzen Besitz stiehlt und dann spurlos verschwindet, nimmt von Jahr zu Jahr dramatisch zu.

Howard Jones

Einige Traumforscher behaupten, daß Träume von unserem Zuhause symbolisieren, weil wir unseren eigenen Körper und uns selbst sehen. Unser Zuhause, wo wir unseren Besitz sammeln und schützen, wo wir unsere Persönlichkeit durch die jeweilige Einrichtung ausdrücken und wo wir nachts mit einem Gefühl der Sicherheit schlafen gehen, steht für eine Erweiterung unserer persönlichen Grenzen.

Wenn jemand unerlaubt in unser Haus eindringt, so ist das in etwa so, als ob uns jemand körperliche Gewalt zufügte. Uns fröstelt bei dem Gedanken, daß ein Fremder in unserem Haus sein könnte, als sei Einbruch eine Form von Vergewaltigung.

Um Ihr Zuhause besser zu schützen, berücksichtigen Sie folgende Vorschläge:

- Wenn es die äußeren Umstände erlauben, können Sie sich einen Hund anschaffen: Die Wahrscheinlichkeit, daß bei Ihnen eingebrochen wird, ist zehnmal größer, wenn Sie in einem Haus ohne Hund leben.
- Lassen Sie das Licht vor Ihrer Haustür brennen: Die Wahrscheinlichkeit, daß bei Ihnen eingebrochen wird, ist doppelt so groß, wenn kein Licht vor Ihrer Haustür brennt.
- Installieren Sie eine Alarmanlage: Die Wahrscheinlichkeit, daß bei Ihnen eingebrochen wird, ist dreizehnmal niedriger.

GEHEN SIE GUT MIT IHREN GEFÜHLEN UM

Tragen Sie ein, ob die folgenden Aussagen auf Sie zutreffen. Formulieren Sie um, was nicht auf Sie zutrifft.

1 = nie, 2 = manchmal, 3 = immer

___ Ich achte darauf, wie meine Gefühle meine Gesundheit beeinflussen.
___ Ich habe eine klare Vorstellung davon, was ich brauche.
___ Ich kann meine Gefühle anderen gegenüber gut ausdrücken.
___ Ich weiß, wo mein Körper uneingestandene Gefühle ausdrückt.
___ Ich fühle mich wohl, obwohl mein Körper nicht „perfekt" ist.
___ Ich übernehme die Verantwortung dafür, meine Gefühle im Griff zu haben.
___ Ich versuche selten, die Gefühle anderer Menschen zu beeinflussen.
___ Ich versuche, meine Einstellung gegenüber meinem Körper zu verbessern.
___ Ich achte aufmerksam auf meinen Körper.
___ Ich respektiere die Gefühle anderer Menschen.
___ Ich meide Menschen, die meinen Körper abwerten.
___ Ich bin voller Enthusiasmus und Energie, was mein Leben angeht.
___ Ich bin selten deprimiert.
___ Ich arbeite Verletzungen auf, die meine psychische Gesundheit gefährden.
___ Ich tue regelmäßig etwas für meinen Körper, um den seelischen Heilungsprozeß zu unterstützen.

Auswertung

37–45 Punkte: Sie kommen gut mit Ihren Gefühlen zurecht.
26–36 Punkte: Geben Sie mehr auf Ihre Gefühle acht.
0–25 Punkte: Uneingestandene Gefühle können Ihre Gesundheit gefährden.

AKTIVITÄT UND RUHEPAUSEN IM WECHSEL

Die Nacht bringt unseren Ärger und unsere Sorgen ans Licht, statt sie zu vertreiben.

Lucius Annaeus Seneca

Leiden Sie nachts manchmal unter Schlafstörungen, weil Sie sich Sorgen machen?

Mir geht es gelegentlich so. Ich habe viel von meinen Katzen gelernt, was das Schlafen angeht. Haben Sie schon mal Katzen schlafen sehen? Sie rollen sich genüßlich zusammen, strecken Ihre Pfoten aus und drapieren ihren Schwanz kunstvoll um ihren Körper. Diese Wesen leben im Einklang mit ihrem Körper, so daß sie ein einfaches Nickerchen in ein sinnliches Erlebnis verwandeln.

Ich glaube, das Geheimnis ihres tiefen Schlafes liegt in ihrer außergewöhnlichen Aktivität während der wachen Phasen. Zwischen ihren Schläfchen sausen meine Katzen durch das ganze Haus, jagen einander, spielen mit Bällen auf dem Küchenboden, klettern das Bücherregal hoch, um zu sehen, wie viele Bücher sie zu Boden stürzen lassen können, und sie erkunden Schränke, die ich zufällig habe offen stehen lassen. Sie sind lebendig, aktiv und interessiert.

Was ich ebenfalls von ihnen mitbekommen habe, ist, daß sie fest schlafen und zufriedener aussehen, als ich es wahrscheinlich jemals sein werde. Lernen Sie von den Tieren, die es nie gelernt haben, ihren Körper zu mißachten.

Seien Sie lebendig. Seien Sie interessiert. Seien Sie aktiv. Wenn es Zeit ist zu schlafen, wird Ihr Körper bereit sein, sich zu entspannen, und Ihnen die Ruhe verschaffen, die Sie benötigen.

BETEN ANDERS

Gehen, so habe ich gelernt, ist eine Form des Gebets. Der Körper schwingt allein in einem gleichmäßigen Rhythmus, während die Beine und Füße immer weiter tanzen und die Seele frei wird.

Michele Roberts

Gebete können den körperlichen Heilungsprozeß beschleunigen und Krankheiten vorbeugen. Selbst Mediziner, die traditionell nicht gerade für ihre spirituelle Sichtweise bekannt sind, erkennen die Bedeutung der Spiritualität für die Gesundheit und Heilungsprozesse an. Lassen Sie mich einige Beispiele nennen:

- Herzpatienten ohne religiöse Überzeugungen, so hat das Dartmouth-Hitcock Medical Center 1995 festgestellt, starben mit einer dreimal höheren Wahrscheinlichkeit als jene, die Kraft und Stärke aus ihrem Glauben zogen.
- Studien belegen, daß Beten Menschen, die an Schlaflosigkeit leiden, dabei helfen kann einzuschlafen (bei 75 % der Testgruppe war dies der Fall).

Traditionell wird auf den Knien und als Zeichen der Demut vor Gott mit niedergeschlagenen Augen gebetet. Aber Gebete können auch in Form von Bewegung ausgedrückt werden, mit einem in die Natur schweifenden Blick, der die Schönheit der Schöpfung bewundert.

„Gehen" Sie heute Ihr Gebet. Lassen Sie Ihren Körper all die Dinge ausdrücken, die Sie Gott mitteilen möchten: mit der freien, offenen Bewegung Ihrer Hände, mit dem festen Schritt Ihrer Füße, mit Ihren Lungen, die die Luft tief einatmen, und mit Ihrem wachen Blick voller Dankbarkeit für das, was Ihre Augen sehen.

SEIEN SIE UNVOLLKOMMEN

Die Sünde der Perfektion liegt darin, daß sie das Leben verstümmelt, weil sie Unmögliches verlangt.

Jerome Frank

Das Leben ist zu kurz, als daß man es damit verschwenden sollte, Perfektion anzustreben. Dieses Ziel werden Sie nie erreichen. Die Zeit, die Ihnen hier auf Erden zur Verfügung steht, um das Leben zu genießen, werden Sie nur vergeuden. Statt Perfektion anzustreben, versuchen Sie doch einfach, der beste unvollkommene Mensch zu sein.

Setzen Sie sich zum Ziel, nicht vollkommen zu sein: Genießen Sie es, attraktive, unvollkommene Kleidung auf Ihrem schönen, unvollkommenen Körper zu tragen. Frisieren Sie Ihr unvollkommenes Haar um Ihr schönes, aber unvollkommenes Gesicht. Machen Sie weiter mit Ihrem unvollkommenen Fitneßprogramm, trainieren Sie Ihre unvollkommenen Muskeln, und machen Sie sich keine Gedanken mehr, wie Sie unmögliche Ziele erreichen können. Macht das nicht Spaß? Sich Unvollkommenheit als Ziel zu setzen, erscheint machbar und hilft Ihnen, Ihre unrealistischen Erwartungen aufzugeben.

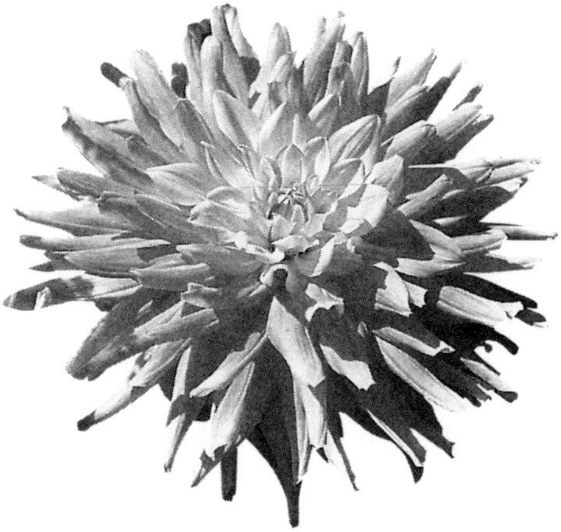

OKTOBER

Zischend und bewußtlos

Sinne
im entscheidenden Alter
nicht ausreichend stimuliert
durch Anblicke, Klänge
und beruhigende Körperberührung
ließen Synapsen träge werden.

Die Botschaften, die jetzt verschickt werden,
ziehen langsam vorbei an glatten Hüllen
als verstreute, zerstückelte Signale,
die sanfte Bewußtlosigkeit schaffen
und ungewollte Einsamkeit.

Und so kommt es,
daß ich irgendwie taub
und manchmal blind
die stillen Schatten traurig erkunde
nach einfachen Zeichen von dir.

AUCH OHNE FLEISS EIN TOLLER PREIS

Berührung ist zehnmal stärker
als jeder verbale oder visuelle Kontakt.
Saul Schanberg

Eine Frau sagte zu mir: „Die Massage hat mir wirklich gutgetan, aber ich habe Schuldgefühle, weil ich in dieser Zeit nichts geschafft habe. Sollte ich nicht mehr arbeiten?"

Die heutige Arbeitsethik verzerrt unser Denken, was den Nutzen wohltuender, entspannender Berührung angeht. Wir glauben, daß wir nichts tun, wenn wir empfangen, statt zu geben, etwas akzeptieren, statt zu handeln. Wie steht es nun mit dem Sprichwort: „Ohne Fleiß kein Preis"?

Tatsächlich können Sie aktiv Ihre Selbstachtung stärken, wenn Sie auf dem Massagetisch liegen. Wissenschaftler haben herausgefunden, daß ein positives Körpergefühl durch regelmäßige Liebkosungen der Eltern entsteht. Diese Berührungen müssen als liebevoll empfunden werden, sich über den ganzen Körper erstrecken und intensiv genug sein, um die Aufmerksamkeit der Kinder zu erlangen.

Liebevolle Berührung: Kinder akzeptieren ihren Körper, weil ihre Eltern sie auf respektvolle, liebevolle Weise berühren. Das Gefühl, liebenswert zu sein, entsteht dann, wenn Ihre Eltern Sie liebevoll auf Ihren Schoß genommen haben, um Sie zu trösten oder um mit Ihnen zu schmusen. Kinder lieben und genießen derartige Berührung.

Häufige Berührung: Die Berührungen der Eltern sind nicht nur liebevoll, sondern die Kinder empfangen häufig und regelmäßig körperliche Zuwendung. Diese Kinder bekommen mehr als nur ein Klopfen auf die Schulter oder eine gelegentliche Umarmung, nämlich respektvolle Berührungen ihrer Arme, Beine, Rücken.

Intensive Berührung: Die Berührung ist intensiv genug, um die Aufmerksamkeit des Kindes zu erlangen. Die Eltern ringen mit ihren Kindern, umarmen sie, gehen Hand in Hand mit ihnen spazieren und massieren ihre Kinder, um ihre Liebe zu ihnen auszudrücken.

Haben Sie als Kind diese Form von Berührung bekommen? Wenn nicht, dann ist es noch nicht zu spät. Sie bekommen sie auch in einer professionellen Massage!

Eine professionelle Massage ist zunächst einmal entspannend und beruhigend. Ihre Haut wird verwöhnt, Ihr Kreislauf angeregt und ihr Immunsystem gestärkt. Noch einmal zur Erinnerung: Es ist nicht legal, wenn ein Masseur Sie auf erotische Weise berührt. Eine wichtige Voraussetzung, wenn Sie sich während einer Massage entspannen und wohlfühlen wollen, ist das Wissen darum, daß man Ihre persönlichen Grenzen respektiert.

Sie erfahren fast überall an Ihrem Körper wohltuende Berührungen. Meine Klientinnen genießen es, wenn ich Teile Ihres Körpers berühre, die normalerweise selten berührt werden, wie z. B. ihre Waden, ihre Hände und ihre Kopfhaut.

Eine wohltuende Massage ist intensiv genug, um Ihre volle Aufmerksamkeit zu erlangen, aber nicht kräftig genug, um Ihnen Schmerzen zuzufügen. Ich empfehle Ihnen, Ihrem Physiotherapeuten sofort Bescheid zu geben, wenn seine Berührungen Ihnen wehtun. Sie wollen die Berührungen bewußt erleben und genießen und nicht noch verspannter nach Hause gehen, weil Sie Schmerzen bekommen haben.

Ich habe verfolgen können, wie die Selbstachtung aller meiner Klienten während der Therapie zugenommen hat. Je mehr Berührung sie empfingen, um so mehr haben sie sich selbst angenommen. Mangelnde Selbstachtung heilt man nicht, indem man den eigenen Körper versteckt, sondern indem man sich sorgfältig überlegt, wer dem eigenen Körper nahekommen darf. Wenn Sie nur wenig Selbstbewußtsein haben, machen Sie einen Termin für eine Massage aus. Mit kleinem Aufwand werden Sie sich in Ihrer Haut wohler fühlen. Sie müssen sich eigentlich nur hinlegen – und die Massage genießen.

GEFALLEN AM EIGENEN BUSEN

Entscheidend ist nicht, was sie von mir denken,
sondern was ich von ihnen denke.
Königin Viktoria

Viele von uns Frauen haben den Eindruck, nach Größe und Form unserer Brüste beurteilt zu werden. Frieden mit unseren Brüsten zu schließen hilft dabei, Frieden mit unserer weiblichen Identität zu schließen. Die Größe und Form unserer Brüste wird oft als Maßstab benutzt, um unsere sexuelle Anziehungskraft zu bewerten. Ich habe mit Frauen gearbeitet, die glaubten, ihre Brüste seien zu klein, und mit solchen, die sich für die Größe ihrer Brüste schämten. Frauen, die eine oder beide Brüste aufgrund von Krebs verloren haben, kämpfen vielleicht mit dem Gefühl, als sei ihnen ihre Weiblichkeit und Anziehungskraft zusammen mit dem Brustgewebe entfernt worden.

Nehmen Sie Ihr Körpertagebuch zur Hand, und zeichnen Sie ein Bild von den „idealen" Brüsten und ein zweites Bild von Ihren eigenen Brüsten. In welchen Punkten ähneln sich die Zeichnungen? Wo unterscheiden sie sich?

Treten Sie in einen inneren Dialog mit Ihren Brüsten, indem Sie in Ihrem Körpertagebuch notieren, wie Sie sich mit Ihren Brüsten fühlen. Lassen Sie Ihre Brüste darauf antworten. Wenn Ihnen eine oder beide Brüste entfernt worden sind, dann schreiben Sie ihnen wie einer verstorbenen Freundin. Drücken Sie Ihre Dankbarkeit aus, Ihre Trauer, Ihren Stolz und Ihre Unsicherheit. Indem Sie mit Ihren Brüsten in einen Dialog treten, erweisen Sie ihnen die Ehre, die ihnen gebührt. Seien Sie eine Königin. Ihre Meinung über Sie selbst ist wichtiger als das, was andere über Sie und bestimmte Ihrer Körpermerkmale denken. Schließen Sie Frieden mit sich.

BEWERTEN SIE IHREN STRESS

Vereinfachen Sie.

Henry David Thoreau

Viel zu beschäftigt? Machen Sie Ihr Leben einfacher, indem Sie neue Verpflichtungen ablehnen.

Viel zu viel Krimskrams im Haus? Machen Sie Ihr Leben einfacher, und geben Sie die Sachen zum Trödelhändler.

Viel zu müde? Legen Sie den Hörer neben die Gabel, und machen Sie ein Nickerchen.

Zu verwirrt, um zu wissen, was Sie wollen? Fragen Sie Ihren Körper.

Nehmen Sie Ihr Körpertagebuch zur Hand, und zeichnen Sie den Umriß Ihres Körpers. Markieren Sie mit Hilfe von Buntstiften diejenigen Körperzonen bunt, die sich verspannt oder schmerzhaft anfühlen. Vielleicht spüren Sie, wie sich Ihr Körper zwischen Ihren Schulterblättern verkrampft, Sie leiden unter Ohrenschmerzen, Herzklopfen oder Schmerzen im unteren Teil Ihres Rückens. Markieren Sie alle Stellen, an denen Sie Unwohlsein oder Schmerz verspüren.

Vergleichen Sie diese Zeichnung mit den früheren. Können Sie ein Muster erkennen? Sind einige Körperstellen chronisch von Streß betroffen? Sind neue Körperzonen hinzugetreten? Wenn Sie wollen, zeigen Sie die Zeichnungen Ihrer „Körper-Gefährtin“. Vielleicht kann sie noch klarer als Sie selbst erkennen, wie Ihr Körper Ihnen den Weg zu einem einfacheren Leben weist.

HÖREN SIE AUF IHREN KÖRPER

Viele Menschen können ihren Katzen besser zuhören als ihrem eigenen, verachteten Körper. Weil sie sich ihren Katzen stets liebevoll zuwenden, erwidern die Katzen diese Liebe. Der Körper des Menschen muß allerdings oft erst einen gellenden Schrei ausstoßen, bevor er überhaupt wahrgenommen wird.

Marion Woodman

Letzte Woche war Stud, mein rechthaberischer Kater, böse auf mich, weil ich ihn nicht nach draußen gelassen hatte. Er saß da, drückte seine Nase gegen den Türpfosten und schaute ab und an voller Verachtung zu mir herüber.

Unsere Körper sind ähnlich. Wenn wir Entscheidungen treffen, die unser körperliches Wohlergehen beeinträchtigen, schreien sie laut auf: Rückenschmerzen, ein Krampf im Fuß, Verdauungsstörungen. Wenn wir unseren Körper wiederholt mißachten, dann verstärken sich die Symptome: eine Bronchialinfektion, chronische Verdauungsstörungen, ein Bandscheibenvorfall. Eine tief verankerte Feindseligkeit unseren Körpern gegenüber kann in einem ohrenbetäubenden Geschrei resultieren: in einer bösartigen Geschwulst, einem Herzanfall, einem totalen Zusammenbruch. So oder so werden unsere Körper zu uns sprechen.

Während nicht alle Krankheiten das direkte Ergebnis einer verkümmerten Beziehung zu unseren Körpern sind, so stimme ich Arnold Mindell zu, der in seinem Buch „Traumkörper" schreibt: „Ich glaube nicht, daß ein Mensch sich selbst seine Krankheiten schafft, aber ich glaube, daß seine Seele ihm über die Krankheit eine wichtige Botschaft vermitteln möchte." Welche Botschaft möchte Ihnen Ihr Körper in diesem Moment vermitteln? Hören Sie Ihrem Körper mit dem gleichen Mitgefühl zu, das Sie einer geliebten Person entgegenbringen würden.

NICHT JEDE DIÄT IST GUT FÜR SIE

Wenn Sie die Angewohnheit haben, jede neue Diät unter die Lupe zu nehmen, werden Sie glücklicherweise feststellen, daß sie alle ohne Unterschied letztlich nur eine Einsicht vermitteln: Pommes frites sind out.

Jean Kerr

Tagtäglich werden wir mit widersprüchlichen Meinungen darüber bombardiert, welche Nahrungsmittel gut oder welche Vitamine lebensnotwendig für uns sind. Im Gegensatz dazu stehen die raffinierten Methoden, wie wir Gewicht verlieren können, ohne die Speisen weglassen zu müssen, die wir gerne essen, und Sportgeräte, die einfach zu bedienen sind und uns garantiert nicht ins Schwitzen bringen. Lassen Sie uns diese „Angebote" kritisch beleuchten.

Tatsache ist, daß Ihr Körper auf einmalige Weise Essen verwertet, dadurch kräftiges Muskelgewebe aufbaut und die Energie bereitstellt, die Sie benötigen. Statt blind der Meinung anderer Leute zu vertrauen, finden Sie selbst heraus, wie Ihr Körper auf unterschiedliches Essen und unterschiedliche Bewegungsformen reagiert. Fragen Sie sich z. B.: „Esse ich jetzt gerade, weil ich Hunger habe oder aus einem emotionalen Bedürfnis heraus?" oder „Fühle ich mich wohl nach bestimmten Übungen, oder zwinge ich mich, die Leistungsansprüche anderer zu erfüllen?" Achten Sie mehr auf Ihren Körper als auf Kalorientabellen, und hören Sie mehr auf Ihre Muskeln als auf den Übungsleiter in Ihrem Gymnastik-Kurs.

Finden Sie den Rhythmus Ihres eigenen Körpers, und folgen Sie ihm. Machen Sie das, was Ihnen guttut. Wenn Sie diesen Rat befolgen, wette ich, daß Sie Ihr Geld fortan sinnvoller ausgeben und es nicht länger für unnötige Diätprogramme, Übungsgeräte und anderes Brimborium aus dem Fenster werfen.

VERTRAUEN SIE IHREM KOMISCHEN GEFÜHL IN DER MAGENGRUBE

Für rationale Menschen scheinen die geistigen Prozesse des intuitiv handelnden Menschen rückwärts zu verlaufen.

Frances Wickes

Vor Jahren war ich in London und verließ gerade einen der U-Bahnschächte, als ich zu meinen Reisegefährten sagte: „Irgend etwas stimmt hier nicht. Ich habe ein komisches Gefühl in meiner Magengrube!" Voller Unruhe trieb ich meine Leute zur Eile an, um unser nächstes Ziel zügig zu erreichen. Ich dachte nicht mehr über diesen Zwischenfall nach, bis mein Blick am nächsten Morgen vor dem Kiosk auf die Titelseiten der Zeitungen fiel. Kurz nachdem wir die U-Bahnstation verlassen hatten, war dort eine Bombe explodiert und hatte mehrere Passagiere getötet. Wir schauten uns alle erschrocken an, und uns lief nachträglich der Schauer über den Rücken.

Geht es Ihnen manchmal auch so? Sie spüren etwas, können es aber nicht beweisen? Bekommen Sie Magenschmerzen, wenn eine bestimmte Person den Raum betritt? Oder sträuben sich Ihnen die Nackenhaare, wenn Sie spüren, daß sich etwas Furchtbares ereignen wird?

Unseren Körpern zu vertrauen steht oft im Gegensatz zum herkömmlichen logischen Denken, das Informationen sammelt, diese auswertet und dann Schlußfolgerungen zieht. Aber manchmal ziehen unsere Körper Schlußfolgerungen, noch ehe Informationen verfügbar sind. Vertrauen Sie dem Gefühl in Ihrer Magengrube. Es ist voller Weisheit.

GUTES ESSEN

Man kann nicht gut denken, gut lieben,
gut schlafen, wenn man nicht gut gegessen hat.

Virginia Woolf

Was heißt gutes Essen für Sie? Besteht leckeres Essen für Sie aus einem Teller gedünstetem Gemüse und einer Scheibe noch warmem, selbstgebackenem Brot? Wie wäre es mit einem tropischen Obstsalat mit frischer Kiwi, Ananas, Papaya und einem Schlag Yoghurt? Oder vielleicht verbinden Sie gutes Essen mit einem dicken Steak, Kartoffelbrei, garniert mit Mais?

Es gibt keine bestimmte Art von Essen, die für alle die richtige wäre. Natürlich gelten einige ernährungswissenschaftliche Grundsätze. Je weniger Fett und je mehr frisches Obst und Gemüse, um so besser. Aber ich habe diese Grundsätze manchmal in starre Regeln verwandelt und sie als Waffen benutzt, um mir die schönen Seiten des Lebens vorzuenthalten.

Hier ist nun Ihre Aufgabe für heute. Essen Sie gut. Was immer das für Sie heißen mag. Essen Sie gut, genießen Sie jeden einzelnen Bissen, der voller sinnlicher, köstlicher, leckerer Möglichkeiten steckt.

Und dann dürfen Sie auch erwarten, gut zu denken, gut zu lieben und zu schlafen.

Guten Appetit!

SEIEN SIE OFFEN FÜR ÜBERRASCHUNGEN

Das Leben verläuft nicht in geordneten Bahnen. So sehr wir es auch in eine Ordnung zu bringen versuchen, können wir urplötzlich sterben, ein Bein verlieren, uns verlieben oder ein Glas Apfelmus fallenlassen.

Natalie Goldberg

Ich vermute, daß Sie ein stark leistungsorientierter Mensch sind. Eine weniger ambitionierte Frau würde nie die Selbstdisziplin aufbringen, diese Einträge jeden Tag zu lesen. Das ist gleichzeitig eine gute und eine schlechte Nachricht.

Was ich damit sagen will, ist, daß wir gewissenhaft sind, viel arbeiten und etwas mehr für uns tun wollen. Aber parallel zu diesen wunderbaren Charakterzügen gibt es ein heimliches (oder nicht so heimliches) Verlangen danach, uns selbst zu kontrollieren und außerdem noch jeden anderen Menschen, der dies zuläßt.

Ich weiß genau, daß es mir gefallen würde, die Welt in meiner Macht zu haben. Ich würde vieles verändern. Als erstes würde ich es finanziell unterstützen, wenn in der Forschung etwas Negatives über Broccoli herausgefunden würde. Ich würde ein Gesetz erlassen, das jedem verbietet, morgens vor neun Uhr aufzustehen (es tut mir leid, ihr Frühaufsteher, aber ihr wart lange genug an der Macht).

Aber leider bin ich nicht Herrscherin über die Welt. Meistens kann ich mich noch nicht einmal selbst beherrschen. Also muß ich lernen, daß das in Ordnung ist. Es wird gar nicht erwartet, daß ich ständig alles unter Kontrolle habe. Ich lache etwas öfter, sorge mich etwas weniger, halte öfter mal ein Nickerchen und verkürze die Liste mit meinen täglichen Aufgaben.

Statt mich ständig überraschen zu lassen, lerne ich, mit dem Unerwarteten zu rechnen. Und prompt geht es mir viel besser.

WIE KINDER SINGEN

Nehmen Sie eine Zeit lang ein- bis zweimal pro Woche ein Musik-Bad, und Sie werden feststellen, es ist für die Seele, was ein Wasser-Bad für den Körper ist.

Oliver Wendell Holmes

In letzter Zeit habe ich es mir abgewöhnt, die Spätnachrichten im Fernsehen anzuschauen und danach mit traurigen, gewalttätigen, aufwühlenden Bildern im Kopf einschlafen zu wollen. Statt dessen höre ich mir jetzt Kassetten mit beruhigender, fröhlicher Musik an. Auf der Kassette, die mir besonders gut gefällt, singt ein Kinderchor Lieder voller Hoffnung und Zuversicht. Weil es niemanden in meiner Nähe gibt, der meinen Gesang kritisieren könnte, stimme ich oft in die Melodien ein und singe mit den Kindern.

Feiern Sie Ihre Stimme, indem Sie mit der gleichen Begeisterung singen, mit der Sie als Kind gesungen haben. Singen Sie so, wie Sie es getan haben, ehe Sie wußten, wie Sie eigentlich singen sollten und daß andere Ihren Gesang kritisieren könnten. Lassen Sie zu, genießen Sie es, noch einmal Kind zu sein!

FALLEN SIE AUS DEM RAHMEN

Niemand hat etwas gegen eine Frau einzuwenden, die eine gute Schriftstellerin, Bildhauerin, oder Genetikerin ist, solange sie es gleichzeitig schafft, eine gute Ehefrau und Mutter, außerdem gutaussehend, gutgelaunt, gepflegt und zurückhaltend zu sein.

Leslie M. McIntyre

Fallen Sie nie aus dem Rahmen?

Viele von uns fühlen sich sicherer, wenn sie die Regeln beachten. Der Grund hierfür ist unschwer zu erraten. Wenn wir als Kinder die von den Erwachsenen aufgestellten Regeln gebrochen haben, wurden wir normalerweise dafür bestraft – ein ängstigendes Erlebnis. Als Erwachsene fühlen wir uns wohler, wenn wir mit jenen an der Macht kooperieren.

Wenn Sie streng eine Diät befolgen, die jemand anderes für Sie entwickelt hat, kann Ihnen das ein gerechtfertigtes oder ungerechtfertigtes Gefühl von Sicherheit vermitteln. Sie brauchen nicht länger darüber nachdenken, was Sie essen dürfen und was nicht. Sie brauchen nur den Regeln der Diät zu folgen.

Obgleich es so aussehen mag, als ob man verantwortlicher handelt, wenn man eine Diät streng befolgt, verhält es sich in Wahrheit so, daß man die Entscheidung einem Dritten überläßt. Wirkliche Freiheit, zusammen mit echter Selbstverantwortlichkeit, entsteht erst dann, wenn Sie sich selbst die Eßgewohnheiten schaffen, die die Bedürfnisse Ihres Körpers und dessen Rhythmen berücksichtigen.

Wenn Sie Ihre eigenen Grenzen ziehen, werden Sie automatisch aus dem Rahmen fallen, den andere Menschen Ihnen vorgeben. Treffen Sie Ihre eigenen Entscheidungen.

BEHUTSAMKEIT IN DER SEXUELLEN ENTWICKLUNG

Der Prozeß, durch den wir unsere sexuelle Identität erlangen, scheint weniger auf der natürlichen Entfaltung biologischer Anlagen zu beruhen, als vielmehr einen sozialen Lernprozeß darzustellen.

James Nelson

Im idealen Falle werden wir langsam, vorsichtig, unserem Alter und Entwicklungsstand entsprechend an das Thema Sexualität herangeführt. Aber leider wird zu wenigen Frauen in unserer Gesellschaft diese Erfahrung zuteil. Einige Experten schätzen, daß sage und schreibe die Hälfte aller Mädchen in den USA sexuell belästigt werden.

Von den Frauen, die nicht sexuell mißbraucht worden sind, gibt es wiederum viele, die darunter gelitten haben, daß Ihre Sexualität vernachlässigt wurde.

Wie würden Sie den Prozeß beschreiben, durch den Sie Ihre sexuelle Identität erlangt haben? Wurden Sie entsprechend Ihrem jeweiligen Alter nach und nach an das Thema Sexualität herangeführt? Oder wurden Sie in zu kurzer Zeit mit zu vielen Informationen überschüttet? Oder wurden Sie gar nicht aufgeklärt? Geben Sie sich die Chance, sich mit diesen verletzten und vernachlässigten Aspekten Ihrer Sexualität auseinanderzusetzen.

Vielleicht möchten Sie mit einer Therapeutin sprechen, die speziell dafür ausbildet ist. In den meisten Gemeinden gibt es außerdem Selbsthilfegruppen von Frauen, die sich mit diesen Themen auseinandersetzen. Vielleicht fühlen Sie sich in einer Gruppe von Frauen gut aufgehoben, die die gleichen Erfahrungen wie Sie gemacht haben. Geben Sie sich die Möglichkeit, Ihre Sexualität zurückzufordern.

ACHTEN SIE IHR BIOLOGISCHES ERBE

Wir erben von unseren Vorfahren, was wir oft für selbstverständlich halten – unsere Namen, die Augenfarbe und die Beschaffenheit unserer Haare, die Entfaltung verschiedener Fähigkeiten und das Interesse an unterschiedlichen Themen … Jeder von uns trägt im zerbrechlichen Gefäß seiner Haut, Knochen und Zellen auch dieses Erbe der Seele. Wir sind die Verbindungsstücke zwischen den Jahrhunderten … Erst wenn wir erkennen, daß wir Erben sind, können wir wahrhaft Pioniere sein.

Edward C. Sellnor

Ich habe die Beine meiner Mutter geerbt und die Kopfform meines Vaters. Niemand weiß, woher ich meine grünen Augen habe, denn die Augen meines Vaters sind blau und die meiner Mutter braun. Bestimmt habe ich grünäugige Vorfahren auf beiden Seiten meiner Familie, irgendwo weit zurück in der Familiengeschichte.

Neben diesen körperlichen Merkmalen habe ich auch empfindliche Nebenhöhlen von der Familie meiner Mutter und Migräneanfälle seitens meines Vaters geerbt. Glücklicherweise haben beide Familien eine hohe Lebenserwartung und werden gewöhnlich weit über achtzig bis zu Mitte neunzig.

Was haben Sie von Ihren Vorfahren geerbt? Wenn Sie über die gesundheitlichen Schwächen und Stärken in Ihrer Familie Bescheid wissen, kann Ihnen das dabei helfen, Ihren Körper durch präventive Maßnahmen zu kräftigen. Schreiben Sie in Ihrem Körpertagebuch die anfälligen Körperzonen auf, die Ihrer Aufmerksamkeit bedürfen. Und feiern Sie die Stärken, die von Ihrer Familie an Sie weitergegeben wurden. Ihr Körper ist eine einzigartige Kreation, Ihr biologisches Erbe.

SCHLIESSEN SIE FRIEDEN MIT DEM SCHMERZ

Unsere körperlichen Symptome drücken etwas aus, das über die unmittelbare gesundheitliche Gefährdung, vor der sie uns warnen, hinausweist.

Christiane Northrup

Während ich damit groß wurde, Schmerz als meinen Feind zu betrachten, habe ich nach und nach dank des Mutes einiger mir bekannter Frauen, eine andere Einstellung zu körperlichem Leid gefunden. Einige meiner Klientinnen haben schwere Autounfälle erlitten und zum Teil tiefe Narben und körperliche Behinderungen davongetragen. Diese zwingen sie dazu, sich jeden Tag neu mit ihren Schmerzen auseinanderzusetzen. Um die kleinsten Dinge zu erledigen, scheint es unerläßlich, sich vom Schmerz zu distanzieren. Sonst würde dieser die Energie für den ganzen Tag verbrauchen.

Das Ausblenden der Wirklichkeit, so lehren mich diese tapferen Frauen, stellt jedoch nur eine kurzfristige und unzureichende Lösung dar. Die Frauen, die am ehesten ein Gefühl von Kontrolle und körperlicher Zufriedenheit zurückerlangen, sind diejenigen, die jenseits des akuten Schmerzes nach der tieferliegenden Bedeutung Ihres Leidens suchen. Auf diese Weise haben sie Wut, Trauer, Enttäuschung, die Angst vor Glück oder ambivalente Gefühle Ihrer Sexualität gegenüber ans Tageslicht befördert. Jedesmal, wenn eine dieser negativen Erfahrungen ans Tageslicht befördert wird, entsteht neue Vitalität und wird Leidenschaft befreit.

Niemand möchte Schmerzen erleiden, um daran zu wachsen. Aber wenn wir uns mit dem Schmerz auseinandersetzen, statt ihn auszublenden oder zu betäuben, gehen wir unserer Heilung entgegen.

BEISSEN SIE IN DEN HERBST

Herbst ist wie der Biß in einen frisch geernteten Apfel.
Christina Petrowsky

Ich liebe den Herbst. Obwohl ich als Kind den Sommer auch sehr mochte, war ich ganz aufgeregt, wenn die Schule wieder anfing, ich meine Freunde nach den langen Ferien wiedersehen konnte und mir neue Hefte kaufen durfte. Jeder von uns verbindet mit dem Herbst etwas anderes.

Welche Empfindungen, Gerüche, Anblicke, Geräusche oder Geschmackseindrücke verbinden Sie mit den Wonnen dieser Jahreszeit? Nehmen Sie sich heute Zeit, um zumindest eine dieser Erinnerungen in sich wach zu rufen. Machen Sie mit, kosten auch Sie diesen speziellen Geschmack, der an die kühler werdende Luft erinnert und daran, wie sich die Blätter verfärben. Nehmen Sie Ihren Körper mit, wenn Sie den Herbst feiern. Beißen Sie beherzt in einen frisch geernteten, knackigen Apfel. Welch ein Genuß!

SIE SIND SCHÖN!

Derjenige, der eine große Nase hat, glaubt,
daß jeder darüber redet.

Thomas Fuller

Ein Mann, mit dem ich eine Zeit lang zusammen war, hat mir einmal zu Weihnachten einige gerahmte Photos von mir geschenkt, die er auf einem gemeinsamen Picknickausflug gemacht hatte. Auf den Photos war ich leger gekleidet. Ich hatte eine Jeans an und trug einen Pullunder. Er war sehr stolz auf die Photos. Ich war entsetzt.

Ich zeigte die Photos einer Freundin von mir und sagte: „Schrecklich, sieh dir das Photo an. Sehe ich nicht furchtbar dünn aus!"

Sie erwiderte meinen Blick voller Verwunderung: „Du siehst toll aus auf diesen Photos – schlank, groß, schmal. Ich wünschte, ich würde so aussehen."

Jetzt war ich diejenige, die überrascht war. Ich hatte sie schon immer wegen ihres kurvenreichen Körpers bewundert und mir gewünscht, mein Körper besäße eine ähnliche runde Festigkeit.

Was für eine Zeitverschwendung, wenn wir uns den Körper einer anderen Frau wünschen. Besonders dann, wenn sich diese Frau umgekehrt wünscht, so wie wir auszusehen! Betrachten Sie sich mit den Augen einer Fremden, und erkennen Sie endlich, wie schön Sie sind. Genießen Sie das Bewußtsein Ihrer eigenen Schönheit!

WOHLRIECHENDE VERGNÜGEN

Sie müssen das Vergnügen aufspüren,
verfolgen Sie die Fährte des Vergnügens.
Buffy Sainte-Marie

Eine Frau meinte letzte Woche zu mir: „Hmmm ... Ich liebe den Geruch in Ihren Räumen."

„Meine Praxis hat einen eigenen Geruch?" fragte ich zurück.

„Ja, sie riecht nach Massageöl", sagte sie lächelnd. „Einige meiner Kleidungsstücke haben den gleichen Geruch, und jedes Mal, wenn ich den Geruch wahrnehme, denke ich daran, daß ich mich hier sicher und geborgen fühle. Wenn ich zur Tür hereinkomme und den Duft einatme, dann entspannt mich das schon."

Düfte haben eine eigenwillige Macht, Erinnerungen und Gefühle zu erwecken. Immer Ihrer Nase nach und Sie werden Quellen des Vergnügens entdecken.

Atmen Sie den Duft eines Jasminzweiges ein.

Genießen Sie den Körpergeruch Ihres Partners.

Erfreuen Sie sich an dem warmen Duft von frisch gebackenem Brot.

Tauchen Sie ein in den salzigen Geruch einer Meeresbrise oder in die frische Morgenluft.

Tun Sie Ihrer Nase einen Gefallen, und spüren Sie heute ein wohlriechendes Vergnügen auf.

ATMEN SIE SCHULDGEFÜHLE AUS

Obwohl die Welt voller Leiden ist, so ist sie auch voller Beispiele, wie dieses Leiden überwunden werden kann.

Helen Keller

Wenn Ihnen jemand Schaden zugefügt hat, verschwenden Sie nicht Ihre Zeit damit, sich selbst die Schuld dafür zu geben. Erinnern Sie sich vielmehr an folgendes:

Sie haben keine Schuld, wenn Ihr Haus ausgeraubt wird, selbst dann nicht, wenn Sie ein Fenster haben offenstehen lassen oder vergessen haben, die Alarmanlage einzuschalten. Der einzige Mensch, der für den Diebstahl verantwortlich ist, ist der Dieb.

Sie haben keine Schuld, wenn Ihr Partner Sie ins Gesicht schlägt, selbst dann nicht, wenn Sie laut geschrien haben oder wenn sie etwas gesagt haben, was Ihren Partner in große Aufregung versetzt hat. Der einzige Mensch, der für die Schläge verantwortlich ist, ist derjenige, der zugeschlagen hat.

Sie haben keine Schuld, wenn Sie vergewaltigt worden sind, egal, wie Sie gekleidet waren, wo Sie entlanggegangen sind oder wie spät es gewesen sein mag. Der einzige Mensch, der für die Vergewaltigung verantwortlich ist, ist der Vergewaltiger.

Diese Liste könnte man endlos fortführen. Egal, was Sie getan oder auch nicht getan haben, gesagt oder auch nicht gesagt haben, getragen oder auch nicht getragen haben, versucht oder auch nicht versucht haben, Sie haben keine Schuld an der Mißachtung und Entwürdigung, die Sie erlitten haben. Der einzige Mensch, der für den Mißbrauch verantwortlich ist, ist derjenige, der Sie mißbraucht hat.

Also atmen Sie tief ein und atmen dann Ihre Schuldgefühle aus. Lassen Sie Ihre Schuldgefühle los.

HABEN SIE VERTRAUEN

Immer, wenn ich einen neuen Mann kennenlerne, frage ich mich, ob dieser Mann tatsächlich jemand ist, mit dem meine Kinder ihr Wochenende verbringen sollten.

Rita Rudner

Bücher, Kassetten, Videos, Fernsehen und das Internet ermöglichen es uns heute, zu mehr Information über erfolgreiche Beziehungen Zugang zu haben als jemals zuvor in der Geschichte. Und trotzdem sind Scheidungen an der Tagesordnung. Ehen, die länger als sieben Jahre dauern, gelten schon als Langzeitbeziehungen, während man noch vor ein paar Jahrzehnten von Ehen erwartete, daß sie ein ganzes Leben lang halten würden.

Egal, ob Sie gerade in einer Beziehung stehen oder nicht, lassen Sie sich von Ihrem Körper dabei helfen, das Vertrauen in Ihre Beziehungsfähigkeit zu erneuern. Ihr Körper wird Ihnen zu erkennen geben, wenn jemand nicht vertrauenswürdig ist, und Ihnen dies durch angespannte Kiefermuskeln oder Magenschmerzen mitteilen. Seien Sie vorsichtig, wenn jemand Ihren Körper kritisiert, denn sexuelle Intimität ist nur möglich, wenn Ihr Körper sich sicher fühlt. Nichts erschlafft schneller als eine Lust, die Angst hat oder kritisiert wird. Sie und Ihr Körper sehnen sich danach, geliebt zu werden, also vergewissern Sie sich, daß Sie Ihren Körper mit in Ihre Liebesbeziehung hineinnehmen.

Ob Sie nun schon länger einen Partner haben oder am Anfang einer neuen Beziehung stehen, lassen Sie sich von Ihrem Körper leiten, wenn Sie Ihre Beziehung neu verhandeln. Ihre Fragen lauten: Fühle ich mich entspannt und sicher mit dieser Person? Fühle ich mich begehrenswert? Lassen Sie Ihren Körper auf diese Fragen antworten.

SORGEN SIE GANZ PERSÖNLICH FÜR IHRE GESUNDHEIT

Die Götter in Weiß – das ist das traditionelle Bild der Ärzte, die mehr über unseren Körper wissen als wir selbst und auch alle Heilmittel kennen. Wenn ich Frauen bitte, mir zu sagen, was mit ihrem Körper los ist, dann ist es kein Wunder, daß sie manchmal antworten: „Das müssen Sie doch wissen – Sie sind die Ärztin."

Christiane Northrup

Vor einigen Jahren entdeckte ich einen Knoten in meiner Brust, der daraufhin gleich operativ entfernt werden sollte. Vorher hatte ich bereits einmal eine Zyste gehabt, die einfach und schmerzlos ausgetrocknet worden war. Der Arzt wollte den zweiten Knoten nicht einfach austrocknen. Er riet mir eindringlich dazu, mich noch in der gleichen Woche operieren zu lassen.

Völlig durcheinander fuhr ich nach Hause und betete um Beistand in dieser Situation. Als ich schließlich zu Hause ankam, wußte ich, was zu tun war – ich wollte noch mit einem anderen Arzt über die Möglichkeit sprechen, den Knoten auszutrocknen. Am nächsten Tag rief ich meinen Gynäkologen an. Schließlich willigte er ein, den Knoten auszutrocknen. Nachdem er mich erfolgreich behandelt hatte, sagte er: „Wir haben es geschafft und Sie vor einer Operation bewahrt. Ich hätte das nicht getan, wenn Sie nicht so hartnäckig gewesen wären. Sie haben sich hervorragend um sich selbst gekümmert."

Ich glaube, daß Gott und mein Körper mir ihr Geleit gegeben haben, indem sie mich aufforderten, meine Gesundheit selbst in die Hand zu nehmen. Ein Arzt, der Sie in dieser Hinsicht einzuschüchtern versucht, ist möglicherweise gefährlich für Ihre Gesundheit. Lassen Sie Ihren Körper die Sorge für Ihre Gesundheit in die Hand nehmen. Ihr Körper kennt den Weg zurück zur Gesundheit.

IHR SPIRITUELLER WEG

Tragen Sie ein, in welchem Maße, die folgenden Aussagen auf Sie zutreffen. Formulieren Sie diejenigen Aussagen um, die nicht auf Sie zutreffen.

1 = nie, 2 = manchmal, 3 = immer

___ Ich danke Gott für das Wunder meines Körpers.
___ Ich weiß, daß es „genug" für mich gibt (genug Zeit, Liebe, Gesundheit etc.).
___ Ich merke es sofort, wenn mein Körper durch geistige Mißachtung abgewertet wird.
___ Ich lehne jede religiöse Lehre ab, die meinen Körper mißachtet.
___ Ich fühle mich in meiner religiösen/geistigen Gemeinde gut aufgehoben.
___ Ich glaube, daß mein Körper nach dem Abbild Gottes geschaffen wurde.
___ Ich glaube, daß Gott meinen Körper, alles an meinem Körper liebt.
___ Ich ziehe geistige Stärke daraus, meinen Körper mit der Kraft der Erde in Verbindung zu bringen.
___ Ich suche neue Wege, um meinen Körper auf meine geistige Reise mitzunehmen.
___ Wenn ich faste, dann auf gesunde Weise.
___ Ich meditiere täglich und halte mich nicht mit Dingen auf, die außerhalb meiner Kontrolle liegen.
___ Ich glaube, ich mache genau das, was ich mit meinem Leben machen sollte.
___ Nur ganz selten fühle ich mich mutterseelenallein.
___ Je mehr ich über meinen Körper erfahre, um so mehr erfahre ich von Gott.
___ Ich bekomme regelmäßig eine Massage, um mein geistiges Leben zu vertiefen.

Auswertung

37–45 Punkte: Sie genießen verkörperte Spiritualität!
26–36 Punkte: Ihre Spiritualität steht nicht im Einklang mit Ihrem Körper.
0–25 Punkte: Ihr Körper wird von Ihrer Spiritualität gefährdet.

LASSEN SIE SICH NICHT FÜR DUMM VERKAUFEN

Werbeleute wollen nicht, daß wir uns in unserer Haut wohl fühlen. Wenn wir das täten, würden wir nämlich keinen Grund mehr haben, ihre Produkte zu kaufen.

Carl Koch und Joyce Heil

Hier habe ich eine Aufgabe für Sie, die Ihnen die Augen öffnen wird. Programmieren Sie Ihren Videorekorder so, daß er vier Stunden Fernsehprogramm irgendeines Privatsenders zu irgendeiner Tageszeit aufnimmt. Spulen Sie dann die Kassette zurück, aber statt bei der Werbung vorzuspulen, überspringen Sie die Sendebeiträge. Notieren Sie in Ihrem Körpertagebuch, wie viele Werbespots darauf gründen, daß irgend etwas mit Ihrem Körper nicht stimmt. Dann tragen Sie all die negativen Aussagen zusammen, die in der Werbung über den Körper gemacht werden.

Ihre Ergebnisse versetzen Sie vielleicht in Erstaunen! Wir werden mit kleinen Klangfetzen attackiert, die unsere Zufriedenheit mit unserem Körper ständig untergraben. Wir können und dürfen es nicht zulassen, daß Werbung unsere Beziehung zu unseren Körpern beeinträchtigt. Je eher wir diese Botschaften durchschauen, um so früher können wir sie zurückweisen.

Wenn Sie Ihre Liste vervollständigt haben, schneiden Sie jede einzelne Botschaft aus, so daß Sie viele kleine Zettelchen voller „Unwahrheiten" haben. Zerreißen Sie jedes einzelne Zettelchen. Gleichzeitig können Sie „Wahrheiten" über Ihren Körper formulieren. Machen Sie so lange weiter, bis Sie alle Botschaften vernichtet haben. Willkommen in der neuen Freiheit.

VERÄNDERN SIE IHRE LEBENSEINSTELLUNG

Das erste Anliegen besteht für uns alle, Männer und Frauen, nicht darin, etwas Neues zu lernen, sondern etwas zu verlernen, sich von einigen der alten Grundsätze zu verabschieden.

Gloria Steinem

In der Zeit vor meiner ersten Körperarbeitssitzung war ich der festen Überzeugung, daß mein Körper mein Besitz war. Meine Aufgabe bestand darin, ihn so zu disziplinieren, daß er sich mir fügte und mich überall dorthin brachte, wo ich hin wollte. Ich habe 30 Jahre lang in diesem Glauben gelebt, bis ich schließlich voller Erschöpfung mit einer Depression und dem Gefühl, versagt zu haben, im Krankenbett landete.

Glücklicherweise hatte ich die Chance, diese irreführende Überzeugung zu korrigieren und eine lebensbejahendere Haltung einzunehmen. Mein Körper und ich gehören zusammen, wir sind wertvoll, klug und verdienen es, umsorgt zu werden. Statt meinem Körper zu sagen, was er tun soll, höre ich jetzt auf das, was er mir zu sagen hat. Nennen Sie eine abwertende Äußerung, die Sie früher über Ihren Körper gemacht haben. Schreiben Sie sie auf, um sie klar und deutlich vor Augen zu haben. Dann listen Sie die schädlichen Folgen auf, die dieser Gedanke auf Ihre Gesundheit, Ihre Beziehungen und Ihre Lebenseinstellung gehabt hat. Beschreiben Sie nun jene Einstellung, die Sie anstelle der alten annehmen wollen. Nehmen Sie sich heute Zeit, nach diesem neuen Grundsatz zu leben.

EIN HOCH AUF IHREN GESCHMACKSSINN

Sauer, süß, bitter, scharf,
alles muß geschmeckt werden.
Chinesisches Sprichwort

So oft verfallen wir in einen Trott, essen immer nur die gleichen Gerichte und schmecken manchmal kaum noch das, was wir hinunterschlucken.

Verwöhnen Sich sich heute mit einem Festschmaus. Wählen Sie ein Gericht aus einer Ihnen fremden Küche, und essen Sie etwas wirklich Originelles. Kosten Sie etwas Scharfes, probieren Sie eine neue Sorte weiches aber kerniges Brot, versuchen Sie eine exotische Teemischung, und probieren Sie ein unverschämt freches Dessert.

Lassen Sie Ihre Zunge nach Lust und Laune genießen.

SAGEN SIE, WENN IHNEN ETWAS WEHTUT

Um etwas Genußvolles zu erleben, müssen wir auch immer das Risiko einkalkulieren, möglicherweise Schmerz zu erleiden.

Carol C. Well

Einige meiner Klientinnen finden es verwunderlich, wenn ich Sie darum bitte, mir sofort zu sagen, wenn Ihr Körper während der Massage schmerzt. Sie gehen davon aus, daß die Massage um so wirkungsvoller ist, je mehr Schmerzen sie aushalten können.

Ich glaube, daß Schmerz ein Mittel unseres Körpers ist, um uns mitzuteilen, daß wir Schaden nehmen und daß wir mit dem aufhören sollten, was wir gerade machen. Das Ziel meiner Körperarbeit besteht darin, daß ich Menschen helfen möchte, Ihren Streß auf schonende Weise abzubauen und ihre Genußfähigkeit zu erhöhen. Das setzt voraus, daß sie ein gewisses Schmerzrisiko akzeptieren. Es bedeutet jedoch nicht, daß sie auf jeden Fall Schmerzen erleiden müssen.

Ich dachte immer, Schmerz wäre eine Voraussetzung dafür, jemandem nahe zu kommen. Aufgrund dieser Fehleinschätzung habe ich die Mißachtung meiner Person fraglos akzeptiert und die Verletzungen, die mir dadurch zugefügt wurden, heruntergespielt. Nach Jahren voller Leid bin ich zu der Einsicht gelangt, daß das Vergnügen einer gesunden Intimität, die Möglichkeit von Schmerz beinhaltet, aber nicht Schmerz als Notwendigkeit, Verpflichtung oder hinzunehmendes Übel voraussetzt.

Folgen Sie dem Weg, den Ihnen Ihr Körper weist. Sagen Sie, wenn Ihnen etwas wehtut, und gebieten Sie Einhalt, egal, ob der Schmerz körperlicher oder emotionaler Art ist. Hören Sie auf Ihren Schmerz. Er ist dazu da, Ihnen die Richtung zu weisen.

SAGEN SIE DIE WAHRHEIT

Derjenige, der seine Krankheit versteckt,
kann nicht erwarten, geheilt zu werden.

Äthiopisches Sprichwort

Frauen verschweigen meist voller Schamhaftigkeit, wenn sie an der Eßstörung Bulimie leiden. Diese ist dadurch gekennzeichnet, daß Frauen sich erst mit Essen vollstopfen und danach ihren Körper wieder zu entleeren versuchen, z. B. durch Erbrechen, den Mißbrauch von Abführmitteln, Fasten oder rigide Diäten. Eine Frau mit Bulimie kann übergewichtig, untergewichtig oder normalgewichtig sein.

Die Therapeutinnen Barbara McFarland und Rodney Susong stellen eine Liste mit den Hauptmerkmalen von Bulimie zusammen, die folgende Symptome umfaßt: Freßanfälle, depressive Stimmungen, selbstverachtende Gedanken, extreme Schuldgefühle nach einem Freßanfall, das ständige gedankliche Kreisen um Essen und Gewicht, die Angst, die Kontrolle während eines Freßanfalls zu verlieren, ein tiefes Gefühl von Minderwertigkeit und Hilflosigkeit sowie das Gefühl von Isolation. Vielleicht besteht die wirklich größte Gefahr dieser Krankheit in dem Wunsch der Frauen, ihren Schmerz nach außen hin zu verbergen.

Egal, ob wir unter einer Eßstörung leiden oder nicht, wir alle versuchen, eine Wunde, Verletzung oder einen Mißerfolg vor unserer Umgebung zu verstecken. Fassen Sie heute Mut, und rufen Sie eine Frau an, der Sie vertrauen oder von der Sie wissen, daß sie Sie liebt. Nur eine. Und sagen Sie ihr die Wahrheit über Ihren Schmerz. Lassen Sie sie Anteil nehmen; nehmen Sie Ihre Hilfe an, wieder einen Schritt weiter zu Ihrem Körper zurückzufinden.

WASSER ERFRISCHT

Zwei Drittel Ihres Körpers bestehen aus Wasser, was damit zum wichtigsten Bestandteil Ihres Körpers wird. Wasser stellt eine wertvolle Quelle von Mineralstoffen, wie z. B. Kalzium und Magnesium, dar. Es hilft, Nahrung zu verdauen und Nährstoffe zu absorbieren. Es transportiert Nährstoffe über das Blut zu den Organen.

Don R. Powell

Viele von uns kennen das Gefühl von Müdigkeit und Erschöpfung, das sich meistens am späten Nachmittag einstellt. Unsere Körper brauchen eine Pause von der Arbeitsroutine. Aber statt eine Pause einzulegen, zwingen sich die meisten von uns dazu, weiterzuarbeiten. Wir trinken ein oder zwei Tassen Kaffee und machen müde weiter. Ersetzen Sie den Kaffee heute einmal durch ein paar große Gläser Wasser. Sie werden überrascht sein, wie erfrischend Wasser sein kann.

Wasser wird nicht nur dazu beitragen, daß Sie sich wieder frisch fühlen, Sie werden auch ein volles Gefühl im Magen bekommen und weniger der Versuchung unterliegen, ungesunde Kekse zu essen oder Kaffee zu trinken. Zudem wird es Ihnen dabei helfen, Ihren täglichen Bedarf von acht großen Gläsern Wasser zu decken. Wenn Sie sich besonders verwöhnen möchten, dann garnieren Sie das Wasser mit Zitronen- oder Limonenscheiben. Viel Vergnügen!

SEIEN SIE POSITIV, SEIEN SIE REALISTISCH

Wir sind dazu erzogen worden zu glauben, daß negativ gleichbedeutend mit realistisch und positiv gleichbedeutend mit unrealistisch ist.

Susan Jeffers

In meinen Workshops fordere ich die Teilnehmerinnen jedes Mal auf, Dinge aufzulisten, von denen Sie glauben, nicht genug zu haben. Ohne zu zögern nennen die Gruppenteilnehmerinnen Dinge wie Geld, Zeit, Energie, Unterstützung, Freunde, Freizeit, Sex. Mit einem Gefühl von Mangel zu leben ist kennzeichnend für viele von uns Frauen. Wenn uns etwas fehlt, fühlen wir uns oft so, als wären wir nicht gut genug oder täten nicht genug dafür und zwingen unsere Körper zu weiterer Leistung.

Sich der eigenen Möglichkeiten zu versichern, günstige Gelegenheiten als solche zu erkennen und sich selbst zu akzeptieren entsteht nicht aus einem Gefühl des Mangels heraus. Wir müssen an unermeßliche Fülle, an das Gute und an die Liebe glauben, wenn diese lebensbejahenden Grundeinstellungen die Oberhand gewinnen sollen.

Basiert Ihre Sicht der Realität auf einem Gefühl von Verlust, Ungenügen und Mangel? Oder bestärken Sie sich in einer Sicht der Welt, die die Fülle betont? Unsere Sichtweise der Welt in bezug auf Fülle oder Mangel wurzelt in unserer Sichtweise von Gott. Betrachten Sie Gott als zulänglich oder unzulänglich? Wachsam oder abwesend? Wohlwollend oder mißachtend?

Erst wenn wir das Gefühl innerer Zulänglichkeit erlangen, können wir uns selbst genügen und endlich aufhören, uns getrieben zu fühlen.

WAS STECKT HINTER IHREN SELTSAMEN GELÜSTEN?

Ich weiß genau, wovor ich fliehe, aber nicht,
wonach ich auf der Suche bin.
Michele de Montaigne

Eine meiner Klientinnen schilderte, wie sie in der letzten Nacht ein halbes Dutzend Berliner, eine Tüte Kartoffelchips und eine Tüte Schokoladenkekse verschlungen hatte. „Ich hatte so einen Heißhunger", sagte sie traurig. „Eine Weile fühlte ich mich ruhiger, aber dann bekam ich furchtbare Schuldgefühle und begann, mich selbst zu hassen. Ich fühle mich so bedürftig, weiß aber nicht, was ich eigentlich brauche."

Ich weiß, wie sie sich fühlt. Manchmal treibt mich ein unbeschreibliches Verlangen dazu an, irgend etwas zu tun, um meine Sehnsucht zu stillen. Wir sollten uns allerdings nicht fragen, wie wir unsere seltsamen Gelüste loswerden, sondern: „Was steckt eigentlich hinter diesen Gelüsten?" Meine Klientin brauchte eigentlich keine Berliner, Kartoffelchips oder Schokoladenkekse. Etwas Bedeutsameres, Wichtigeres steckte hinter ihrem Gefühl von Bedürftigkeit. Vielleicht empfand sie große Wut, die sie, so wie es ihr beigebracht wurde, unterdrückte. Vielleicht wurde ihr Bedürfnis nach Zuneigung und Nähe seit ihrer Kindheit vernachlässigt.

Hinter unseren seltsamen Gelüsten, die uns zu selbstzerstörerischem Verhalten führen, steckt normalerweise ein berechtigtes Bedürfnis, das unsere Beachtung verdient. Fragen Sie sich: „Was steckt hinter meinen Gelüsten?" Nehmen Sie dann Kontakt zu Ihrem Körper auf, und erwarten Sie die Antwort in Form eines Gedankenblitzes, in Form eines Bildes, einer Erinnerung oder irgendeiner anderen weisen Einsicht.

WO SITZT DIE ANGST IN IHREM KÖRPER?

Angst zu haben ist eine Sache. Es zuzulassen, daß die Furcht Sie am Schwanz packt und Sie wild in der Luft herumwirbelt, ist eine andere.

Katherine Paterson

Angst verspüre ich in meinem Bauch. Sie ist wie eine Faust, die meinen Magen mit eisernem Griff hält. Ich ziehe meine Beine an, meine Wirbelsäule krümmt sich, und ich bekomme keinen Bissen mehr hinunter. Manchmal fühle ich mich gar nicht ängstlich, aber wenn ich keinen Appetit mehr habe, dann weiß ich, daß mir irgendetwas Furcht einflößt. Wenn ich auf meinen Körper achte, dann werde ich rechtzeitig gewarnt und kann mich fragen: „Was macht mir gerade Angst?"

Wie drückt Ihr Körper Furcht aus? Ihr Körper reagiert vielleicht ganz anders auf Angst als meiner und hat das Bedürfnis, sich mit großen Mengen von Essen zu trösten. Vielleicht bekommen Sie Kopfschmerzen. Ihre Zähne fangen an zu klappern. Vielleicht verspüren Sie ein Kribbeln in Ihren Füßen. Finden Sie heraus, wie Ihr Körper Angst ausdrückt, und tragen Sie Ihre Beobachtungen in Ihrem Körpertagebuch ein. Wenn Sie und Ihr Körper eng zusammenarbeiten, werden Sie frühzeitig gefährliche Situationen oder Beziehungen erkennen und sich besser davor schützen können.

IHRE KNOCHEN BRAUCHEN NAHRUNG

Obwohl die meisten Frauen Osteoporose nur mit der Menopause in Verbindung bringen, beginnt dieser Prozeß oft schon Jahre früher. Fünfzig Prozent der Knochen, die Frauen in ihrem Leben verlieren, verlieren sie noch vor dem Beginn der Menopause.

Christiane Northrup

Schenken Sie Ihren Knochen die ihnen gebührende Beachtung, damit sie das ganze Leben lang stark und kräftig bleiben?

Frauen sind besonders im Alter von Osteoporose betroffen. Obwohl unser Körper mehr Kalzium besitzt als jeden anderen Mineralstoff, so stellt unser Körper diese für einen gesunden Knochenaufbau so wichtige Substanz nicht selbst her. Wir müssen uns alles nötige Kalzium mit der Nahrung zuführen. Führende Ernährungswissenschaftler raten Jugendlichen, täglich 1200 Milligramm Kalzium einzunehmen, Menschen über 18 benötigen 800 Milligramm. Andere Wissenschaftler behaupten, daß Frauen über 40 täglich 1500 Milligram Kalzium benötigen.

Lassen Sie Ihre Knochen Ihre Fürsorge spüren, indem Sie Nahrungsmittel mit hohem Kalziumgehalt zu sich nehmen und, je nach den Empfehlungen des Arztes, zusätzlich Mineralstofftabletten einnehmen. Milchprodukte, Lachs, Tofu und Mandeln können Ihren Knochen das Kalzium zuführen, das sie brauchen. Behandeln Sie Ihre Knochen gut; sie verdienen Ihre Aufmerksamkeit.

RISKIEREN SIE ETWAS

Riskieren Sie etwas! Riskieren Sie irgend etwas! Geben Sie nichts mehr auf die Meinung der anderen, auf das, was sie einwenden könnten. Handeln Sie eigenverantwortlich. Schauen Sie der Wahrheit ins Gesicht.

Katherine Mansfield

Ich ging zur *Gesellschaft zur Verhinderung von Grausamkeiten an Mensch und Tier*, um für meine Katze Sassy einen Gefährten zu suchen. In der Ecke eines Käfigs lag zusammengerollt ein kleines dunkles Etwas mit weißen Pfoten, das bald mit mir nach Hause kommen und den Namen Stud bekommen sollte. In seinem Käfig war er ganz gut aufgehoben, beschützt vor anderen größeren Tieren, vor Autos und Krankheiten etc. Aber er war in seinem risikofreien Käfig auch zutiefst unglücklich. Nie wurden seine Kräfte herausgefordert. Er lag in seiner Ecke, den Kopf auf seine Pfoten gebettet, wach und doch nicht interessiert an der Welt.

Wie Stud braucht jeder von uns Herausforderungen, um glücklich und gesund zu sein. Während es sicherlich dumm wäre, unnötige Risiken einzugehen, ist es ebenso dumm, jede Herausforderung zu meiden. Manchmal ist es regelrecht gefährlich, wenn wir zu sehr auf Nummer sicher gehen wollen. Es kann gefährlich sein, wenn wir es Werbestrategen überlassen, unser Selbstbild zu formen. Es kann gefährlich sein, blind der Meinung eines Arztes zu folgen, ohne sich andere Optionen vor Augen zu führen oder eine zweite (oder dritte oder vierte) Meinung einzuholen. Manchmal scheint der sicherste Weg langfristig derjenige zu sein, der Ihnen kurzfristig als der risikoreichste erscheint. Entscheiden Sie sich für das Risiko, nehmen Sie die Herausforderung an, und setzen Sie sich mit Ihrer persönlichen Erfahrung von Wahrheit auseinander.

NOVEMBER

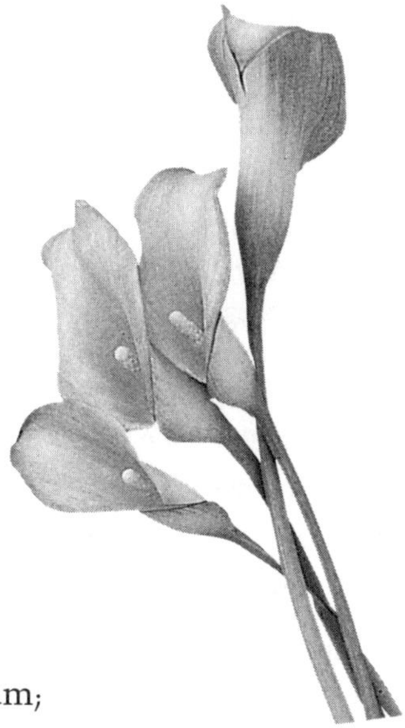

Kokon

Sie fühlte, wie ihre Haut –
früher mikroskopische Schichten –
dick und dicht wurde;
wie ihr Körper Gummi gleich
jegliches Empfindungsvermögen verlor;
wie Zunge und Lippen
verhärteten
um einen unausgesprochenen Satz herum;
wie ihre Gehirnzellen
kribbelnd einschliefen.
Jetzt war es eine Sache
des Durchhaltens,
ein Versuch,
diesen großen Tod auszuhalten,
ohne der Versuchung
nachzugeben,
ihn zu beschleunigen.
Es vollzog sich so natürlich;
dieser Kokon
betäubter Vergeßlichkeit
entsponn sich stetig
um sie herum und durch sie hindurch.
Sie konnte nur hoffen,
eine Möglichkeit zu finden,
um Atem zu schöpfen,
und auf den Frühling warten.

1. NOVEMBER

ERWEITERN SIE IHRE GENUSS- UND WOHLFÜHLZONE

Jeder braucht mehr Liebe.
Mehr Liebe. Mehr Liebe. Mehr Liebe.
Tatsache ist, daß niemand eine perfekte Kindheit hatte.
Niemand von uns bekam genug Lob, Aufmerksamkeit,
Beachtung, Zuneigung, Verwöhnung, Streicheleinheiten,
Segen oder Ermutigung. Wir alle brauchen jetzt mehr Liebe.

Daphne Rose Kingma

Die meisten von uns besitzen das, was ich eine Genuß- und Wohlfühlzone nenne, eine unsichtbare Linie, die wir um uns herum ziehen, die Vergnügen, Fürsorge und Liebe hineinläßt und uns vor schmerzvollen Erfahrungen schützt. Wenn wir diesen Schutzwall mit einem zu kleinen Radius ausstatten, kann es sein, daß die positiven Erfahrungen, die wir und unser Körper dringend benötigen, außen vor bleiben.

Die heutige Aufgabe besteht darin, den Schutzwall ein klein wenig zu erweitern. Versuchen Sie nicht, die Mauer ganz niederzureißen; Sie brauchen sie noch als Schutz vor Menschen und Ereignissen, die ihnen Schaden zufügen könnten. Aber Sie werden in Sicherheit bleiben, wenn Sie die Mauer etwas vorverlegen und damit ein kleines bißchen mehr Vergnügen hereinlassen.

Wie Sie das erreichen können? Probieren Sie heute etwas Neues aus, das Ihrem Körper mehr Raum für Liebe verschafft. Hören Sie gut zu, wenn Ihnen jemand ein Kompliment für Ihr Aussehen macht. Nehmen Sie es an, indem Sie „danke" sagen und es nicht mit einem „Oh, nicht der Rede wert" abtun. Lassen Sie Ihren Partner wissen, daß Sie heute abend, wenn Sie nach Hause kommen, gern etwas schmusen und eine Fußmassage bekommen würden. Wenn Sie besonders mutig sind, rufen Sie eine gute Freundin an und bitten sie um folgendes: „Ich fühle mich ziemlich niedergeschlagen. Könntest du mir bitte etwas nennen, das dir an meinem Körper gefällt?"

Wir alle brauchen Liebe. Liebe, die den Körper nicht miteinbezieht, ist überhaupt keine Liebe. Was immer Sie heute tun, um Ihre Genuß- und Wohlfühlzone zu erweitern, denken Sie an Ihren Körper. Öffnen Sie sich stärker einer körperbewußten Liebe.

DEN STRESS AUS DEM KÖRPER HERAUSBEKOMMEN

Egal, ob es sich um einen Schluck Wein, einen Großeinkauf, einen wohlverdienten Urlaub, ein befreiendes Lachen oder einen wohltuenden Tränenausbruch handelt – das sind die Genüsse, die unser Leben aufheitern und beleben.

Robert Ornstein und David Sobel

Eine meiner Freundinnen erzählte mir, wie sie sich jeden Abend ein kleines bißchen verwöhnt. Kurz bevor sie einschläft, streckt sie ihren Körper aus und drückt die Anspannung durch ihren ganzen Körper hindurch und zu ihren Zehen heraus. Sie beginnt an ihrer Kopfhaut, dann streckt sie vorsichtig ihr Gesicht, ihren Hals, ihre Schultern, ihre Arme, ihren Oberkörper und die Beine, bis sie spürt, wie sie den Streß des Tages ihre Beine hinunterdrückt, genau so, wie sie Zahnpasta aus der Tube drücken würde. Schließlich streckt sie ihre Zehen und preßt die Anspannung vollständig aus ihrem Körper heraus. Vollkommen entspannt schläft sie dann schnell ein.

Helfen Sie sich heute abend dabei einzuschlafen, indem Sie den Streß des Tages herauslassen. Drücken Sie die Anspannung Ihren Körper hinunter und zu den Zehen heraus. Schlafen Sie gut.

VERGESSEN SIE „ICH SOLLTE DIES, ICH SOLLTE DAS"

Wenn ich mich zwischen zwei Übeln entscheiden muß, dann wähle ich immer dasjenige, das ich noch nicht kennengelernt habe.

Mae West

Verfangen Sie sich manchmal auch in all den „ich sollte dies, ich sollte das" des Lebens?

Ich schon. Zunächst gibt es alle „ich sollte dies, ich sollte das", die von außen an mich herangetragen werden. Ich sollte mich um meine Freunde kümmern. Ich sollte mich für ehrenwerte Ziele einsetzen. Ich sollte niemanden enttäuschen. Ich sollte immer pünktlich sein …

Und jetzt, wo ich lerne, mich um meinen Körper zu kümmern, entsteht eine neue lange Liste mit „ich sollte dies, ich sollte das". Ich sollte mich gesünder ernähren. Ich sollte mehr Sport treiben. Ich sollte mich öfter massieren (lassen). Ich sollte den Duft der Rosen wahrnehmen und meine Nase feiern. Ich sollte auf meine Atmung achten. Ich sollte auf meine Krankheiten hören, um von meinem Körper lernen zu können.

Puh!

Vergessen Sie heute sämtliche „ich sollte dies, ich sollte das". Verwöhnen Sie sich, auch wenn es regelwidrig ist. Essen Sie ganz frech einen saftigen, fettigen Cheeseburger mit Pommes frites und einem Schokoladenmilchshake oder vielleicht ein riesiges Stück Käsekuchen mit Kirschen. Ich glaube, ich habe heute Lust auf frittierte Tintenfischringe mit Knoblauchsoße, und als Beilage nehme ich mit Käse überbackene Bohnen. An manchen Tagen müssen wir einfach unsere Schattenseiten ausleben, wenn wir es überleben wollen, so wunderbar zu sein!

SEIEN SIE ZUFRIEDEN MIT DEM, WAS SIE HABEN

Erst wenn Sie mit sich selbst Frieden schließen,
werden Sie mit dem zufrieden sein, was Sie haben.

Doris Mortman

Kennen Sie den folgenden Spruch: „Wenn nichts mehr geht, dann gehe ich einkaufen"? Frauen wird nachgesagt, besonders viele Frusteinkäufe zu tätigen, wenn nicht gar abhängig davon zu sein, Geld auszugeben, um mit Ihren Gefühlen klarzukommen. Ich habe an mir selbst feststellen können, wie der Kauf neuer Kleidung oder Einrichtungsgegenstände mein schwindendes Selbstwertgefühl stabilisiert und mir nach einer Enttäuschung neuen Auftrieb gibt.

Aber ich kann noch so schöne Kleider anziehen: Wenn ich dabei gleichzeitig meinen Körper hasse, werde ich mich doch nicht wohlfühlen. Ich werde erst dann Zufriedenheit verspüren, wenn ich aufhöre, meinen Körper abzulehnen. Anstatt einen Nachmittag lang einkaufen zu gehen, würde ich meine Zeit besser damit verbringen, mich massieren zu lassen, in einen inneren Dialog mit meinem Körper zu treten oder eine körperorientierte Selbsthilfegruppe aufzusuchen. Energie darauf zu verwenden, Probleme direkt anzugehen, ist nie Zeit- oder Geldverschwendung.

Wenn Sie mit dem zufrieden sein wollen, was Sie haben, dann seien Sie zufrieden mit dem, was Sie sind. Wenn wir in unserem Körper ruhen, dann können wir genießen, was wir am Leibe tragen und was wir besitzen, weil wir nicht länger erwarten, daß diese Gegenstände unsere verletzten Gefühle heilen. Gegenstände können uns nie eine emotionale Stütze sein. Nur die Liebe heilt alle Wunden.

5. NOVEMBER

WO VERSPÜREN SIE IN IHREM KÖRPER VERWIRRUNG?

Wenn ich versuche, alle Dinge in meinem Kopf zu ordnen,
werde ich erst recht verwirrt.

Mary Virginia Micka

Verwirrung kann uns völlig durcheinanderbringen und dazu führen, daß wir eine Richtung einschlagen, in die wir eigentlich gar nicht gehen wollen. Lassen Sie nicht zu, daß Ihre Kopflosigkeit die Oberhand gewinnt, sondern lassen Sie sich von Ihrem Körper dabei helfen, Ihre Fassung wiederzugewinnen und zu einem Entschluß zu kommen, welchen Schritt Sie als nächsten tun wollen.

Fragen Sie sich zunächst, wo Sie Verwirrung in Ihrem Körper verspüren. Spüren Sie vielleicht Anspannung auf Ihrer Stirn, was wiederum ein nervöses Blinzeln Ihrer Augen nach sich zieht? Leiden Sie unter einem steifen Rückgrat, weil Sie orientierungslos im Nebel herumirren? Sind Sie angespannt bis in die Zehenspitzen, und verlieren Sie den Boden unter den Füßen? Wie läßt Ihr Körper Sie wissen, daß Sie verwirrt und durcheinander sind? Um wieder etwas mehr Klarheit zu gewinnen, stellen Sie sich mit Ihren Füßen fest auf den Boden, und verteilen Sie Ihr Körpergewicht gleichmäßig auf beide Beine. Lassen Sie Ihre Arme locker herunterhängen, und atmen Sie mehrmals tief ein und aus. Sie werden klarer denken können, wenn Sie ruhiger geworden sind. Und vergessen Sie in dieser Situation nicht, Ihre Beobachtungen in Ihr Körpertagebuch einzutragen. Wenn Sie Ihre Fassung wiedergefunden haben, werden Sie brauchen, was Sie während dieses Prozesses gelernt haben. Teilen Sie Ihre Verwirrung mit jemandem, der Ihnen dabei helfen kann, wieder mehr Klarheit in Ihr Leben zu bringen.

EIN HOCH AUF DIE GERÜCHE

Wer weiß das? Keine Frage, unsere Nase.

Carl Koch and Joyce Heil

Ich konnte riechen, wie etwas anbrannte, wie ein komischer Geruch, ein Geruch von Gefahr in der Luft hing. „Oh je, ich habe etwas auf dem Herd anbrennen lassen!" Laut schreiend lief ich die Treppe hinunter und sah, wie die Nudeln auf dem Boden des Topfes ganz schwarz geworden waren. Meine Nase hatte mich darauf aufmerksam gemacht, noch ehe etwas in Flammen aufgehen konnte.

Hat Ihnen Ihre Nase auch schon einmal dabei geholfen, gefährliche Situationen rechtzeitig zu erkennen? Hat Sie Ihre Nase schon einmal vor Gas gewarnt, das einem lecken Rohr entweichen konnte? Haben Sie jemanden, vor dem Sie Angst haben, an seinem Parfüm erkannt, als er sich näherte? Hat Sie der schale Geruch von Zigarettenrauch an die Risiken des Passivrauchens erinnert? Feiern Sie heute Ihren Geruchssinn, indem Sie in Ihrem Körpertagebuch notieren, wie Ihre Nase Sie vor Schaden bewahrt hat.

BEWERTEN SIE IHREN STRESS

Wenn wir den Streß in unserem Leben zu groß werden lassen, indem wir unablässig versuchen, immer mehr und mehr zu erreichen, können wir bei diesen Versuchen sterben, und noch dazu eines zu frühen Todes.

Deane Juhan

Sie selbst wissen am besten, wie Sie Ihr Leben ins Gleichgewicht bringen können. Vielleicht fühlen Sie sich am wohlsten, wenn Sie sechs Stunden schlafen, früh am Morgen Sport treiben und erholen sich, wenn Sie mit anderen Menschen zusammen sind. Oder vielleicht brauchen Sie neun Stunden Schlaf, fühlen sich gut, wenn Sie nachmittags Sport treiben und entspannen sich am besten, wenn Sie allein sind. Vielleicht brauchen Sie allerdings in anstrengenden Zeiten mehr Schlaf, um Ihr emotionales und körperliches Gleichgewicht zu halten. An manchen Tagen kann Streß dazu führen, daß Sie ein Nickerchen am Nachmittag brauchen.

Zeichnen Sie den Umriß Ihres Körpers in Ihrem Körpertagebuch, und malen Sie diejenigen Stellen, an denen Sie Streß verspüren, bunt aus. Beschreiben Sie kurz, wie Sie heute am besten im Gleichgewicht bleiben können. Um das Gleichgewicht in unserem Leben zu erhalten, bedarf es mehr als einer einmaligen Anstrengung, es erfordert, daß wir uns täglich, wenn nicht gar von Situation zu Situation, auf unseren Körper einstimmen. Wenn wir erkennen, wann Streß zu- oder abnimmt, weil wir die Anspannung in unserem Nacken bewerten, das Gefühl in unserem Magen, die Verkrampfung oder Entspannung unserer Beckenmuskeln, so können wir auch immer wieder neu bewerten, was wir gerade brauchen, um unser Leben im Gleichgewicht zu halten.

8. NOVEMBER

LERNEN SIE IN RUHE

Es kann keine Bildung ohne Muße geben,
und ohne Muße ist jede Bildung wertlos.

Sarah Josepha Hale

Meine Erinnerungen an die Uni sind bestimmt von panischen Prüfungsvorbereitungen, Hausarbeiten, an denen ich bis zum Morgengrauen gesessen habe, und ängstlichem Warten auf die Ergebnisse. Kein Wunder, daß es mir so vorkommt, als hätte ich mehr vergessen als gelernt.

Wenn wir Angst haben, sind unsere kognitiven Fähigkeiten eingeschränkt. Wir können am besten in einer sicheren, unterstützenden Atmosphäre lernen, in der es genügend Zeit gibt, das neu Gelernte zu verdauen und zu diskutieren. Also nehmen Sie sich etwas Zeit zur Ruhe. Versuchen Sie nicht bewußt, etwas Neues dazuzulernen oder eine große neue Einsicht zu formulieren. Entspannen Sie sich, und öffnen Sie sich dem, was Sie Ihr Körper lehren möchte.

FOLGEN SIE IHRER INNEREN UHR

Die Menschen beginnen,
dem Rhythmus der Maschinen
Widerstand zu leisten und daran zu glauben,
daß der Weg zu innerer Harmonie
und Gesundheit eine nach innen gerichtete
Wachsamkeit erfordert.

Gay Gaer Luce

Viele Eltern haben Probleme mit ihren Kindern, was das Schlafen und Essen angeht. Viele unserer Eltern wurden von einer Erziehungsrichtung beeinflußt, die unsere biologischen Funktionen einem rigiden Zeitplan unterworfen hat. Wir bekamen alle vier Stunden etwas zu essen, obwohl wir vielleicht schon früher Hunger hatten, und wurden nach dem Füttern schlafen gelegt, egal, ob wir müde waren oder nicht. Zu wenige Eltern haben der Weisheit unserer kleinen Körper vertraut. Sie dachten, daß es ihre Aufgabe sei, unsere Körper an ihren Zeitplan zu gewöhnen. In diesem frühen Alter wurde vielen von uns etwas Furchtbares beigebracht – den Rhythmus unserer Körper zu ignorieren und uns allein nach der Uhrzeit zu richten.

Behandeln Sie Ihren Körper immer noch schlecht, indem Sie die Weisheit Ihres biologischen Rhythmus' ignorieren? Stellen Sie sich vor, wie anders Ihr Tagesablauf aussehen würde, wenn Sie dann schlafen würden, wenn Sie müde sind, und essen würden, wenn Sie Hunger haben. Würden Sie früher ins Bett gehen? Später? Würden Sie weniger Mahlzeiten einnehmen? Oder mehr? Lassen Sie es nicht zu, daß Zeitrhythmen, die künstlich geschaffen wurden, um unsere Gesellschaft zu organisieren, auch die Entscheidungen in Ihrem persönlichen Leben kontrollieren. Ihr Körper ist viel weiser als der Zeitmesser, der an Ihrer Wand tickt.

SETZEN SIE SICH MIT DEM TOD AUSEINANDER

Ich begann zu erkennen, daß Tod und Zerstörung zum kreativen Prozeß dazugehören, und daß mein Körper ein Teil des großen Kreislaufes von Anfang und Ende war.

Marjorie Zoet Bankson

Niemand von uns kann sich seinem Körper intensiver verbunden fühlen, ohne gleichzeitig ein größeres Bewußtsein für den Kreislauf von Geburt, Tod und Auferstehung zu entwickeln.

Vielleicht ist unser Wunsch, uns nicht mit dem Tod auseinanderzusetzen, zum Teil auch dafür verantwortlich zu machen, daß wir uns von unserem Körper abwenden. Egal, wie gut wir uns um unseren Körper kümmern, irgendwann müssen wir alle sterben. Mit Kleinigkeiten erinnert unser Körper uns jeden Tag daran, daß wir sterben müssen – die neuen Augenfältchen, die grauen Haare, die Notwendigkeit, die Paprikastückchen von der Pizza zu nehmen, weil wir sonst Sodbrennen bekommen ...

Wenn wir Frieden mit unseren Körpern schließen, fordert uns dies gleichzeitig dazu heraus, auch Frieden mit dem Tod zu schließen. Dies ist vielleicht eine der bedeutsamsten und schwierigsten Herausforderungen, der wir in unserem Leben begegnen. Nehmen Sie sich heute etwas Zeit und denken Sie über Ihre Vorstellung vom Tode nach. Macht Ihnen das Angst? Wenn ja, inwiefern? Müssen Sie sich mit unbewältigten Konflikten auseinandersetzen? Sollten Sie jetzt damit anfangen? Vielleicht brauchen Sie den Austausch mit einer vertrauenswürdigen Freundin, um ein bißchen mehr mit einer Erfahrung zurechtzukommen, die Sie eines Tages werden machen müssen.

11. NOVEMBER

DEN BRUSTRAUM ÖFFNEN

Sich selbst von Zeit zu Zeit zu verwöhnen trägt entscheidend zu einem gesunden, befriedigenden Leben bei.

Robert Ornstein und David Sobel

Verwöhnen Sie sich mit einer vitalisierenden Selbstmassage, die Ihre Schultern und Ihre Stimmung heben wird. Menschen mit hängenden Schultern sollten die Muskeln im Brustbereich strecken, Muskeln, die sich möglicherweise aufgrund einer chronisch schlechten Haltung zusammengezogen haben oder sogar geschrumpft sind. Mit solch einer Körperhaltung sehen wir nicht nur etwas nachlässig aus, sondern diese Körperhaltung signalisiert Traurigkeit und kann gleichzeitig traurige Gefühle in uns auslösen, selbst wenn wir äußerlich gesehen keinen Anlaß dazu haben, traurig zu sein.

Konzentrieren Sie sich auf Ihren Brustraum, indem Sie sich aufrecht auf einen bequemen Stuhl setzen und die Füße entspannt auf den Boden stellen. Atmen Sie tief ein und aus. Beim zweiten Einatmen breiten Sie langsam Ihre Arme zu beiden Seiten aus, so, als ob Sie einen riesigen Ball auffangen wollten. Führen Sie Ihre Arme vorne zusammen, wenn Sie ausatmen.

Trommeln Sie als nächstes sanft mit Ihren Fingerspitzen auf den oberen Bereich Ihres Brustkorbes und dann zwischen Ihren Brüsten. Variieren Sie die Stärke des Trommelns, beginnen Sie mit einer leichten Bewegung, die Sie dann intensivieren. Passen Sie allerdings auf, daß Sie sich keine blauen Flecken zufügen. Atmen Sie tief ein und aus, während Sie mit Ihren Fingerspitzen trommeln, bis die Anspannung in Ihrem Brustraum dahinschmilzt.

LASSEN SIE EINE WUNDE AUS IHRER KINDHEIT VERHEILEN

In unserer Jugend, in unserem schlimmsten Leid,
denken wir, daß wir allein sind. Erst wenn wir
älter geworden sind, stellen wir fest,
daß andere ebenso wie wir gelitten haben.

Susanne Moarny

Erinnern Sie sich an die Zeit, als Sie noch ein kleines Mädchen waren und die anderen sich über Sie lustig gemacht haben? Vielleicht wurden Sie damit aufgezogen, daß Sie eine Brille trugen, weil Sie pummelig waren, weil Sie abstehende Ohren oder Sommersprossen hatten. Ich weiß nicht, wegen welcher besonderen körperlichen Besonderheiten Sie ausgelacht wurden, aber ich habe nur selten eine Frau getroffen, der nicht in Ihrer Kindheit ein negatives Körpergefühl vermittelt wurde.

Als Kinder fühlen wir uns von den anderen abgeschnitten, wenn wir Demütigung erfahren. Tatsächlich ist das Gefühl von Isolation genau das, was unsere Spielkameraden erreichen wollen. Sie fühlen sich auf unsere Kosten nur noch stärker untereinander verbunden. Aber jetzt als Frauen können wir ähnlich demütigende Erfahrungen nutzen, um uns zusammenzutun und uns zu verbünden.

Sprechen Sie heute mit anderen Frauen über Erfahrungen, durch die Ihr Körper der Lächerlichkeit preisgegeben oder kritisiert wurde. Vielleicht ist es schmerzhaft, diese Erinnerungen wachzurufen. Aber Sie werden sich bald gemeinschaftlich verbunden fühlen und vielleicht sogar einen Sinn für die komischen Seiten dieses Teils Ihrer Vergangenheit entwickeln. Beklagen, betrauern und lachen Sie zusammen über die Schmerzen Ihrer Kindheit, und heilen Sie sich gegenseitig in der Gegenwart.

FEIERN SIE IHRE ZUNGE

So blieb ich stumm und still;
ich schwieg, vom Glück verlassen,
doch mein Schmerz war aufgerührt.
Heiß wurde mir mein Herz in der Brust,
bei meinem Grübeln entbrannte ein Feuer;
da mußte ich reden.

Psalm 39

Einer der vielseitigsten und nützlichsten Muskeln in unserem Körper ist unsere Zunge. Wir können mit unserer Zunge schmecken, spucken, küssen, pfeifen, schlucken und lecken. Was vielleicht das Wichtigste ist, wir können mit unserer Zunge sprechen.

Frauen, die nicht offen über ihre Gefühle, zurückliegende Ereignisse und ihren Schmerz sprechen können, drücken ihre Betroffenheit oft auf unbewußte oder selbstzerstörerische Weise aus. Aber wenn wir unsere Zunge benutzen, um die Wahrheit zu sagen über das, was wir gesehen, gehört, gefühlt, geschmeckt und gerochen haben, so kann sich unser Körper entspannen und Wohlgefühl und Gesundheit in unser Leben zurückkehren. Wir richten unseren Blick wieder nach vorne, wir gehen erhobenen Hauptes, wir entspannen unsere Kiefermuskeln, unsere Atmung wird tiefer, und wir bekommen wieder Boden unter den Füßen.

Benutzen Sie Ihre Zunge, um die Wahrheit zu sagen. Schreiben Sie auf, was Sie immer schon einmal aussprechen oder jemandem mitteilen wollten. Nachdem Sie Ihre Gefühle oder die Situation erschöpfend beschrieben haben, sprechen Sie mit Ihrer „Körper-Gefährtin" darüber. Wenn es noch jemanden gibt, dem Sie sich anvertrauen möchten, sprechen Sie mit ihr oder ihm über das, was Sie in Ihrem Körpertagebuch notiert haben. Bitten Sie Ihre „Körper-Gefährtin" hinzu, wenn Sie das Gefühl haben, daß Sie extra Unterstützung brauchen. Ihr ganzer Körper wird es Ihnen danken.

14. NOVEMBER

HELFEN SIE IHREN SINNEN AUF DIE SPRÜNGE

Ich habe im Leben gelernt,
daß nichts wichtiger ist, als wachsam zu sein.

Diane Sawyer

Wenn Sie wach sind, wird Sie der Rauch vor einer möglichen Feuergefahr in Ihrem Hause warnen. Aber wenn Sie schlafen, kann Ihr Haus schon in Flammen stehen, ehe Sie es bemerken. Manchmal kann das Einatmen von Rauch oder giftigen Gasen dazu führen, daß Sie nicht wach werden und damit Ihr Leben und das Ihrer Lieben gefährden.

Feuermelder stellen eine einfache und preiswerte Möglichkeit dar, Ihren Sinnen auf die Sprünge zu helfen. Der Melder schlägt laut Alarm bei dem kleinsten Anzeichen von Rauch. Ihre Nase bemerkt den Rauch vielleicht nicht, aber Ihre Ohren werden den ohrenbetäubenden Lärm des Alarms garantiert nicht überhören.

Schützen Sie Ihr Zuhause, Ihr Leben und das Leben Ihrer Nächsten, indem Sie Ihren Sinnen auf die Sprünge helfen.

BITTEN SIE UM HILFE

Nur mit mir allein in einem Raum zu sein,
bedeutet mehr Stimulation, als ich ertragen kann.

Kate Braverman

Regen Sie sich manchmal so sehr auf, daß Sie das Gefühl haben, Ihr Kopf könnte explodieren oder Ihr Herz platzen? Haben Sie sich schon einmal vorgestellt, daß Sie möglicherweise an einer Krankheit leiden, von der Sie gehört haben, oder daß Sie ganz unerwartet schwanger sein könnten (ungewollt)? Haben Sie sich in eine Sie ängstigende Situation hineinphantasiert, in der die schlimmsten Dinge, die Sie sich nur vorstellen können, allesamt eingetreten sind, bis Ihr Puls raste und Sie bis in die Zehenspitzen angespannt waren?

Manchmal benötigen wir zur Beruhigung die Hilfe eines anderen Menschen, so daß wir aus den aufgeregten oder überfluteten Zuständen herauskommen und zu einem wachen Zustand zurückkehren können. Dorthin, wo wir hingehören. Wenn Sie sich nicht gut selbst beruhigen können, gibt es eine einfache Lösung. Rufen Sie eine Frau an, der Sie trauen, und bitten Sie sie um ihre Hilfe.

Zusammen können Sie nach Lösungen suchen, wie Sie Ihren Körper einsetzen können, um sich abzuregen. Hilft es Ihnen vielleicht, wenn Sie einen Spaziergang machen? Wenn Sie über Ihre Aufregung reden? Wenn Sie eine Umarmung bekommen? Vielleicht hilft eine Tasse Tee? Lassen Sie sich dabei helfen, Ihre Sicherheit wiederzufinden, zu entspannen und zu einem wachsamen Zustand zurückzukehren.

ERINNERUNGEN WACHRUFEN

Tragen Sie ein, ob die folgenden Aussagen auf Sie zutreffen. Formulieren Sie um, was nicht auf Sie zutrifft.

1 = nie, 2 = manchmal, 3 = immer

___ Ich vertraue meinem Körper, daß er mir die Wahrheit über meine Vergangenheit mitteilt.
___ Ich habe genügend Selbstvertrauen, um selbst zu entscheiden, worin die Wahrheit meiner Vergangenheit besteht.
___ Ich gebe acht, wenn ich mich von meinem Körper abgeschnitten fühle.
___ Ich gebe acht, wenn sich mein ganzer Körper oder einzelne Körperteile wie betäubt anfühlen.
___ Ich gebe acht, wenn Gefühle plötzlich auftauchen.
___ Ich gebe acht auf Geräusche, die mich an vergangene Verletzungen erinnern.
___ Ich gebe acht auf Gerüche, die mich an vergangene Verletzungen erinnern.
___ Ich gebe acht auf Sinneseindrücke, die mich an vergangene Verletzungen erinnern.
___ Ich gebe acht auf innere Bilder, die mich an vergangene Verletzungen erinnern.
___ Ich kann meine Gefühle der Vergangenheit gegenüber, adäquat ausdrücken.
___ Ich kann mich gut an meine gesamte Kindheit erinnern.
___ Mein Körper hilft mir dabei, sicher in der Gegenwart zu bleiben.
___ Ich vertraue darauf, daß Gott mir dabei hilft, Traumata oder Vernachlässigungen, die ich in der Vergangenheit erfahren habe, zu verarbeiten.
___ Ich weiß, daß ich das Recht habe, alles über meine Vergangenheit zu erfahren.

Auswertung

37–45 Punkte: Sie setzen sich umfassend mit Ihrer Vergangenheit auseinander.
26–36 Punkte: Teile Ihrer Vergangenheit bleiben verdrängt.
0–25 Punkte: Sie benötigen Hilfe, um Ihre Vergangenheit aufzuarbeiten.

LEBEN SIE AUS IHREM KÖRPER HERAUS

Ich bedauerte, was sich in der Vergangenheit
ereignet hatte, und fürchtete mich vor der Zukunft.
Plötzlich sprach Gott zu mir: „Ich heiße ‚Ich bin'."
Ich wartete ab. Gott fuhr fort:
„Wenn du in der Vergangenheit lebst, mit all den Fehlern
und bedauerlichen Ereignissen, so ist es schwierig.
Dort bin ich nämlich nicht. Ich heiße nicht ‚Ich war'.
Wenn du in der Zukunft lebst, mit all ihren
Problemen und damit verbundenen Befürchtungen,
ist es schwierig. Dort bin ich nämlich nicht.
Ich heiße nicht ‚Ich werde da sein'.
Wenn du jetzt lebst, so ist es nicht schwierig.
Ich bin hier. Ich heiße ‚Ich bin'."

Helen Mellicost

Uns ist unser Körper gegeben, damit wir in der Gegenwart bleiben. Während unser Geist zurück in die Vergangenheit schweifen kann oder sich um eine ungewisse Zukunft Sorgen machen kann, gibt sich unser Körper damit zufrieden, zu diesem Zeitpunkt hier und nirgendwo sonst zu sein.

Haben Sie sich über frühere Verluste oder zukünftige Vorstellungen aufgeregt? Folgen Sie Ihrem Körper zurück in die Gegenwart. Setzen Sie sich auf einen bequemen Stuhl und stellen Ihre Füße fest auf den Boden. Schließen Sie Ihre Augen, und atmen Sie tief ein und aus. Spüren Sie, wie Ihre Füße den Boden berühren. Spüren Sie, wie die Erde Sie sicher hält. Wiederholen Sie diese Übung einige Male, bis Sie sich ganz mit der Erde verbunden fühlen und Sie Ihren Körper wieder vollständig spüren. Seufzen Sie tief auf vor Erleichterung, und danken Sie Gott dafür, daß er Ihnen einen sicheren Weg gezeigt hat, um nach Hause zurückzukehren.

LASSEN SIE SICH ERMUTIGEN

Ich war immer davon überzeugt,
daß das Bemühen, erfolgreich zu sein,
sie schon erfolgreich macht.

Katherine Dunham

Ich muß gestehen, daß ich mir Ziele setze, die ich nicht immer erreiche. Dann bin ich von mir enttäuscht und denke: „Was soll's, Carmen. Das schaffst du sowieso nicht."

Wenn ich diese negativen Stimmen in meinem Kopf höre, dann weiß ich, daß ich wieder rückfällig geworden bin, was meinen Perfektionismus angeht. Schwarzweißmalerei gewinnt die Oberhand, und wieder gibt es nur noch das rigide Raster von gut oder schlecht, richtig oder falsch.

Wenn ich im Einklang mit meinem Körper und dem ewigen Kreislauf von Tod und Geburt lebe, ist es unmöglich, so zu denken. Mein Körper ist ein kompliziertes, großartiges lebendiges Ereignis, dessen Teile absterben, heilen, sich ausdehnen, schrumpfen und ständig im Wandel begriffen sind. Jede Veränderung ist Teil dieses Prozesses. Wenn ich mit dem Ebbe und Flut ähnlichen Rhythmus meines Körpers zusammenarbeite, lasse ich die Schwarzweißmalerei hinter mir und entscheide mich für das Leben.

Entscheiden auch Sie sich für das Leben. Lassen Sie sich von der Komplexität Ihres Körpers ermutigen, die Komplexität Ihrer Seele und Ihres Lebens zu akzeptieren. Begreifen Sie, daß Sie Teil dieses wunderbaren Gefüges sind, und der Erfolg wird sich einstellen.

SCHÜTZEN SIE IHR KÖRPERBILD

Einige Menschen vermitteln uns
positive Botschaften
in bezug auf unseren Körper;
andere Menschen dagegen negative.
All diese Eindrücke beeinflussen das Bild,
das wir von unserem Körper haben,
doch haben wir es selbst in der Hand,
dieses Bild zu formen.

Carl Koch und Joyce Heil

Ich glaube, daß sich unser Selbstbild in Beziehung zu anderen konstituiert. Im Grunde sehe ich mich so, wie ich glaube, daß Sie mich sehen. Ich gründe mein Selbstbild auf das, was ich in Ihren Augen zu sehen glaube.

Dieser Prozeß kann sich problematisch erweisen, denn ich bin abhängig von meiner Wahrnehmung der anderen. Dies kann korrekt sein, aber auch nicht. Wenn ich z. B. von einem Verkäufer unfreundlich bedient werde, so kann ich daraus schließen, daß ich nicht so attraktiv wie eine andere Kundin bin, die alle Hilfe, die sie benötigt, erhält. Vielleicht hat der Verkäufer aber auch nur furchtbar schlechte Laune.

Schützen Sie sich (vor allem Ihr Körperselbst) davor, daß kritische Bemerkungen von Fremden oder Ihnen nahestehenden Personen Ihre Selbstachtung herabsetzen. Wenn Sie das Gefühl haben, daß jemand Sie nicht mag, dann überprüfen Sie dieses Gefühl, statt es zulassen, daß diese Erfahrung eine zusätzliche Distanz zwischen Ihnen und Ihrem Körper entstehen läßt.

Und wenn sich tatsächlich herausstellt, daß eine Person mich oder Teile meines Körpers nicht mag, ist es vielleicht Zeit, diese Beziehung zu beenden, selbst wenn es sich um Menschen handelt, die uns nahestehen. Wer, bitte schön, hat solche Mißachtung nötig?

TUN SIE IHREM GESICHT ETWAS GUTES

*Wenn wir uns Sorgen machen oder wir uns konzentrieren,
dann kann es schnell passieren, daß sich unsere Stirn
und unsere Schläfen verspannen und sich Blut anstaut.
Tatsächlich entwickeln sich bei vielen Leuten über die Zeit hinweg
Sorgenfalten, die sie beträchtlich älter aussehen lassen.*

Robert Thé

Um diese Jahreszeit wird es ziemlich kalt. Deshalb sollten wir uns in besonderer Weise um unsere Haut kümmern. Verwöhnen Sie sich heute mit einer fruchtigen Herbstgesichtsmaske.

Wenn Sie einen offenen Kamin haben, machen Sie Feuer, und legen Sie beruhigende Musik auf, um die richtige Atmosphäre zu schaffen. Geben Sie zwei Eßlöffel Aprikosenöl und zwei Eßlöffel Sahne in einen kleinen Topf, und erhitzen Sie die Mischung auf kleiner Stufe. Während das Öl erhitzt wird, schneiden Sie sich ein Stück Musselin in der Größe Ihres Gesichtes zurecht, mit Löchern für Mund, Augen und Nase. Tauchen Sie das Tuch in die warme Flüssigkeit ein. Passen Sie auf, daß es nicht zu heiß wird. Wringen Sie das Tuch aus, legen Sie sich entspannt hin und bedecken Sie dann Ihr Gesicht mit dem Tuch (geben Sie acht, daß Sie Ihre Augen unbedeckt lassen). Genießen Sie die wohlige Wärme zehn oder fünfzehn Minuten lang. Nachdem Sie das Stück Musselin vorsichtig entfernt haben, reinigen Sie Ihre Haut und tragen anschließend Ihre Tagescreme auf. Ihre Haut wird dank der Feuchtigkeit, des Kalziums und des Vitamins A herrlich erfrischt sein.

DENKEN SIE ZUERST AN SICH

Ich bin so wütend,
daß mein Körper wie eine Flamme auflodert.
Alamanda

Viele von uns haben Angst, für unseren eigenen Schutz zu sorgen, weil wir uns davor fürchten, andere zu verletzen, wenn wir unsere Wut ausdrücken. Wir wollen ja nicht genauso sein wie diejenigen, die uns verletzt haben. Ganz allgemein gesprochen versetzt uns unser Einfühlungsvermögen in die Lage, die Auswirkungen unserer Entscheidungen auf alle beteiligten Personen im voraus abzuschätzen. Wenn wir jedoch körperlich angegriffen werden oder von einer anderen Person bedroht werden, hilft uns unsere Wut dabei, unmittelbar das zu tun, was getan werden muß, nämlich unserem Sicherheitsbedürfnis höchste Priorität beizumessen und uns nicht länger um das Wohlergehen der uns gefährdenden Person zu kümmern. Aus der Furcht heraus, jemanden zu verletzen, wagen es fälschlicherweise viele von uns nicht, ihre Wut denjenigen zu zeigen, die sie bedrohen.

Bemessen Sie der Sicherheit Ihres Körpers höhere Priorität zu als dem Wohlergehen von jemandem, der Sie körperlich zu verletzen beabsichtigt. Wenn wir uns weigern, uns vor jemandem zu schützen, der uns bedroht, so resultiert dies daraus, daß wir Frauen dem Schutz unserer Kinder und Angehörigen und unserem eigenen Schutz nicht den gleichen Wert beimessen. Wenn jemand in Ihren persönlichen Bereich eindringt, ohne sich um Ihre Gefühle zu scheren, reagieren Sie nicht mit unangebrachtem Verständnis für ihn – verteidigen Sie sich!

22. NOVEMBER

SCHULDGEFÜHLE NEIN – VERANTWORTUNG JA

Eine Diätberaterin hat einmal zu mir gesagt, daß alle übergewichtigen Menschen wütend auf ihre Mütter seien und ihre Frustration dadurch kompensierten, daß Sie zuviel essen. Also gehe ich davon aus, daß dünne Menschen glücklich und ruhig sind und ihre ödipalen Konflikte erfolgreich bewältigt haben.

Wendy Wasserstein

Es ist typisch, daß Experten heutzutage vereinfachende Lösungen zu komplizierten Problemen liefern. Schauen Sie sich bloß die Werbung an. Ihnen wird das Blaue vom Himmel versprochen. Sie müssen nur bestimmte Produkte kaufen.

Wenn Sie sich auf vereinfachende Erklärungen einlassen, kann das ziemlich gefährlich sein, denn einfache Lösungen schieben Ihnen letztendlich immer die Verantwortung für Gelingen oder Nicht-Gelingen zu. Wenn die Diät, die Faltencreme, die Therapie, das Beziehungsvideo, das Gebet, das Allheilmittel keine Wirkung zeigt, so – das ist die versteckte Botschaft – liegt das an Ihnen. Wenn Sie mehr Selbstvertrauen hätten, sich besser im Griff hätten, dann wäre alles einfach großartig. Weil Sie das aber nicht haben oder tun ... Nun, es ist immer das alte Lied.

Ich habe inzwischen gelernt, sehr darauf zu achten, wessen Meinung ich mir zu Herzen nehme, weil ich emotional und körperlich von jenen geprägt wurde und werde, denen ich Glauben schenke. Ich öffne mich der Weisheit jener Frauen und Männer, die freundlich und geduldig sind und ein Bewußtsein für die Komplexität der menschlichen Existenz besitzen. Und, wenn die Dinge wieder einmal nicht so gut laufen, kann ich mir ihrer Unterstützung sicher sein. Schuldzuweisungen wird es nicht geben.

23. NOVEMBER

AKZEPTIEREN SIE IHR ALTER

Hohes Alter verwandelt den Menschen
oder läßt ihn versteinern.

Marie von Ebner-Eschenbach

Der Herbst ist eine Gelegenheit, um über Menschen, Erfahrungen und andere Dinge, für die wir dankbar sind, nachzudenken. Die allerwenigsten von uns würden „älter werden" auf die Liste jener Dinge setzen, die wir zu schätzen wissen. Nehmen Sie sich einen Moment lang Zeit, und überlegen Sie, wie Ihre Einstellung zum Älterwerden Ihre Lebensdauer und -qualität beeinflußt.

Das Gefühl, eine älter werdende Frau zu sein, macht mir sehr zu schaffen. Wir leben in einer Gesellschaft, die einen Jugendlichkeitskult betreibt. Das Interesse an Falten und einem schlaff herunterhängenden Busen ist nicht besonders groß.

Wir werden gesünder und länger leben, wenn wir diese unrealistischen Haltungen aufgeben. Fangen Sie bei sich selbst an. Welche Einstellungen zu Ihrem Alter hindern Sie, Ihren Körper vollständig zu akzeptieren? Sind Sie enttäuscht, daß Ihre Haut altert? Haben Sie graue Haare bekommen, oder hat sich die Beschaffenheit Ihres Haares verändert? Schmerzen Ihre Gelenke etwas öfter als früher, so daß Sie sich jetzt langsamer bewegen? Wie können Sie neue und hilfreiche Wege finden, um sich mit den altersbedingten Veränderungen Ihres Körpers, auseinanderzusetzen. Wie können Sie die veränderte Beschaffenheit Ihrer Haut akzeptieren lernen? Wie könnten Sie Ihre Frisur ändern? Wie könnten Sie neue Möglichkeiten erproben, um durch Strecken und Dehnen Ihres Körpers Ihre Beweglichkeit zu verbessern? Seien Sie dankbar für Ihr Alter, und verwandeln Sie die mit dem Alter verbundenen Veränderungen in Pluspunkte.

BERUHIGUNG MACHT EINSCHLAFEN MÖGLICH

Oh Schlaf! Er ist eine sanfte Sache,
wird geliebt von Erdpol zu Erdpol!
Samuel Taylor Coleridge

Wenn ich Angst habe, fällt es mir oft sehr schwer einzuschlafen. Zuerst versuche ich, mich mit einem Krimi zu beruhigen. Vielleicht lege ich ein paar Patiencen. Ich gebe Sassy eine Handvoll ihres Lieblingskatzenfutters. Ich knipse das Licht aus. Dann knipse ich das Licht wieder an, lese noch ein Kapitel, lege noch eine Patience und füttere Sassy noch ein paar mehr Leckerbissen.

Wir müssen wirklich effektive Methoden finden, um Ruhe zu finden und nicht die Fassung zu verlieren. Streß und Sorgen sollten unsere wohlverdiente Nachtruhe nicht vereiteln.

Um einzuschlafen, versuchen Sie, Ihren aufgeregten Körper zu besänftigen. Manchen Menschen hilft es, sich mit einem warmen (nicht heißen und auch nicht kalten) Bad zu entspannen. Tiefe Atemübungen können uns so ruhig werden lassen, daß wir schließlich in den Schlaf finden. Manchmal stehe ich auf und lege mich mit meinem Rücken auf den Boden (vorzugsweise auf eine Matte oder eine gepolsterte Unterlage), plaziere einen Tennisball zwischen meinen Schulterblättern und rolle den Ball zwischen meinen Schulterblättern, indem ich langsam meinen Rücken bewege. Diese Selbstmassage löst Spannungen, die sich in meinem Rücken und den Halsmuskeln angesammelt haben. Wenn ich dann tief ein- und ausatme oder ich herzhaft gähnen muß, weiß ich, daß sich der Streß in meinem Körper reduziert hat und mein Körper sich aufs Schlafen vorbereitet. Experimentieren Sie, um herauszufinden, was Ihnen persönlich am besten hilft.

KÜMMERN SIE SICH UM IHR GESICHT

Wir werden dazu gebracht,
es geringzuschätzen,
wenn wir uns um uns selbst kümmern.
Wir glauben schließlich entweder,
daß wir es nicht verdienen,
uns um uns selbst zu kümmern,
oder setzen diesen Punkt ganz unten
auf die Liste der Dinge,
die erledigt werden müssen.

Jennifer Louden

Fühlt sich Ihr Gesicht vernachlässigt? Müde? Bereit für etwas Verwöhnung? Sie brauchen nur zu Ihrem Kühlschrank zu gehen. Schneiden Sie eine Gurke zurecht (entfernen Sie auch die Schale) und pürieren Sie sie in Ihrer Küchenmaschine. Fügen Sie zwei Eßlöffel Naturjoghurt hinzu, und rühren Sie gut um. Verteilen Sie diese Paste auf Ihrem Gesicht. Passen Sie auf, daß Sie die Augenpartie aussparen. Legen Sie den Telephonhörer neben die Gabel, und entspannen Sie sich eine halbe Stunde lang, während die Maske Ihr Gesicht erfrischt. Der Joghurt enthält ein natürliches Enzym, das tote Hautzellen ablösen hilft und wichtige Nährstoffe für die neuen Zellen bereithält. Die Gurke bewirkt, daß Ihre Haut gestrafft wird und Ihr Gesicht eine gesunde Farbe bekommt. Waschen Sie schließlich Ihr Gesicht mit warmem Wasser ab, und tragen Sie Ihre Tagescreme auf.

HÖREN SIE ZU

Zuhören ist eine Form des Akzeptierens.

Stella Terrill Mann

Unser Körper hält eine Fülle von Informationen bereit, die er uns mitteilen könnte, wenn wir nur zuhören würden. Die Körpersprache meines Körpers kann sich sehr von der Ihres Körpers unterscheiden. Zum Beispiel kann eine harte Stelle in meiner Wade darauf hindeuten, daß ich mich in letzter Zeit nicht ausreichend auf meine Hinterbeine gestellt habe und daß ich in Zukunft besser für mich selbst eintreten muß. Eine harte Stelle in Ihren Waden kann etwas ganz anderes bedeuten, z. B. Furcht und das Bedürfnis, vor einer gefährlichen Situation zu flüchten. Eine andere Frau kann deshalb eine harte Stelle in der Wade haben, weil sie zu oft hochhackige Schuhe trägt. Ich glaube, es gibt keine allgemeingültige Übersetzung dafür, was unsere Körper uns auf dem Wege der Symptome zu sagen haben. Thomas Moore schreibt in *„Der Seele Flügel geben. Das Geheimnis von Liebe und Freundschaft“*: „Es gibt keinen Thesaurus für Körpersymbolik.“

Ihre Aufgabe besteht heute darin, Ihren Körper zu fragen, was ein gereizter Muskel oder ein anderes körperliches Symptom bedeuten könnte. Hören Sie Ihrem Körper gut zu. Warten Sie ab, welche Ideen Ihnen in den Kopf kommen. Je genauer Sie zuhören, um so besser werden Sie Ihre Körpersprache interpretieren, mit Ihrem Körper zusammenarbeiten und Frieden mit ihm schließen können.

DANKEN SIE IHREM ZYKLUS

Wenn Sie sich in der Natur umblicken,
dann werden Sie bemerken,
daß die Zyklen, egal, ob der Zyklus
des Winterschlafs, der Mondzyklus der Gezeiten
oder der 24stündige Zyklus von Ruhe und Aktivität,
allesamt eine Komponente der Erneuerung
besitzen. Diese fördert Wachstum
in den spezifischen Systemen,
die die Zyklen beherrschen.

Nancy Lonsdorf, Veronica Butler und Melanie Brown

Ich hatte meine erste Periode am zweiten Tag meines siebten Schuljahres. Die ganze Angelegenheit erschien mir damals sehr merkwürdig. Später bekam ich jedoch auch Krämpfe und begann, mich vor den Blutmengen zu fürchten.

Eine Möglichkeit, wie wir Frieden mit unserer Periode schließen können, besteht darin, uns den größeren Zusammenhang vor Augen zu führen, in dem unser persönlicher Zyklus mit all den anderen Zyklen in der Natur verflochten ist. Alle umfassen sowohl den Aspekt des Todes wie der Wiedergeburt: Die Ärztinnen Lonsdorf, Butler und Brown schreiben: „Wenn wir den Menstruationszyklus als einen reinigenden Mechanismus verstehen, erkennen wir seinen Sinn und Zweck jenseits der Fortpflanzung als wiederkehrende Möglichkeit, angestaute Abfallprodukte, die möglicherweise Krankheiten verursachen können, auszuscheiden."

Wie sehen Sie ihre Periode? Schreiben Sie in Ihrem Körpertagebuch auf, was Ihre Periode für Sie bedeutet. Statt Menstruation als etwas Negatives zu betrachten, denken Sie über die reinigenden Aspekte Ihrer Periode nach. Sprechen Sie mit Ihrer „Körper-Gefährtin" darüber, und empfinden Sie Dankbarkeit für Ihren Zyklus, der Sie mit dem Rhythmus der Natur verbindet.

WIEGEN SIE SICH NICHT IN ZU GROSSER SICHERHEIT

Es gibt keine Person, die nicht für irgend jemanden eine Gefahr darstellen würde.

Marie de Sévigné

Ich habe den schmerzhaften Fehler begangen, die Welt in gefährliche und vertrauenswürdige Menschen aufteilen zu wollen, als ob bestimmte Menschen immer gefährlich wären und andere immer vertrauenswürdig. Ich bin in Schwierigkeiten geraten, weil ich Menschen völlig schutzlos gegenübergetreten bin, von denen ich dachte, daß sie mich niemals verletzen würden oder könnten.

Ich meine damit nicht grausame Menschen, sondern meine nächsten und hochgeschätzten Freunde. Tatsächlich habe ich mir selbst Leid zugefügt, indem ich meinen Körper abgelehnt und meine Bedürfnisse nicht ernst genommen habe. Wenn ich mich noch nicht einmal auf mich selbst verlassen kann, wie kann ich das dann bei anderen tun?

An der Uni hat uns einer meiner Lieblingsprofessoren beigebracht, daß jede gute Tat zumindest eine negative, unbeabsichtigte Konsequenz hätte. Diese Erkenntnis ließ meine einfältige Vorstellung, daß ich Gutes erreichen würde, wenn ich nur Gutes im Sinn hätte, wie ein Kartenhaus in sich zusammenfallen. Selbst wenn meine Absichten gut sind, so kann ich doch nicht alle möglichen Folgen absehen. Niemand von uns kann das.

Wir alle stellen für uns und andere zu einem gewissen Grad eine Gefahr dar, unabhängig von unserem Wunsch, etwas Gutes zu tun. Erinnern Sie sich daran, daß in jeder guten Absicht ein Risiko steckt und daß im Herzen jeder Person, die Sie liebt, ein Schatten steckt, den niemand kontrollieren kann.

GEMEINSAMES SALATESSEN

In einer Salatschüssel kann man alles Mögliche mischen, je mehr desto besser. So wie Sie es auch in einer Unterhaltung können; aber alles hängt von der Kunst des Mischens ab.

Charles Dudley Warner

Tun Sie in diesen dunklen Novembertagen etwas, das Sie an den kommenden Frühling denken läßt. Bereiten Sie einen fabelhaften Salat zu, in dem Sie die verschiedensten Zutaten vermischen – verschiedene Sorten Blattsalat, wie krausen Endiviensalat, Feldsalat, Chicorée, Eisbergsalat oder Wasserkresse. Geben Sie sich nicht mit der üblichen Tomatengarnierung zufrieden. Seien Sie kreativ und nehmen Sie Granatapfelkerne, kernlose Früchte, Paprikaschoten, Zwiebelringe, Minzblätter, Apfelstückchen und Rosinen. (Jetzt bekomme ich aber Appetit ...)

Wenn Sie Ihr Meisterwerk vollendet haben, laden Sie eine besonders gute Freundin ein, um mit ihr zusammen den Salat zu essen. Unterhalten Sie sich über Ihre Pläne für den nächsten Sommer. Ihr Körper wird sowohl vom Essen wie auch von der Unterhaltung profitieren.

30. NOVEMBER

UNTERSUCHEN SIE IHRE BRUST

Die Natur hat Frauen mit einem Busen ausgestattet, also hat die Natur gedacht, daß es wichtig ist. Wie könnte ich es jemals wagen, daran etwas auszusetzen?

Ida Rosenthal

Die Furcht vor Krebs hält viele Frauen davon ab, ihre Brust zu untersuchen. Machen Sie sich folgendes bewußt: Selbst wenn Sie einen bösartigen Knoten entdecken sollten, Brustkrebs ist heilbar, aber nur dann, wenn er früh genug erkannt und entsprechend behandelt wird.

Untersuchen Sie Ihre Brust jeden Monat etwa zum gleichen Zeitpunkt. Stellen Sie sich zuerst vor einen Spiegel, und schauen Sie, ob Sie irgendwelche Veränderungen an Größe, Form oder Farbe Ihrer Brüste wahrnehmen können. Legen Sie sich als nächstes hin, und strecken Sie einen Arm über Ihrem Kopf aus. Tasten Sie die Brust auf der Körperseite ab, wo Sie Ihren Arm erhoben halten, indem Sie Ihre Brust in kreisförmigen Bewegungen vorsichtig nach verhärtetem Gewebe oder Knoten untersuchen. Achten Sie darauf, daß Sie wirklich Ihre ganze Brust abtasten. Untersuchen Sie Ihre Brustwarzen und Ihre Achselhöhlen. Prüfen Sie, ob Ihre Brustwarzen Flüssigkeit absondern, wenn Sie sie zwischen Ihren Fingern drücken. Nehmen Sie diese Untersuchungen auch an Ihrer anderen Brust vor.

Wenn Ihnen irgend etwas merkwürdig erscheint, dann setzen Sie sich sofort mit Ihrem Arzt in Verbindung. Schieben Sie es nicht auf. Die Wahrscheinlichkeit ist ziemlich groß, daß Ihre Symptome die gleichen wie meine sind, ein bißchen nervenaufreibend, aber keine schlimme Geschichte. Und wenn sich der Befund als bösartig herausstellen sollte, dann kann es von entscheidender Bedeutung sein, daß es so früh wie möglich erkannt wird.

DEZEMBER

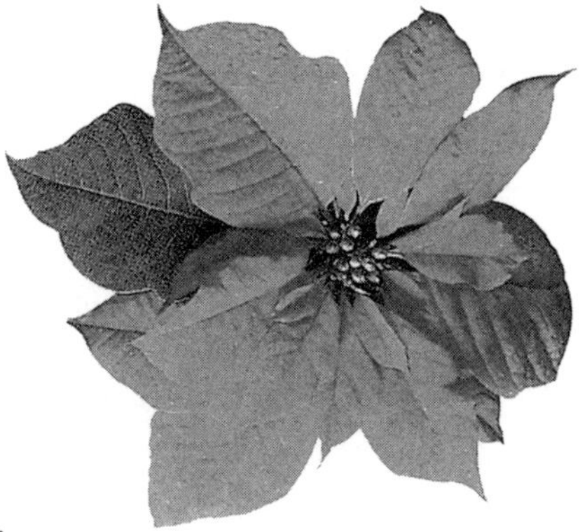

Lebendig

Ich möchte schreiend lebendig sein,
mit Geburt und Wachstum
und dem furchtbar Echten der Dinge.

Es ist furchtbar, lebendig zu sein.
Zu wissen. Zu sehen. Anzuerkennen.
Den Verlust ewig zu betrauern, die Empörung.

Aber ich sehne mich danach, den Mut zu haben
und das Wunder zu erleben, das Leben zu ertragen.

Ich sehne mich danach, aus robustem Material beschaffen zu sein,
das den tiefen Schmerz des Daseins aushält.

Ich möchte den Schmerz aushalten, ohne ihn an andere weiterzugeben,
ohne Tapferkeit vorzutäuschen, ohne ängstlichen Rückzug
in die tausend Tode, die ich im Laufe der Zeit gestorben bin.

Ich möchte den Schmerz aushalten,
nicht wie ein Märtyrer, sondern wie eine Sterbliche,
voller Demut angesichts der Qualen meiner Grenzen.

Ich möchte den Schmerz aushalten,
so daß er meine Seele zu etwas Wirklichem schnitzen kann.

Ich möchte den Schmerz aushalten,
bis es Zeit ist, einen Teil dieses Schmerzes zu erkennen, verwandelt
in Mitleid, stille Freude
und ein rauhes Lachen über das alles hier.

BEREITEN SIE SICH AUF EINE VERÄNDERUNG VOR

Die beiden Geheimnisse des Lebens
sind Geburt und Tod.
Diese Ereignisse werden wir niemals
vollständig verstehen ... Was wir tun können,
ist, die Geschichte unserer Geburt zu erzählen,
die unseres Lebens und die vom Leben
und Tod der von uns geliebten Personen,
was sie uns bedeuten und was sie uns bedeutet haben,
wie sie uns berührt und wie sie uns geprägt haben.

Camille Littleton Hegg

Die Weihnachtszeit konfrontiert uns mit dem vielschichtigen Problem von Veränderung. Das Kalenderjahr neigt sich dem Ende zu und macht uns nachdenklich: „Was habe ich bloß in dieser ganzen Zeit gemacht?" und „Habe ich alles geschafft, was ich in diesem Jahr erreichen wollte?" Oder: „Ich habe dieses Jahr sehr genossen, und ich finde es sehr schade, daß es zu Ende geht." Wir werden daran erinnert, wie wir unsere Ernährung umstellen, mehr Sport treiben, Veränderungen im Umgang mit Streß erreichen und mehr Vergnügen in unser Leben hineinlassen wollten. Vielleicht haben wir einige dieser Ziele erreicht, andere dagegen nicht. Wir feiern einige Veränderungen, während wir uns nach anderen weiterhin sehnen.

Jetzt, wo das alte Jahr zu Ende geht, wird uns auch die Möglichkeit gegeben, noch einmal neu zu beginnen. Wir können uns neue Ziele setzen, uns auf Einsichten stützen, die wir vor einem Jahr noch nicht hatten, und Veränderungen planen, die unser Lebensgefühl positiv beeinflussen. Wir werden umgeben von Liedern und Bildern mit Mutter und Kind, was ganz besonders uns Frauen daran erinnert, daß unsere Körper speziell für das Gebären geschaffen sind. Egal, ob wir schwanger sind oder nicht, wir können unserem Körper vertrauen, daß er uns zu Wiedergeburt und Erneuerung führt.

Wenn uns unser Körper überhaupt etwas lehrt, dann, daß wir mit Veränderungen rechnen müssen. In den Jahren, in denen wir das Leben als verkörperte Seele erlebt haben, haben sich unsere Körper in ihrem Umfang und ihrer Form verändert. Mit dem körperlichen Wachstum sind auch unsere Fähigkeiten gewachsen. Wir haben gelernt zu gehen, zu reden und unsere Hände effektiv zu benutzen. Wir haben gelernt, uns auf unsere Fähigkeiten zu verlassen, und sind entsetzt, wenn diese durch Krankheiten, Unfälle oder das Alter eingeschränkt werden.

Unser Körper hat uns auch gelehrt, Tod und Geburt als vorhersehbar und unvermeidlich zu akzeptieren. Wir alle haben schon kleine Tode oder Verluste erlebt, wenn unsere Körperfunktionen nur eingeschränkt aktiv waren und wir unter Schmerzen und Kummer in Folge von Krankheit gelitten haben. Wenn unsere Schmerzen und Krankheiten als Wegweiser betrachtet werden, die zu einem tieferen Verständnis führen, dann können wir diese Erfahrungen nutzen, um positive Veränderungen herbeizuführen.

Durch unseren Körper wird neues Leben in die Welt gebracht. Und in unserem Körper werden wir schließlich auch den Tod erleben. Ich glaube nicht, daß der Tod das Ende unseres Lebens bedeutet, sondern wiederum eine Veränderung, ein neuer Anfang. Ich vertraue auf das, was Gott mich durch meinen Körper gelehrt hat, d. h. auf den Zyklus von Tod und eine neue Geburt.

Lassen Sie sich nicht von Veränderungen überraschen, bereiten Sie sich viel mehr auf Veränderungen vor, indem Sie von der Weisheit Ihres Körpers lernen. Das Wissen um mögliche Veränderungen wird Ihnen Sicherheit geben.

TANZEN SIE DURCH DIE WEIHNACHTSZEIT

In unserer Unrast bis Weihnachten füllen wir unser Warten oft mit verrückten Schritten. Wir führen vielleicht eine wahnsinnige Tarantella auf, kaufen ein, backen, schreiben Weihnachtskarten, schmücken das Haus und kümmern uns um andere. Wir verausgaben uns vollkommen dabei und fragen uns dann, wieso unsere Laune nach der Weihnachtspause so abfällt. Oder vielleicht tanzen wir einen langsamen, schmerzvollen Tanz der Einsamkeit und wünschen uns, daß die Bilder von glücklichen, strahlenden Familien und Freunden schnell vorüberziehen und wieder für ein Jahr von der Bildfläche verschwinden.

Jan L. Richardson

Was für einen Tanz möchten Sie in dieser Weihnachtszeit tanzen? Wie werden Sie Ihren Körper in diesen Tagen bis zum neuen Jahr bewegen? Werden Sie sich mit Aufgaben überhäufen, nur um zusammenzuklappen, wenn der Weihnachtsschmuck wieder eingepackt ist? Oder werden Sie sich langsam durch diese Zeit quälen, mit betäubten Sinnen, ohne den Geschmack, die Geräusche, Klänge und Sinneseindrücke der Weihnachtszeit wahrzunehmen?

Sie können selbst entscheiden. Tanzen Sie einen graziösen, anmutigen Tanz, dessen Rhythmus von den Bedürfnissen Ihres Körpers nach Vergnügen und Wohlgefühl bestimmt wird. Schreiben Sie auf, wie Sie sich in Ihrer Situation Erleichterung verschaffen könnten. Vielleicht sollten Sie Ihre Kartengrüße reduzieren oder Ihre Einkäufe per Versand-Katalog erledigen. Nehmen Sie sich Zeit für einfache sinnliche Freuden, schlendern Sie eher durch die Weihnachtszeit als zu rasen, und hören Sie auf die spirituelle Weisheit, die Ihnen in dieser friedlichen Atmosphäre zugänglich wird.

WIE DRÜCKT IHR KÖRPER SEHNSUCHT AUS?

Es scheint mir, daß wir, unser Leben lang,
niemals unsere Sehnsüchte und Hoffnungen aufgeben.
Es gibt gewisse Dinge, die wir als schön und gut empfinden,
und wir müssen danach hungern.

George Eliot

Manchmal verspüre ich eine so starke innere Sehnsucht nach jemandem, dem ich meine Liebe schenken könnte, daß ich dieses Gefühl kaum von meiner körperlichen Empfindung unterscheiden kann. Sehnsucht verspüre ich in meinem Brustraum, genau zwischen meinen Brüsten, als eine bleierne Schwere, die meine Aufmerksamkeit auf sich zieht. Dieses Verlangen ergreift so stark Besitz von mir und legt sich so schwer auf meine Brust, daß ich mich manchmal frage, ob ich gerade einen Herzanfall bekomme.

Wie drückt Ihr Körper Sehnsucht aus? Wo in Ihrem Körper verspüren Sie Ihre Wünsche und Sehnsüchte? Schildern Sie Ihre Körperreaktionen in Ihrem Körpertagebuch. Dies ist der erste Schritt, um auf Ihre Sehnsüchte und Bedürfnisse einzugehen. Wenn Sie Lust haben, teilen Sie Ihre Sehnsüchte Ihrer „Körper-Gefährtin" oder einer anderen Vertrauensperson mit.

FEIERN SIE IHRE HAUT

Die Haut selbst denkt nicht nach, aber ihre Sensibilität, zusammen mit ihrer Fähigkeit, eine so große Vielfalt von Signalen wahrzunehmen und weiterzuleiten und auf höchst differenzierte Weise zu reagieren, läßt sie sensibler als alle anderen Sinnesorgane erscheinen und aufgrund dieser Vielseitigkeit rangiert sie auf Platz zwei hinter dem Gehirn.

Ashley Montagu

Warum sprechen uns Berührungen so stark an?

Bald nach der Empfängnis, wenn sich unsere Zellen zu teilen beginnen und weiterentwickeln, entstehen die Haut und das zentrale Nervensystem aus dem gleichen Material. Ashley Montagu, Autor von *„Körperkontakt. Eine Bedeutung der Haut für die Entwicklung des Menschen“*, schreibt: „Das Nervensystem ist ein versteckter Teil unserer Haut und ebenso können wir unsere Haut als einen sichtbaren Teil des Nervensystems betrachten.“ Wenn jemand unsere Haut berührt, so berührt er tatsächlich unser Nervensystem. Kein Wunder, daß wir so stark auf jede Form von Berührung reagieren, vom freundlichen Händeschütteln über sanftes Streicheln bis hin zu einem schmerzhaften Klaps oder wirklich harten Schlägen.

Streicheln Sie heute Ihre Haut auf beruhigende Weise, wohlwissend, daß Sie nicht nur die Oberfläche Ihres Körpers streicheln, sondern damit gleichzeitig Ihr inneres Nervensystem beeinflussen.

MEIDEN SIE BESTIMMTE MENSCHEN

Wir werden Ihnen etwas Schreckliches antun –
wir werden Ihnen einen Feind nehmen.

Sowjetischer Regierungsbeamter

Einige sind nicht eher glücklich, bis sie einen Feind haben – einen Nachbarn, mit dem sie sich streiten können, eine Gruppe, der sie mißtrauen und die sie hassen können, irgendeinen Grund, um zu streiten und eine hitzige Debatte zu führen. Kennen Sie jemanden, auf den diese Beschreibung zutrifft? Ich schon. Leute wie diese scheinen mit beängstigender Regelmäßigkeit in mein Leben zu treten.

Ich habe versucht, jedem mit seinen lauten Klagen und mit seinem Anliegen zu helfen, aber ich habe über die Jahre hinweg festgestellt, daß einige Leute gar keine Hilfe wollen. Sie sind nur dann glücklich, wenn sie auf jemand anderen wütend sein können. Wir brauchen uns jedoch nicht mit jedem auftauchenden Problem auseinandersetzen. Unser Körper besitzt nur eine begrenzte Menge an Energie, und wenn wir es zulassen, daß jemand in uns ständig den „Kampf oder Flucht"-Impuls auslöst, so kann uns dies mürbe machen. Wie könnten Sie diese Energie besser nutzen? Indem Sie sich mit jemandem auseinandersetzen, der keine Konflikte lösen will?

Wenn es nicht klappt, die Probleme aus der Welt zu schaffen, so besteht die beste Verteidigung darin, der betreffenden Person aus dem Weg zu gehen und nicht, sich mit ihr auseinanderzusetzen. Lassen Sie es nicht zu, daß Ihr Körper mit in diesen Konflikt hineingezogen wird. Bringen Sie sich in Sicherheit, reagieren Sie weise, und gehen Sie einigen Leuten aus dem Weg.

FREUEN SIE SICH AN DEN KLEINEN DINGEN

Dies ist wahrlich ein einfaches Vergnügen:
allein mit dem Ehemann zu frühstücken. Aber wie selten schaffen verheiratete Leute dies inmitten ihres hektischen Alltags.

Anne Morrow Lindbergh

Wie oft freuen Sie sich an kleinen Dingen?

Die meisten von uns hetzen rast- und ruhelos durch ihr Leben und verlangsamen ihr Tempo höchst selten, um sich Zeit für sinnliche Erfahrungen zu nehmen. Tatsächlich fürchten sich viele von uns vor Sinnlichkeit, als ob wir uns plötzlich in einem ausschweifenden, zügellosen Leben verlieren könnten, wenn wir unsere Körper spüren und die Freuden, die unsere Sinne uns ermöglichen, genießen.

Tatsächlich verhält es sich so, daß die meisten sinnlichen Erfahrungen sehr unbedenklich sind und uns gewöhnlich jenen näher bringen, die wir lieben. Wir können keine Sinnenfreude erleben, wenn wir nicht langsamer werden und uns Zeit nehmen, die wir mit nahestehenden Menschen teilen und genießen.

Ihre Aufgabe besteht heute darin, zusammen mit einer geliebten Person (Freund, Geliebter, Kind, Eltern) etwas Sinnenfrohes zu erleben. Essen Sie zusammen – Frühstück, Brunch, Vesper oder Abendessen. Es bedarf keiner großen Vorbereitungen. Bereiten Sie ein einfaches Essen zu, z. B. mit einem frischen Laib Brot, Käse und Suppe. Oder vielleicht mit frischen Äpfeln, warmen Waffeln und Saft. Oder vielleicht mit heißem Tee, Rosinenbrot und Marmelade.

Hetzen Sie nicht. Nehmen Sie sich Zeit, das gemeinsame Mahl zu genießen. Verdauen Sie in Ruhe. Geben Sie sich ebenfalls Zeit, die Liebe, die Sie in diesen heiligen und sinnlichen Momenten des Vergnügens und der Nähe austauschen, zu verdauen.

SPASS IN DER WEIHNACHTSZEIT

Egal, wie Sie sich nun bewegen wollen,
es sollte auf alle Fälle so sein,
daß Sie Ihren Körper erleben und genießen,
ungeachtet Ihrer Figur.
Wir haben ein Recht auf dieses Vergnügen.
Jane R. Hirschmann und Carol H. Munter

Als Kind habe ich die Weihnachtsferien geliebt – Geschenke auspacken, Lieblingsspeisen essen, Verwandte besuchen, die ich sonst selten sah, Schulferien. Aber jetzt, wo ich älter geworden bin, haben andere Bilder diese positiven Erinnerungen der Kindheit verdrängt, z. B. dadurch, daß ich wegen der vielen Geschenkekauferei finanziell in der Klemme steckte, daß ich mich von den anstehenden Erledigungen überfordert fühlte und daß ich mich an verstorbene Familienmitglieder erinnere, die nicht länger Weihnachten mit mir feiern können.

Statt über Weihnachten niedergeschlagen zu sein, stürzen Sie sich voller Enthusiasmus ins neue Jahr. Ich meine dies ganz wörtlich! Holen Sie sich ein Springseil, und springen Sie jeden Tag ein paar Minuten lang mit dem Seil, so, wie Sie es als kleines Mädchen getan haben. Ich versichere Ihnen, daß es unmöglich ist, Seil zu springen und gleichzeitig niedergeschlagen zu sein! Hüpfen regt den Blutkreislauf an, führt zur Ausschüttung von Endorphinen und macht gute Laune.

So oder so werden Sie dieses Jahr alles schaffen, genauso, wie in all den Jahren zuvor. Nur dieses Jahr werden sie sich mit dem Seil in der Hand jünger fühlen und mehr von dem kindlichen Wunder der Weihnachtszeit mitbekommen.

SAGEN SIE, WAS SIE SICH WÜNSCHEN

Verlangen, der Geliebte der Erfindung,
führt mich immer noch in Versuchung ...

Susanna Wesley

Besuchen Sie irgendein Einkaufszentrum. Sie werden den Weihnachtsmann sehen, wie er Kinder auf seinen Schoß nimmt und ihnen zuhört, was sie sich zu Weihnachten wünschen. Als Kinder wurden wir dazu ermutigt, unsere Wünsche in Worte zu fassen und zu erwarten, daß der Weihnachtsmann (oder sonst jemand) darauf reagieren würde. Aber wenn wir älter werden, ist es manchmal schwierig, unsere Wünsche auszusprechen.

Nehmen Sie Ihr Körpertagebuch zur Hand. Setzen Sie sich einen Moment lang hin, und horchen Sie in sich hinein. Brauchen Sie Fürsorge – körperliche Berührung, Nahrung, Spiel? Fühlen Sie sich gerade voller Energie oder ganz schlapp? Bitten Sie Ihren Körper, Ihnen dabei zu helfen, das herauszufinden, was Sie jetzt gerade brauchen und sich wünschen. Formulieren Sie diese Erkenntnisse, und notieren Sie sie in Ihrem Körpertagebuch. Lesen Sie diese Liste Ihrer „Körper-Gefährtin" vor, damit Sie Ihre Wünsche endlich auch einmal laut aussprechen können.

SINGEN SIE IHR LIED

Ein Vogel singt nicht, weil er die Antwort weiß –
er singt, weil er ein Lied hat.

Chinesisches Sprichwort

Vor kurzem habe ich einen Vortrag auf einer Konferenz gehalten. Als ich das Podium verließ, kam eine Frau auf mich zu und sagte: „Sie sehen zehn Jahre jünger aus als auf dem Photo. Also, das Photo ist nicht schlecht, aber sehen Sie zu, daß sie es loswerden!"

Ich mußte laut auflachen. Ich erinnere mich, wann ich diesen Satz Photos habe machen lassen. Ich war zu jenem Zeitpunkt niedergeschlagen und mit einigen Dingen in meinem Leben unzufrieden. Ich glaube, das sieht man mir auf den Photos an. Obwohl seit der Aufnahme dieses Photos schon Jahre vergangen sind, wird mein Leben schöner, und zwar je mehr ich den Rat meines Körpers suche und mein Leben entsprechend verändere. Ich fühle mich jetzt erfüllter als zu irgendeinem Zeitpunkt in meinem Leben zuvor.

Machen Sie das, wofür Sie bestimmt sind? Singen Sie Ihr Lied? Unsere Körper reagieren positiv, wenn wir etwas tun, das uns erfüllt. Körper scheinen schneller zu altern, wenn wir das Gefühl haben, daß wir unser Leben verschwenden. Ich glaube, daß jeder Mensch auf der Erde einen Auftrag hat. Diesen Auftrag zu erfüllen kann bedeuten, daß wir gegen den Strom schwimmen müssen. Denn wir leben in einer Gesellschaft, die es schätzt, wenn man sich anpaßt. Wenn Sie sich kreativ Ihren eigenen Weg suchen, so kann das manchen Leuten Angst machen oder sie ärgern. Freude wird die Bestätigung Ihres Körpers sein, daß Sie die richtige Wahl getroffen haben. Je mehr Sie darauf bestehen, die Frau zu sein, die Sie zu sein bestimmt sind, um so mehr werden Sie mit Freude gesegnet sein. So wie der Vogel mit seinem Lied gesegnet ist.

MACHEN SIE AUF SICH AUFMERKSAM

Wenn Sie von Ihren Eltern körperliche Zuwendung und
Aufmerksamkeit erhalten haben, so sind dies Gefühle,
zu denen Sie vielleicht zurück-
kehren möchten, und wenn Sie nie solch zärtliche
Zuwendung und Liebe erfahren haben,
dann ist dies etwas, das Sie jetzt bekommen möchten.

Daphne Rose Kingma

Ich will Aufmerksamkeit!!

Hören Sie auch manchmal, wie Ihr Herz diese Sehnsucht herausschreit? Wir alle brauchen Aufmerksamkeit, weil wir alle Liebe brauchen. Wir wissen, daß wir Menschen wichtig sind, wenn sie uns in die Augen schauen, unsere Hand berühren, uns bei unseren Geschichten zuhören oder sonst auf irgendeine Weise ihre Anteilnahme ausdrücken.

Werden Sie sich heute klar darüber, welche Art von Aufmerksamkeit Sie brauchen. Brauchen Sie sichtbare Aufmerksamkeit? Vielleicht brauchen Sie das Lächeln eines Freundes, vielleicht möchten Sie gemeinsam mit Ihrem Partner ein Panorama genießen oder ganz allein einen Film am Nachmittag anschauen. Brauchen Sie hörbare Bestätigung? Rufen Sie eine Freundin an, nur, um ihre Stimme zu hören, oder bitten Sie eine Kollegin, mit Ihnen gemeinsam zu Mittag zu essen, so daß Sie sich unterhalten können. Wenn Sie körperliche Aufmerksamkeit brauchen, dann bitten Sie jemanden um eine Umarmung oder Ihren Partner um eine Massage. Lassen Sie Ihrem Körper die Aufmerksamkeit zuteil werden, die er braucht.

EIN BISSCHEN EGOISMUS

Kreative Selbstsucht, wie alle Aktivitäten,
die sich um das eigene
Ich kümmern, wird Ihnen dabei helfen,
ein Übermaß an Liebe anzusammeln,
was es Ihnen wiederum erlaubt,
sich aus dieser Fülle
heraus um andere zu kümmern.

Jennifer Louden

Sind Sie ständig damit beschäftigt, sich um alle Menschen um Sie herum, aber nicht um sich selbst zu kümmern? Nehmen die Weihnachtsvorbereitungen immer mehr Zeit in Anspruch?

Machen Sie mal Pause, und kultivieren Sie Ihr eigenes Ego. Lassen Sie Ihre Phantasie spielen, und treten Sie eine imaginäre Reise in eine sonnige Gegend an. Spielen Sie etwas Calypso-Musik, um die richtige Atmosphäre zu schaffen. Nehmen Sie zwei Bananen, und zerdrücken Sie eine davon in einer Schale. Rühren Sie einen Teelöffel Honig und einen Schuß Sahne unter. Wenn Sie gut durchgerührt haben, tragen Sie diese leckere Mixtur auf Ihr Gesicht auf. Geben Sie acht, daß Sie Ihre Augenzone aussparen.

Verlieren Sie sich in der Musik. Während Sie sich entspannen, wird die Banane unreine Hautpartien klären, der Honig und die Sahne werden Ihre Haut verwöhnen. Lassen Sie die Gesichtsmaske all die Arbeit tun. Entfernen Sie geruhsam die Schale von der zweiten Banane, und essen Sie sie langsam und genüßlich. Ihr Mund wird sich über diesen tropischen Leckerbissen freuen. Entfernen Sie die Maske nach ein paar Minuten mit warmem Wasser, und tragen Sie anschließend Ihre Tagescreme auf.

Würden Sie nicht auch sagen, daß Egoismus zu Unrecht einen solch schlechten Ruf hat?

BEWERTEN SIE IHREN STRESS

Erledigen Sie immer eine Sache weniger als Sie könnten.

Bernard Baruch

Neulich habe ich einem Freund gesagt, daß mein Vorsatz für das neue Jahr darin besteht, mich zu langweilen. Einfach nur herumzusitzen mit dem Gefühl, daß es nichts Wichtiges zu erledigen gibt – das hört sich für mich im Moment einfach klasse an! Während ich nicht wirklich mein Interesse an der Welt verlieren möchte, glaube ich, daß mein Verlangen nach Langeweile lediglich auf zuviel Streß hinweist und auf einen Mangel an befriedigenden Aufgaben in meinem Leben.

Wie steht es mit Ihnen? Was sagt Ihnen Ihr Körper über den Streß in Ihrem Leben? Es ist wieder einmal an der Zeit, daß Sie Ihr Körpertagebuch zur Hand nehmen und den Umriß Ihres Körpers zeichnen. Malen Sie alle Stellen Ihres Körpers bunt aus, die Ihnen sagen, daß es zu viele unbefriedigende Aufgaben in Ihrem Leben gibt. Was ist mit Ihren Kopfschmerzen, mit den Schmerzen im unteren Teil Ihres Rückens, mit der Blaseninfektion? Geben Sie acht, wenn Sie zu viel essen, wenn Sie unter Nervosität und unter Konzentrationsschwäche leiden. All das sind hilfreiche Signale, die darauf hindeuten, daß Sie Ihr Leben verändern sollten.

TEILEN SIE

Etwas mit jemendem zu teilen ist
manchmal viel schwieriger, als etwas zu verschenken

Mary Catherine Bateson

Vor ungefähr zehn Jahren habe ich in Folge eines Burnout einen totalen Zusammenbruch erlebt. Ich saß auf meinem hohen Sockel und half pflichtbewußt anderen Menschen. Auf diese Weise, glaubte ich mich in Sicherheit vor jeglicher Verletzung. Aber glauben Sie mir, als ich dann doch von meinem hohen Sockel fiel, war das sehr schmerzhaft. Plötzlich war ich gezwungen, mich mit meinen eigenen Bedürfnissen und mit meinem Körper auseinanderzusetzen. In den letzten zehn Jahren habe ich erfahren, daß es einen großen Unterschied zwischen schenken und teilen gibt.

Wir können anderen etwas geben, ohne selbst verwundbar zu werden oder etwas Intimes von uns preiszugeben. Teilen bedeutet, sich verwundbar zu machen. Das hat mit der Gegenseitigkeit des Teilens zu tun. Als Gebende können wir eine erhabene, sogar unpersönliche Position einnehmen. Als Teilende werden wir selbst verwundbar und zeigen unsere eigenen Bedürfnisse und Wunden. Und Verwundbarkeit bedeutet Durchlässigkeit. Wenn wir anderen gegenüber offen sind, können wir Liebe und Zuneigung genauso gut annehmen wie geben.

Nehmen Sie sich heute Zeit, um sich zusammen mit einer Frau, der Sie vertrauen, gegenseitig Ihre Verletzbarkeit zu zeigen. Tauschen Sie sich gegenseitig darüber aus, welchen Entwicklungsstand Sie in Ihrer Versöhnung mit Ihrem Körper erreicht haben. Widerstehen Sie dem Drang, Ratschläge zu erteilen. Kommen Sie von Ihrem hohen Sockel herunter, und genießen Sie es, große Nähe und Unterstützung zu erfahren, wie sie nur in einer gleichgewichtigen Beziehung erfahrbar sind. Die Freude des Teilens ist das Risiko wert.

14. DEZEMBER

FEGEN SIE IHREN MAGEN SAUBER

Spinat ist der Besen für den Magen.
Französisches Sprichwort

Ah, Ballaststoffe. Hören wir nicht ständig, daß wir Vollkornbrot, frische Früchte und Gemüse essen und frischgepreßte Säfte trinken sollen? Lassen Sie uns heute einen Hausputz machen, indem wir dieses innere Reinigungsmittel in die Saftmaschine werfen:

- Eine Handvoll Spinat
- 4–5 Karotten (entfernen Sie das Grünzeug)
- 2 kleine Äpfel
- 2 Stangen Sellerie

Ich gebe zu, es schmeckt nicht so gut wie Limonade, aber es ist genießbar und sooo gesund!

RUHE FINDEN

Glück findet man dort,
wo der Geist durch den Körper
Erfüllung findet.
Cyril Connolly

Die Hälfte des Monats liegt schon hinter Ihnen, und bestimmt stecken Sie mitten in den Weihnachtsvorbereitungen und im Geschenkeeinkauf. Cynthia Bohnker schreibt in einem hilfreichen Ratgeber: „Das ‚perfekte' Weihnachten, mit all dem Weihnachtsschmuck, all den Einladungen zu Festen, den engen Beziehungen zur Familie und Freunden – allein der Gedanke an die Organisation des Ganzen kann anstrengend und überfordernd sein."

Nehmen Sie sich heute einen Moment lang Zeit, und ziehen Sie sich zurück von all dem Trubel. Wenn Sie sich mit jemandem verabreden oder etwas zu erledigen haben, dann stellen Sie, am Zielort angekommen, den Motor ab, und sitzen Sie einige Minuten lang (oder bis es Ihnen in Ihrem Auto zu kalt wird) einfach da. Entspannen Sie sich in der Stille Ihres Körpers. Atmen Sie mehrmals tief ein und aus, und lassen Sie bei jedem Atemzug etwas mehr vom Weihnachtsstreß los. Erinnern Sie sich der Präsenz Gottes und des Trostes, den Sie zu jeder Tageszeit empfangen können. Sogar mitten in der geschäftigsten Zeit des Jahres.

ENTSPANNEN SIE SICH!

Wie schön es doch ist,
nichts zu tun und sich
hinterher davon zu erholen.
Spanisches Sprichwort

Puritanern ist dieses Sprichwort sicherlich unbekannt. Jene von uns, die von Werten beeinflußt worden sind, die die Verdienste harter Arbeit, Selbstverleugnung und Geschäftigkeit hochhalten, sollten einmal über dieses Sprichwort nachdenken. Ihre Aufgabe heute besteht darin, sich etwas Zeit zu nehmen, in der Sie nichts Besonderes tun oder erledigen.

Gönnen Sie sich einen schönen Faulenzertag (oder zumindest einen Faulenzerabend). Lassen Sie den Streß aus Ihrem Körper fließen, während Sie ein Puzzle zusammenfügen, sich ein Video anschauen oder sich ca. 20 Minuten lang auf Ihren Atem konzentrieren.

Und dann, nach dieser Anstrengung, machen Sie ein Nickerchen.

ENTSCHÄDIGEN SIE IHREN KÖRPER

Ein negatives Selbstwertgefühl ... ist eine Form von emotionaler Selbstzerstörung. Wenn das Zentrum des Ichs durch Angriffe verletzbar ist, so sind wir selbst oft unsere ärgsten Gegner.

Ray S. Anderson

Ich war in der dritten Klasse, als ich jemandem ins Gesicht gesagt habe: „Du bist dumm und häßlich!" Damals war ich ziemlich direkt. Jemanden so zu beschimpfen, gehört nicht mehr zu meinem Repertoire – außer, wenn dieser jemand ich selbst bin.

Wenn ich das Objekt meines Zornes bin, dann neige ich zu solchen Worten wie Idiot, nutzlos, häßlich, widerlich, schrecklich, schwach und böse. Ich sage solch schreckliche Dinge zu meinem Körper, ohne mir darüber bewußt zu sein, wie schädlich diese Selbstbestimmungen sein können.

Sind Sie sich selbst Ihr ärgster Gegner? Vielleicht ist heute der Tag, an dem Sie sich entschuldigen sollten, genauso, wie Sie es bei einer Freundin tun würden, die Sie beschimpft haben. Fangen Sie an, Ihre Fehler wiedergutzumachen. Ihr Körper verdient Ihre Grausamkeit nicht. Vielmehr braucht er Ihre Akzeptanz und Liebe.

BEWEGUNG

Ich habe schließlich den Ursprung aller Bewegung entdeckt, die Einheit, aus der alle Unterschiede hervorgehen.

Isadora Duncan

Von Zeit zu Zeit lasse ich meine Rolladen herunter und lege eine Trommelkassette in meinen Kassettenrekorder ein. Wenn die wilden Rhythmen durch meinen Körper pulsieren, dann stampfe ich, schwinge hin und her, schlage wild nach allen Seiten aus und bewege mich nach Lust und Laune. Niemand sieht mir zu. Niemand beurteilt mich. Es gibt keine bestimmte Schrittfolge, die ich beachten müßte, es gibt nur mich und meinen Körper, die Spaß haben sollen.

Wenn die Kassette zu Ende ist, bin ich glücklich und mein Körper auch.

Nehmen Sie sich heute Zeit für Bewegung. Je nachdem, wie das Wetter bei Ihnen ist, nutzen Sie die folgenden Ideen als Anregung:

- Besteigen Sie einen Berg.
- Turnen Sie auf einem Kletterseil im nächsten Park herum.
- Spielen Sie eine Runde Schlagball.
- Spielen Sie eine Runde Volleyball.
- Gleiten Sie im nächsten Eisstadion über die Eisfläche.
- Belegen Sie einen Ballettkurs für Anfänger.
- Hüpfen Sie Seil.
- Schwimmen Sie mehrere Bahnen im Schwimmbad.
- Legen Sie Musik aus den 50er Jahren auf, und tanzen Sie Twist.

Es gibt so viele Möglichkeiten, sich zu bewegen!

HALTEN SIE IHRE AUGEN OFFEN

Paß gut auf, meine Liebe,
unter jedem Stein verbirgt sich ein Skorpion.

Praxilla

Während einige von uns darüber nachdenken, was wir anderen dieses Jahr zu Weihnachten schenken könnten, gibt es andere – unangenehme Zeitgenossen –, die alles, was sie nur bekommen können, von anderen nehmen. Während des betriebsamen Weihnachtsgeschäfts sind Diebe besonders aktiv. Also seien Sie wachsam, und halten Sie Ihre Augen offen.

Passen Sie besonders dann auf, wenn Sie sehr beschäftigt sind, also z. B., wenn Sie ein Geschäft verlassen, wenn Sie zu Ihrem Auto gehen, wenn Sie Ihre Einkäufe im Auto verstauen oder wenn Sie nach Hause fahren. Wenn möglich, gehen Sie zusammen mit einer Freundin oder einem Verwandten einkaufen.

Seien Sie wachsam, und halten Sie Ihre Augen offen. Denn so sind Sie kein leichtes Opfer für mögliche Diebe.

IM ALTER BAUT JEDER ETWAS AB

Werden Sie zu einem achtjährigen Kind, wenn Sie mit Ihrer Familie zusammen sind, obwohl tatsächlich 28, 38, 48, 58 oder 68 Jahre alt? Ist es so, als ob Sie genauso behandelt werden wie zu der Zeit, als Sie noch ein Kind waren?

Cynthia Bohnker

Wer hat nicht schon einmal die seltsame innere Verwandlung vom mündigen Erwachsenen zum schusseligen Kind erlebt, sobald die Haustür eines Verwandten in Sichtweite kommt. Wenn die weihnachtlichen Familienzusammenkünfte drohen, Sie zurück in die Kindheit zu „beamen", habe ich hier drei Tips für Sie parat:

Bringen Sie einen Freund oder eine Freundin mit: Mit jemandem in Kontakt zu bleiben, der uns so kennt, wie wir jetzt sind, kann uns dabei helfen, in der Gegenwart zu bleiben. Wenn Sie verheiratet sind, ist es wirklich hilfreich, wenn Ihr Mann Sie begleitet.

Vergessen Sie nicht zu atmen: Wenn die Stimmung in Ihrer Familie angespannt ist, dann gehen Sie davon aus, daß Sie in kritischen und besonders angespannten Momenten den Atem anhalten werden. Dies ist eine natürliche Reaktion auf Gefahr. Wenn Sie jedoch Ihren Atem anhalten, drohen Sie den Bezug zur Gegenwart zu verlieren. Überprüfen Sie von Zeit zu Zeit Ihre Atmung. Atmen Sie mehrmals tief ein und aus, und rufen Sie sich in Erinnerung, daß Sie eine erwachsene Frau sind.

Verankern Sie sich: Suchen Sie sich einen Körperteil aus, der Ihnen als Anker für Ihr Erwachsensein dient. Ich kenne eine Frau, die barfuß auf dem Teppich herumläuft, um mit der Kraft der Erde verbunden zu sein. Probieren Sie aus, was für Sie das Beste ist z. B., indem Sie sich kaltes Wasser über den Handrücken laufen lassen oder indem Sie in den Spiegel schauen.

FINDEN SIE GESCHMACK AN GESUNDEM ESSEN

Unechtes Essen – damit meine ich jene patentierten Substanzen mit künstlichen Geschmacksverstärkern, die mechanisch aufgebläht sind, um den Appetit zu verderben und den Magen zu betrügen. Das ist unnatürlich, fast schon unmoralisch, und Gift für gutes Essen und eine gute Küche.

Julia Child

Jedes Jahr kommt eine kleine Gruppe von Freunden zu mir nach Hause, damit wir wie alle Jahre unsere „Geschmacklose Weihnachtsfeier" begehen können. Wir machen einen Wettbewerb, wer das scheußlichste Geschenk mitbringt und wer das geschmackloseste Weihnachtskostüm trägt. Wir bringen auch geschmackloses Essen mit.

Aufgeregt essen wir Wiener Würstchen, die wir zwischen zwei Brötchenhälften klemmen (jetzt esse ich nur noch das Brot); Schmelzkäse aus der Pappschachtel auf fettigen Kartoffelchips; und als Nachtisch Berliner mit Puderzucker.

Mich für frisches Obst zu begeistern, ist mir nicht leicht gefallen. Ich bin immer noch nicht eine von denen, die sich um ballaststoffreiche, fettarme Gerichte reißt. Aber ich werde immer besser darin, die 2–4 Portionen Obst, die man pro Tag essen sollte, zu mir zu nehmen. Wie steht es diesbezüglich mit Ihnen? Haben Sie heute schon eine saftige Orange, eine süße Birne oder ein Stück Apfel gegessen? Ich werde versuchen, richtig zu essen, wenn Sie es auch tun.

Aber ich muß zugeben, daß ich mich jedesmal auf die eine Party freue, wenn ich all diese schlimmen, widerlichen, industriell verarbeiteten Dinge essen darf. Zu schade, daß Fett, Salz und Zucker nicht zu den gesunden Nahrungsmitteln zählen!

FEIERN SIE IHREN KÖRPER

Tragen Sie ein, in welchem Maße die folgenden Aussagen auf Sie zutreffen. Formulieren Sie diejenigen Aussagen um, die nicht auf Sie zutreffen.

1 = nie, 2 = manchmal, 3 = immer

___ Ich feiere meinen Körper, indem ich mir richtige Ruhephasen gönne.
___ Ich feiere meinen Körper, indem ich mich gesund ernähre.
___ Ich feiere meinen Körper, indem ich mein Gewicht auf einem gesunden Niveau halte.
___ Ich feiere meinen Körper, indem ich regelmäßig Sport treibe.
___ Ich feiere meinen Körper, indem ich tief und ruhig ein- und ausatme.
___ Ich feiere meinen Körper, indem ich bequeme Kleidung trage.
___ Ich feiere meine Füße, indem ich gutes Schuhwerk trage.
___ Ich feiere meine Haut, indem ich sie gründlich säubere und ihr Feuchtigkeit zuführe.
___ Ich feiere meinen Rücken, indem ich auf eine richtige Haltung achte.
___ Ich feiere meine Brust, indem ich sie regelmäßig selbst untersuche.
___ Ich feiere meinen Busen, indem ich schöne BHs trage.
___ Ich feiere meinen Schambereich, indem ich für die richtige Hygiene sorge.
___ Ich akzeptiere keine Schmerzen.
___ Meine Freunde machen mir oft Komplimente für meinen Körper.
___ Ich werde regelmäßig massiert.

Auswertung

37–45 Punkte: Sie haben eine hohe Achtung vor Ihrem Körper.
26–36 Punkte: Sie sollten Ihre Einstellung Ihrem Körper gegenüber verbessern.
0–25 Punkte: Ihr Körper braucht viel mehr Aufmerksamkeit.

HÖREN SIE AUF DIE BOTSCHAFT

Wenn Sie der Botschaft das erste Mal keine Beachtung schenken, dann werden Sie das nächste Mal von einem schweren Hammerschlag getroffen.

Christiane Northrup

Ein kleiner Junge rief: „Mama, schau mal!" Vergnügt trug er die Mütze, die der Pilot ihm geliehen hatte, und wollte seine Mutter an seiner Freude teilhaben lassen. Ich sah, wie er am Armzipfel seiner Mutter zupfte, als wir an Bord des Flugzeugs gingen. Die Mutter war jedoch damit beschäftigt, die Flugtickets für den Flugbegleiter zu richten und ignorierte die Versuche ihres Sohnes, ihre Aufmerksamkeit zu erlangen. Aber er ließ sich nicht abbringen. Er rief immer wieder ihren Namen und zog noch stärker an ihrem Armzipfel. Wieder ignorierte sie ihn. Schließlich kniff er sie aus Frustration in den Arm. „Au!" schrie sie und drehte sich wütend um. „Warum um alles in der Welt hast du das getan?" fragte sie ärgerlich.

Die meisten von uns behandeln ihren Körper so wie diese Mutter ihren Sohn. Am Anfang sendet uns unser Körper kleine Botschaften, wie z. B. ein zuckendes Augenlid oder einen nervösen Magen. Wenn wir diese Zeichen mißachten, dann verstärkt unser Körper die Lautstärke der Schmerzen. Unser Auge entzündet sich, oder wir müssen unser Mittagessen erbrechen. Wenn wir immer noch nicht zuhören wollen – was oft passiert, dann wird unser Körper noch deutlicher. Die Infektion weitet sich bis in unseren Hals aus, oder wir bekommen Durchfall zusammen mit Brechreiz. Achten Sie auf die kleinen Schmerzbotschaften, die Ihnen Ihr Körper sendet. So können Sie den großen Schlag auf den Hinterkopf vielleicht vermeiden.

BETRACHTEN SIE IHREN KÖRPER MIT EINEM LIEBEVOLLEN BLICK

Einige von uns sind so gefangen in ihrer Scham,
daß sie Angst davor haben, ohne sie einsam zu sein ...
Wenn wir unsere Scham ablegten,
würden wir uns selbst nicht wiedererkennen.

Lewis B. Smedes

Wie würde ich aussehen, wenn ich stolz auf meinen Körper wäre?

Ich versuche mich mir so vorzustellen, mein Körper frei von jeglicher Scham. Wäre meine Wirbelsäule gerade gewachsen, wenn ich nicht so eine krumme Haltung gehabt hätte vor Scham darüber, eine Bohnenstange zu sein, eine unbeholfene Zwölfjährige, die mit ihrem 1,65 m großen Körper nicht zurechtkam? Wäre meine Haut jetzt glatter und gesünder, wenn ich als Teenager nicht so hätte aussehen wollen wie die Frauen in der Werbung? Wenn ich mir keine Sonnenbrände zugezogen hätte in dem verzweifelten Bemühen, meine helle Haut zu bräunen?

Lassen Sie uns nur für einen Moment so tun (es schaut ja niemand zu), als ob Sie und ich begeistert von uns wären. Wir lieben uns selbst, besonders unseren Körper. Nehmen Sie sich einen Augenblick Zeit, und schauen Sie sich in einem großen Spiegel an, in dem Sie Ihren ganzen Körper sehen können. Schließen Sie Ihre Augen, und atmen Sie ein. Atmen Sie tief ein. Nehmen Sie ein Gefühl von Wohlsein in sich auf. Wenn Sie ausatmen, lassen Sie all Ihre Schamgefühle los, die Kritik und alle Forderungen von „ich sollte dies, ich sollte das". Gewöhnen Sie Ihren Körper daran, sich stolz, frei und geliebt zu fühlen. Nach einigen Atemzügen (genügend, um Ihre Schamgefühle loszulassen und Ihren Körper zu reakklimatisieren) öffnen Sie Ihre Augen. Wie sehen Sie jetzt aus?

ANMUT

Gott verbreitet Anmut in der Welt wie ein Fünfjähriger
Nutella auf seinem Brot verstreicht: großzügig, nachlässig, eifrig.
Und wenn wir uns im Hinterzimmer aufhalten
und versuchen, keinen Flecken auf unsere Kleidung
zu bekommen, dann werden wir
noch nicht einmal etwas davon probieren können.

Donna Schaper

Am ersten Weihnachtstag gibt es gewöhnlich eine Fülle von leckeren Dingen zu essen – meistens Süßes, wie Kekse, Lebkuchen, Früchtebrot. Jetzt, wo Sie den Gaumenschmaus der Weihnachtstage genießen, erinnern Sie sich daran, wie süß auch die Frohbotschaft: Aus Liebe zu uns wird Gott zu einem Menschen, wird Fleisch und Blut, genauso, wie Sie und ich. Unsere Körper sind keine bösen Behältnisse oder Impulse, die man zügeln und zähmen muß, sondern ein wichtiger Bestandteil der Liebe in all ihren Dimensionen – geistig, körperlich, seelisch.

Genießen Sie diese köstliche geistige Wahrheit am heutigen Weihnachtstag. Lassen Sie Ihren Körper jede mögliche sinnliche Erfahrung machen, die sich Ihnen bietet. Freuen Sie sich am Geruch des knisternden Eichenholzes, das in Ihrem Kamin brennt, am freudigen Strahlen in den Kinderaugen, an den Liedern voller Hoffnung, die in Ihrem Hause erklingen. Schmecken, berühren, beobachten, riechen und hören Sie auf alle Zeichen von Anmut um Sie herum. Feiern Sie das Wunder der Geburt, indem Sie die frohe Botschaft der verkörperten Anmut in jede Zelle Ihres Körpers dringen lassen.

WAS KOMMT DANACH?

Alle Veränderungen, selbst jene,
nach denen man sich lange gesehnt hat,
haben ihre melancholische Seite,
denn was wir zurücklassen, ist ein Teil von uns selbst.
Wir müssen in einem Leben sterben, um in ein
anderes eintreten zu können.

Anatole France

Der große Tag ist gekommen und wieder vergangen. Die Geschenke sind ausgepackt, das Geschenkpapier in den Müll geworfen, die Verwandten auf dem Weg nach Hause. War Weihnachten in diesem Jahr so, wie Sie es sich vorgestellt und gewünscht haben?

Fragen Sie Ihren Körper, ehe Sie in den Tag hinausgehen und herausfinden, wie Sie sich fühlen. Oft ist es so, daß Gefühle, die während der Feiertage ausgelöst wurden, sich in Folge der Aufregung um einen Tag verzögert in Ihrem Körper bemerkbar machen. So gut, wie Sie Ihren Körper jetzt kennen, sind Sie darauf vorbereitet, Ihre Gefühle besser zu bestimmen und auszudrücken, als Sie dies noch vor einem Jahr konnten.

Ist das Wut zwischen Ihren Schulterblättern? Schnürt Ihnen Bedauern Ihren Hals zu? Ist das Erleichterung in Ihrem Unterleib? Erschöpfung in dem unteren Teil Ihres Rückens? Unerfüllte Wünsche in Ihrer Brust? Schreiben Sie Ihre Gefühle in Ihrem Körpertagebuch auf. Fragen Sie Ihre „Körper-Gefährtin", wie sie Weihnachten dieses Jahr verlebt hat. Es ist an der Zeit, die Triumphe zu feiern und die Verluste des vergangenen Jahres zu betrauern. Einsicht ist der erste Schritt zu Veränderung.

ANDERE MENSCHEN ZUM STRAHLEN BRINGEN

Fangen Sie an, kleine Dinge durch das Vergrößerungsglas zu betrachten. Genauso, wie ein Vergrößerungsglas, das Sonnenlicht zu einem brennenden Strahl bündeln kann, der ein Laubblatt in Flammen aufgehen läßt, so kann das Wunder, das Sie mit der Lupe betrachten, in Ihnen das Feuer der Erkenntnis entbrennen lassen. Entdecken Sie gegenseitig das Feuer in sich, und fachen Sie es einfach an.

Alice O. Howell

Gott hat jedem von uns einzigartige Talente und Gaben geschenkt. Halten Sie heute Ihre Augen offen, um das Feuer in anderen Menschen wahrzunehmen. Denken Sie heute an eine Bekannte oder Freundin (vielleicht Ihre „Körper-Gefährtin"), und überlegen Sie, wie diese Frau Licht und Wärme in Ihr Leben bringt. Worin bestehen die körperlichen Aspekte dieses Geschenks? Vielleicht erinnert ihr Lächeln Sie daran, daß es wirkliche Liebe gibt, spürbare. Vielleicht schenkt sie Ihnen Berührungen, ist immer bereit, Ihre verspannten Schultermuskeln sanft zu massieren. Vielleicht beruhigt Sie der Klang ihrer Stimme, wenn sie gerade einen Adrenalinschub bekommen haben.

Lassen Sie sie heute wissen, wie sehr Sie ihren Beitrag zu Ihrem Leben schätzen. Sie werden sie zum Strahlen bringen, indem Sie ihren Fähigkeiten gebührend Anerkennung zollen.

28. DEZEMBER

BESTANDSAUFNAHME

WERDEN UND BLEIBEN SIE GESUND

Weil jederfraus Probleme z. T. dadurch bedingt sind,
daß sie als Frau in dieser Kultur lebt –
was uns wiederum dazu programmiert,
unsere Bedürfnisse hintanzustellen –
müssen wir radikale Veränderungen in unseren Köpfen
und unserem Leben vornehmen,
um gesund zu werden und zu bleiben.

Christiane Northrup

Jetzt, wo Sie sich auf das neue Jahr freuen, bewerten Sie Ihre Lebensgewohnheiten. Treffen Sie regelmäßig Entscheidungen, die den natürlichen Impuls Ihres Körpers auf ein langes und aktives Leben unterstützen? Nehmen Sie sich selbst wichtig genug, daß Sie mehr Obst und Gemüse essen und gleichzeitig weißen Zucker, Salz und Fett meiden? Ehren Sie Ihr Herz und Ihren Kreislauf, indem Sie regelmäßig Gymnastik machen, was Ihnen im Grunde auch Spaß macht? Verwandeln Sie schwierige Aufgaben in Herausforderungen, so daß Sie dadurch den Schaden begrenzen, den Frustration auf jede einzelne Ihrer Körperzellen haben kann?

Machen Sie eine Bestandsaufnahme. Wie untergraben die Anforderungen, eine Frau zu sein und als Frau bestimmte Rollen zu spielen, Ihre Gesundheit? Setzen Sie sich bestimmte, aber erreichbare Ziele, deren Erfüllung im nächsten Jahr zur Gewohnheit werden sollten. Es ist einen Versuch wert.

SEIEN SIE DANKBAR

Ist es nicht wunderbar, sehen zu können?
Ist es nicht phantastisch, hören zu können?
Ist es nicht ein kostbares Gut, sprechen zu können?
O mein Herrgott, verzeih mir meine Undankbarkeit,
und habe Mitleid mit meiner Schwerfälligkeit,
die sich dieser Gaben nicht bewußt ist.

Thomas Traherne

Manchmal weiß ich gar nicht, wieso ich nicht ganz verrückt nach meinem Körper bin! Die Freude, von jemandem umarmt zu werden, den ich liebe, das Gelächter von Kindern zu hören, meine Katzen herumtollen und spielen zu sehen, süße Küsse zu schmecken. Einen Moment lang innezuhalten, um das Wunder meines rhythmischen Herzschlages wahrzunehmen. Ich weiß, daß während ich jetzt schreibe, Zellen in meinem Blut zu Stellen in meinem Körper rasen, die von Bakterien angegriffen werden. Sie schützen mich vor Krankheitsbakterien, von deren Existenz ich gar nichts wußte. Mein Frühstück wird verdaut, meine Lungen füllen sich mit Luft, meine Zellen werden ernährt, während ich mich mit anderen Dingen beschäftige. Meine Füße verbinden mich mit der Kraft der Erde und bilden die geistige und körperliche Grundlage meines Vertrauens und meiner Erneuerung.

Was für eine wunderbare Erfahrung ist es, im eigenen Körper zu sein. Nehmen Sie sich die Zeit, Ihrem Körper zu danken. Sprechen Sie Ihren Körper direkt an, und nennen Sie all die Dinge, die Sie an ihm schätzen. Und dann danken Sie dem Gott, der Sie geschaffen hat.

GANZHEITLICHKEIT

Wir müssen unsere Herzen tanzen und jubeln lassen vor Liebe und Erbarmen und uns mit ganzem Herzen nach Einheit und Ganzheitlichkeit sehnen.

Christina Feldman

Wenn ich auf die Zeit meines Lebens zurückblicke, als ich noch nicht mit meinem Körper gearbeitet habe, so erkenne ich mich kaum wieder. Überwältigt von bedrückenden, widerspenstigen Gefühlen wußte ich, daß irgend etwas grundsätzlich nicht stimmte. Aber ich konnte nicht verstehen, worin das Problem bestand. Ich wußte nicht, wo ich die Sache anpacken konnte. Ich hatte keinen festen Boden unter den Füßen. Im Rückblick weiß ich, wieso ich keinen festen Boden unter den Füßen hatte. Ich war meinem eigenen Körper entfremdet. Wenn ich nicht einmal meine eigenen Füße fühlen konnte, wie konnte ich dann erwarten, den Boden unter meinen Füßen zu spüren?

In den letzten zehn Jahren habe ich die Entfremdung Stück für Stück abgebaut. Jetzt, wo sich mein Geist mit meinem Körper ausgesöhnt hat, wo meine Gefühle mit meinem Geist und meine Träume mit dem Tageslicht ausgesöhnt sind, ist mein Leben voller Freude. Nicht, daß Freude mein Ziel wäre. Oder gewesen wäre. Ganzheitlichkeit war mein Ziel. Heilung war der Weg. Aber Freude, süße Freude, ist meine Belohnung.

Fassen Sie sich ein Herz, auch wenn Sie mutlos sind. Sehnen Sie sich weiter nach Ganzheitlichkeit. Öffnen Sie sich dem Schmerz, den das Heilen aller Körperteile, mit denen Sie momentan noch auf Kriegsfuß stehen, mit sich bringt. Aussöhnung ist möglich, wenn nicht gar unerläßlich. Und wenn Sie das Ziel der Ganzheitlichkeit erreicht haben, dann werden auch Sie voller Freude sein.

IHR KÖRPER IST SCHÖN GENUG!

Wenn wir uns selbst mögen,
mit all unseren Fehlern,
dann tanzen wir und stehen
nicht mehr herum.
Wir gehen stolz und frei,
statt mit hängenden Schultern
daherzuschlurfen.
Wir strahlen Vertrauen aus.

Carl Koch und Joyce Heil

Wissenschaftler haben herausgefunden, daß Eltern nicht perfekt sein müssen, damit aus ihren Kindern anständige Menschen werden. Alles, was eine Mutter oder ein Vater tun muß, ist, den Kindern genügend Aufmerksamkeit zu schenken und ihre Bedürfnisse zu erkennen.

Diesen Gedanken kann ich auch gut auf meinen Körper übertragen. Ich glaube, es ist an der Zeit, daß ich Sie in ein kleines Geheimnis einweihe, nur unter uns – ich habe keinen perfekten Körper. Ich schätze, das ist ein Schock für Sie, und vielleicht mögen Sie mich jetzt weniger, aber so ist es nun einmal. Er ist nicht perfekt. Ich bin jetzt in meinen Vierzigern – wie eine kurvenreiche Schauspielerin es einmal ausgedrückt hat: „Ich habe alles, was ich auch schon vor zwanzig Jahren hatte, nur hängt jetzt alles etwas tiefer.“

Dennoch ist mein Körper in Ordnung. Je mehr ich meinen „ausreichend schönen“ Körper mag, um so besser geht es mir, um so aufrechter wird mein Gang, um so mehr tanzen meine Füße, um so breiter ist mein Lächeln, und um so schöner werde ich. Gut genug ist wirklich gut genug für mich.

DANK

Was ich an diesem Buch am liebsten mag, ist, daß ich damit die Gelegenheit habe, mich bei den wunderbaren Menschen zu bedanken, die zu seiner Entstehung beigetragen haben. Zuallererst muß ich den Menschen danken, die zu mir kamen, um Körperarbeit zu erlernen – den vielen abenteuerlustigen Frauen. Sie haben mich dazu eingeladen, sie auf dem Weg zu einem tieferen Verständnis ihrer selbst zu begleiten. Ich durfte nicht nur an dieser Expedition teilhaben, sondern viele dieser Frauen haben mir erlaubt, Ihnen einige ihrer Geschichten von Hoffnung und Heilung weiterzuerzählen.

An zweiter Stelle möchte ich den mutigen und dickköpfigen Frauen aus meinen „Schließe Frieden mit deinem Körper"-Selbsthilfegruppen danken. Indem sie in ehrlicher, lustiger und heilsamer Weise ihre Erfahrungen mit mir geteilt haben, haben sie mein Leben bereichert. Danke, Kitty, Heidi, Karen, Kim, Arleen, Pat, Katie, Carolyn, Laura und Marianne.

Mein besonderer Dank gilt denjenigen, die dazu beigetragen haben, mein Leben in Balance zu halten, während ich dieses Buch schrieb: Marianne Croonquist, die mein Haus saubergehalten hat (und dem Drang widerstand, in meinem Arbeitszimmer staubzusaugen, wenn die Manuskriptseiten über dem gesamten Fußboden verstreut lagen); Lynn Barrington, die darauf bestand, daß ich selbst übte, mir etwas Gutes zu tun. So wie ich es anderen Frauen empfehle. Rene Chansler für sein Verständnis, daß ich so viele Wochenenden am Computer verbrachte und für die Hartnäckigkeit, mit der er mich immer mal wieder zu einem Kinobesuch überredete. Pat Luehrs für ihr stetiges Einsichtsvermögen, das sie in unsere zahlreichen Diskussionen eingebracht hat. Danken möchte ich auch Gail Walker, mit der mich eine Vorliebe für heilsame Bäder und Massagen verbindet, Dan Psaute, der täglich für mich betet, Joel Miller, mit dem ich Wochenenden in Santa Barbara verbracht habe und Bob Parsons und Cathy Smith, die immer für mich da waren. Ich möchte außerdem allen Freunden und Kollegen vom „Christian Recovery International" danken, die mir durch alle Höhen und Tiefen immer wieder Mut gemacht haben, das Manuskript für dieses Buch zu Ende zu bringen.

Einige meiner Freunde haben auch inhaltlich zu diesem Buch beigetragen: Irene Flores gab ihr Wissen über Hautpflege und Ernährung großzügig an mich weiter; Susan Latta hat mir unendlich geholfen, die Verkörperung von Weisheit zu begreifen; Constance Lillas' Körperkonzept und ihre Theorie von den verschiedenen Stadien der Aufmerksamkeit bilden die Grundlage dieses Buches. Die Gedichte von Juanita Ryan bergen in sich nicht nur ihre eigene persönliche Reise, sondern auch die meinige. Danken möchte ich auch den Masseurinnen und Masseuren, deren heilende Berührung mich über die Weisheit meines Körpers belehrte: Mandy Steven, Claudette Renner, Charles Swan, Karen Grusznynski und Steve Jones.

Ich weiß nicht, wie ich meinen Gefühlen für das phantastische Team bei der Circulus Publishing Group Ausdruck verleihen kann. Roy M. Carlisle, der jedes meiner Bücher lektoriert hat, sah das Buch vor sich, lange bevor auch nur der erste Buchstabe zu Papier gebracht wurde. Julienne Bennetts Begeisterung für das Projekt schien grenzenlos zu sein und motivierte mich immer von neuem. Tamara Traeders brillanter Witz brachte mich so sehr zum Lachen, daß ich ihrer Bitte, das Manuskript nochmals umzuarbeiten, gerne nachkam. Sie ist eine wunderbare Frau. Zuletzt möchte ich Holly A. Thaines danken [was keineswegs bedeutet, daß sie in meiner Dankbarkeit den letzten Platz einnähme], die mich bis ganz zuletzt emotional unterstützt und dabei einen unschätzbaren Blick für das Detail bewiesen hat. Danke!

LITERATURVERZEICHNIS

Bohnker, Cynthia: Overcoming Holiday Stress: Daily Encouragements for the Christian in Recovery. Santa Rosa, 1995

Calbom, Cherie und Keane Maureen: Juicing for Life. New York, 1992

Cameron, Julie: The Artist's Way. New York, 1992

Capacchione, Lucia: Lighten Up Your Body –Lighten Up Your Life. Hollywood, 1990

Chopra, Deepak: Die Körperzeit. Mit Ayurveda jung bleiben – ein Leben lang. München, 1996

Juhan, Deane: Körperarbeit. Die Soma-Psyche-Verbindung. Ein Lehrbuch. München, 1997

Kingma, Daphne Rose: Von ganzem Herzen – aus tiefster Seele. Liebe und Partnerschaft. Scherz Verlag 1996

Koch, Carl und Heil, Joyce: Created in God's Image. Winona, 1991

Louden, Jennifer: Tu dir gut! Das Wohlfühlbuch für Frauen. Freiburg, 1997

Lowen, Alexander: Bioenergetik als Körpertherapie. Der Verrat am Körper und wie er wiedergutzumachen ist. Hamburg, 1993

Lyn, Judy: The Sun Always Rises. Wickenburg, 1990

Milkman, Harvey und Sunderwirth: Pathways to Pleasure. New York, 1986

Montagu, Ashley: Körperkontakt. Die Bedeutung der Haut für die Entwicklung des Menschen. Stuttgart, 1997

Moore, Thomas: Der Seele Flügel geben. Das Geheimnis von Liebe und Freundschaft. München, 1995

Northrup, Christiane: Frauenkörper – Frauenweisheit.

Older, Jules: Touching is Healing. New York, 1982

Powell, Don R.: 365 Health Hints. New York, 1990

Quiley, Paxton: Not An Easy Target. New York, 1995

Stoddard, Alexandra: Daring to Be Yourself. New York, 1990

Timms, Robert und Connors, Patrick: Embodying Healing: Integrating Bodywork and Psychotherapy in Recovery from Childhood Sexual Abuse. Orwell, 1992

Wells, Carol G.: Right'Braim Sex: How to Reach the Heights of Sensual Pleasure by Releasing the Erotic Power of Your MInd. New York, 1989

Fühl dich wohl

Henri Brunel
Die Fünf-Minuten-Entspannung
22 Übungen für alle, die viel Streß und wenig Zeit haben
160 Seiten, Klappenbroschur
ISBN 3-451-26380-7

Für alle Gestreßten: In Minutenschnelle tief entspannen und anschließend topfit durchstarten – das ist das Konzept dieses Buches.

Lawrence LeShan
Mit Meditation zum Wohlfühlgewicht
192 Seiten, Klappenbroschur
ISBN 3-451-26486-2

Schluß mit dem Jo-Jo-Effekt! Einfache Meditationstechniken für alle, die streßfrei abnehmen und seelisch ausgeglichen bleiben wollen.

Kwan Lau
Feng Shui – leicht gemacht
Den eigenen Lebensraum harmonisch gesalten – Energieblockaden lösen
ISBN 3-451-26370-X

Die jahrhundertealte Tradition des chinesischen Feng Shui verständlich und praxisnah erklärt und auf heutige Verhältnisse angewandt.

Friedrich Graf
Ganzheitliches Wohlbefinden – Homöopathie für Frauen
Ein Begleiter für die wichtigsten Lebensphasen
288 Seiten, kartoniert
ISBN 3-451-22681-2

Sanft heilen und gesund bleiben: Ein kompetenter Ratgber für Frauen in allen Lebensphasen, die „natürlich" gesund sein wollen.

Prof. Dr. med. Josef Rötzer
Der persönliche Zyklus der Frau
Von der Vorpubertät bis zu den Wechseljahren
256 Seiten mit 6 Abb. und 50 Tabellen, Klappenbroschur
ISBN 3-451-26885-X

Professor Rötzer erklärt, welche körperlichen Zeichen der Frau helfen, die Besonderheiten ihres Zyklus wahrzunehmen, und informiert genau über die Veränderungen, die in den verschiedenen Lebensabschnitten auftreten können.

HERDER

Partnerschaft

Prisca Gloor Maung
Mediation – Wie wir uns einigen, wenn wir uns trennen
Ein Scheidungsratgeber
176 Seiten, Klapppenbroschur
ISBN 3-451-23959-0
Scheidung muß nicht schmerzvoll sein. Die Mediation leistet auf sanfte Weise psychologischen und juristischen Beistand.

Hans Jellouschek
Wie Partnerschaft gelingt – Spielregeln der Liebe
Beziehungskrisen sind Entwicklungschancen
160 Seiten, Klappenbroschur
ISBN 3-451-26660-1
Über die Kunst als Paar zu leben und miteinander glücklich zu werden.

Wolf Jordan
Die Eifersuchtsfalle
Neues Vertrauen und Selbstsicherheit finden
160 Seiten, Klappenbroschur
ISBN 3-451-23571-4
Wie man Eifersucht verstehen und bewältigen kann.

Gabriele Kreppold-Gröger / Josef Kreppold
Der Weg zu zweit
Als Paar zueinander finden, ohne sich selbst aufzugeben
189 Seiten, Klappenbroschur
ISBN 3-451-26228-2
Nach der ersten Verliebtheit: wie man kleine Fallen erkennen und produktiv damit umgehen kann. Perspektiven für ein harmonisches Miteinander.

Margarethe Schindler
Heute schon geküßt? – Paare brauchen Rituale
154 Seiten, Klappenbroschur
ISBN 3-451-26188-X
Nach der ersten Verliebtheit – wie Paare glücklich bleiben. Mit konkreten Beispielen und Anregungen.